高职高专医药院校创新教材

供高等职业教育药学类、药品制造类、卫生管理类等相关专业使用

中药炮制技术

（第三版）

主　编　邵　芸
副主编　商庆节
编　者　（按姓氏汉语拼音排序）
　　　　胡志平　黔南民族医学高等专科学校
　　　　商庆节　山东医学高等专科学校
　　　　邵　芸　中国药科大学
　　　　孙如宁　中国药科大学
　　　　汤建清　中国药科大学
　　　　张永豪　黔东南民族职业技术学院
　　　　赵利新　潍坊护理职业学院

科学出版社
北　京

内 容 简 介

本教材是高职高专医药院校创新教材之一，分为理论和实训两大部分。理论部分共 15 章，重点论述了中药炮制的起源与发展，中药炮制与临床疗效的关系，中药炮制的目的及对药物的影响，中药炮制的分类及辅料，炮制品的质量要求及贮藏保管，净选加工，饮片切制，炒法，炙法，煅法，蒸煮㷮法，复制法，发酵、发芽法，制霜法及其他制法等内容。实验实训部分涵盖 10 个部分内容，编写注重实际运用，内容丰富。

本教材可供高等职业教育药学类、药品制造类、卫生管理类等相关专业学生使用；也可供药业从业人员自学和执业药师考试备考使用。

图书在版编目（CIP）数据

中药炮制技术 / 邵芸主编. —3 版. —北京：科学出版社，2021.1
高职高专医药院校创新教材
ISBN 978-7-03-066643-7

Ⅰ. 中… Ⅱ. 邵… Ⅲ. 中药炮制学-高等职业教育-教材 Ⅳ. R283

中国版本图书馆 CIP 数据核字（2020）第 214155 号

责任编辑：丁海燕 / 责任校对：杨 赛
责任印制：赵 博 / 封面设计：涿州锦晖

科学出版社 出版
北京东黄城根北街 16 号
邮政编码：100717
http://www.sciencep.com
固安县铭成印刷有限公司印刷
科学出版社发行 各地新华书店经销
*
2004 年 8 月第 一 版 开本：850×1168 1/16
2021 年 1 月第 三 版 印张：12
2025 年 1 月第十三次印刷 字数：355 000
定价：49.80 元
（如有印装质量问题，我社负责调换）

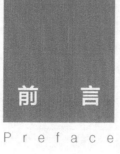

前　言

Preface

　　本教材是根据我国高等职业教育改革和发展的需要，以全面推进中药从业人员素质为目的，以《中华人民共和国药典》（2020年版）一部为指南，由各院校从事中药炮制技术教学的骨干教师编写。

　　本教材立足改革，更新观念，力求突出中医药特色、高职特色和医药行业特色。全书设计为理论和实训两部分。其中理论又分为总论（第1～7章）、各论（第8～15章）两部分。第1～7章着重论述了中药炮制的基本理论、知识及技能。第8～15章按药材的主要炮制方法分类，列举了中药饮片的处方用名、来源、炮制方法、炮制要求、炮制作用、炮制研究、贮藏等内容。理论15个章节均设有正文、自测题等内容，部分章节设链接。实验实训共分为10个部分。书后附有参考文献、自测题（选择题）参考答案、教学基本要求。

　　本教材在编写过程中，引用的文献资料除正文后所附主要参考文献外，还参考了与中药炮制技术有关的期刊等，编写过程中也得到了编者所在单位的领导和有关同志的支持和帮助，在此一并致谢。所有组织者和编写者认真负责，但书中可能存在不足之处，敬请各医药院校广大师生及读者提出宝贵意见，以便再版时修订提高。

编　者

2020 年 5 月

配 套 资 源

欢迎登录"中科云教育"平台，**免费**数字化课程等你来！

本系列教材配有图片、视频、音频、动画、题库、PPT 课件等数字化资源，持续更新，欢迎选用！

"中科云教育"平台数字化课程登录路径

电脑端

- ▶ 第一步：打开网址 http://www.coursegate.cn/short/O6L7D.action
- ▶ 第二步：注册、登录
- ▶ 第三步：点击上方导航栏"课程"，在右侧搜索栏搜索对应课程，开始学习

手机端

- ▶ 第一步：打开微信"扫一扫"，扫描下方二维码

- ▶ 第二步：注册、登录
- ▶ 第三步：用微信扫描上方二维码，进入课程，开始学习

PPT 课件，请在数字化课程中各章节里下载！

目 录
Contents

第 1 节　概　　述

一、中药炮制技术

中医在临床用以治病的主要是中药饮片和成药制剂。绝大多数中药材炮制成饮片之后入药，这是中医临床用药的一个特点，也是中医药学的一大特色。中药炮制技术是根据中医药理论，按照医疗、调配、制剂的要求，依照辨证施治用药的需要和药物自身性质所采取的一项制药技术。历来有"炮炙""修事""修治"之称。炮炙最早的含义，是指用火烧、火烤加工的两种方法。炮炙二字连用，就成为整个中药炮制的总称。这种称谓一直沿用到中华人民共和国成立以后。《中华人民共和国药典》1977年版在"炮制通则"下分为"净制""切制""炮制"三类。以后的 1985 年版、1990 年版等就依照此法分类。现"炮制"一词成为中药炮制的总称。基于现代的中药炮制技术方法，早已超出只用火加工中药材的范围，故将古代的"炮炙"改称为"炮制"更为实用。"炮"代表各种与火有关的加工方法，"制"则更为广泛地包括了各种现代的加工技术。现在中药炮制广义的概念包括净选加工、饮片切制、炮炙三个方面，狭义的概念仅指炮炙项。中药材的加工在业内还有"饮片加工"和"饮片炮制"两种习称。饮片加工通常指的是中药材净制后的切制加工程序；而饮片炮制则指的是药材切制后进行的蒸、炒、炙、煅、煮、浸等，用火制及水火共制等再行加工的技术。

中药炮制技术是专门研究中药炮制理论、工艺、质量标准、炮制品的临床应用、历史沿革及其发展方向的学科。中药炮制技术是中医药理论在临床用药上的具体表现，是世界上独特的制药技术，是保证饮片质量的关键，是一门既传统而又新兴的综合性的应用学科。中药炮制技术的基本任务是遵循中医药理论体系，在继承中药传统炮制技术和理论的基础上，应用现代科学技术整理、研究、探讨炮制原理，改进炮制工艺和设备，制订饮片质量标准，提高中药饮片质量，同时应加强对中成药中药物炮制的研究，以保证医疗用药的安全和有效，从而逐步实现炮制学科的现代化。

二、中药炮制技术和其他学科的关系

中药炮制技术是一门综合性的应用学科，与其他学科有着密切的联系。中药炮制技术是在学习中医学基础、中药学、方剂学、药用植物学、分析化学、中药化学、中药鉴定学等课程基础上进行学习的一门学科。

第 2 节　中药炮制的起源与发展

一、中药炮制的起源

中医药学是数千年来中华民族祖先在生活实践和同疾病抗争过程中的经验总结，中药炮制技术也是在此基础上创造发展积累起来的，它是在具备如下条件的前提下产生的：①天然药物的发现和应用；②火的发现和利用；③酒的发明和应用；④陶器的发明和应用。

（一）天然药物的发现和应用

中药炮制起源于用药实践，是随着中药的发现和应用而产生的，其历史可追溯到原始社会。当时人类为了生存必须集体采猎、分享食物。随着人类不断繁衍，鸟兽鱼之类不敷食用，则尝试草木之类充饥，由于对其所知有限，因此难免会误食某些有毒植物和动物，导致呕吐、泄泻、昏迷，甚至于死亡；而有时吃了某些食物之后却使上述情形减轻或消失。久而久之，他们将这种感性知识积累形成了最初的药物知识。随着医药技术的进步，为了更好地发挥药物的药效作用，人们开始对天然药物进行一定的采集加工。相传在我国黄帝时期（公元前5世纪）成书的《桐君采药录》中就记载有将天然药物采来清洗、除去泥土杂质、劈开、打碎、用牙齿咬成碎粒或锉、捣为粗末的加工方法，这些简单加工技能逐步积累和发展成早期中药饮片炮制的"净洗法"和"切捣法"。这便是中药炮制净制和切制的萌芽。

（二）火的发现和利用

人类从控制、利用、保存天然火种到逐步学会了人工取火，是一大进步。我国古代早就有"钻木取火"的传说。有了火不但对于防御和进攻野兽具有重要作用，还可以用以御寒取暖、炮生为熟等。《韩非子·五蠹》载："上古之世……民食果蓏蚌蛤，腥臊恶臭，而伤害腹胃，民多疾病。有圣人作钻燧取火，以化腥臊，而民悦之，使王天下，号之曰燧人氏。"《礼纬·含文嘉》明确指出："燧人氏始钻木取火，炮生为熟，令人无腹疾，有异于禽兽。"这种制备熟食的方法被应用于处理药物，如炮、烧等，使其也有了生、熟之分，就形成了中药炮制的火制雏形。

（三）酒的发明和应用

古代人们在采集食物时，注意到了野果的天然发酵。随着农业发展，出现了谷物造酒。考古发掘的资料证明酒的发明与应用，在我国历史非常久远，起源于旧石器时代，在新石器时代有所进展，而广泛应用于奴隶制社会时期。在新石器晚期的龙山文化中，已发现有专用酒器，殷商文化中则发现更多的专用酒器，其中甲骨文中的"色其酒"，"色"就是指芳香的药酒，供祭祖用。《尚书·商书》记载了公元前13世纪的商王武丁和他的大臣的对话："若作酒醴，尔惟曲糵。"说明殷商时期就有酒曲，之后采用酒治病或制造药酒来治病的记载还有很多。酒的发明与应用，丰富了用药经验并被引用于炮制药物，充实了药物加辅料炮制的内容。

（四）陶器的发明和应用

人类在长期利用火的过程中，对土壤的可塑性也有了感性的认识，这也为陶器的发明提供了条件。

> **链接**
>
> 在我国新石器中期的仰韶文化时期，制陶工艺已有相当水平，出现了小口尖底瓶、平底瓶、小口壶等盛水或盛酒的陶器。

陶制的烹饪器、饮食器和储存器，既可应用于液体食物的制备和饮料的储放，也为早期中药炮制的蒸制法、煮制法、煅制法（陶制煅药罐）及存放中药汤剂等创造了必要的工具条件。陶器的发明和应用，极大地丰富和拓展了炮制的内容。

二、中药炮制的发展

中药炮制是根据中医药学理论，在辨证施治的基础上逐渐形成的独特的中药加工技术，是中医用药特点所在，有悠久的历史和丰富的内容，它的发展经历了由浅到深、由简单到复杂的过程。通过整理中医药中有关中药炮制的文献可以发现，中药炮制的发展大致可分为四个时期：春秋战国至宋代是中药炮制技术的起始和形成时期；金元代至明代是炮制理论的形成时期；清代是炮制品种和技术的扩大应用时期；现代（中华人民共和国成立以后）是炮制振兴、发展时期。各个时期的炮制特点和主要文献如下。

（一）春秋战国至宋代

1. 春秋战国时期 在文字产生以前，人类大量的用药实践靠口耳相传一代一代地保存下来。汉代以前，古文献中所记载的都是比较简单的炮制内容。

《五十二病方》是我国现存较早的医方书，大约成书于春秋战国时代，是最早有炮制内容记载的医方书，书中包括了净制、切制、水制、火制、水火共制等炮制内容，并记载有药物具体的操作方法。

《黄帝内经》约为战国至秦汉时期的著作，其中涉及炮制的记载有《寿夭刚柔篇》论作药酒时，将治疗痹病的药材要求"㕮咀，渍酒中"，这是较为原始的切制方法。在《灵枢·邪客》中有"秫米半夏汤"治疗"邪气客人"的记载。"治半夏"，即为修治过的半夏。《素问·缪刺论》中所说的"角发""燔治"即最早的炭药"血余炭"。

2. 汉代 到了汉代，中药炮制技术已有了较大发展。对中药炮制的目的、原则已初步确立，并出现了大量的炮制方法和炮制品。我国第一部药学专著《神农本草经》在东汉时期问世，它总结了汉代以前的药物知识。序录载："凡此七情，合和视之……若有毒宜制，可用相畏相杀者，不尔勿合用也。"这是当时对有毒药物炮制方法与机制的解释。书中还指出："药有酸咸甘苦辛五味，又有寒热温凉四气，及有毒无毒，阴干暴干，采造时月，生熟，土地所出，真伪新陈，并各有法。"这里所说的阴干暴干是指产地加工，并已经开始注意生品与熟品之间的差别。而此书有关个药炮制的内容很少。

在炼丹术的推动下，当时矿物药的炮制也取得了很大的成就，提出了"丹砂能化汞，矾石炼饵服之，石胆能化铁为铜"，说明通过炮制可以改变其药性。

我国第一部临床医学专著是汉代张仲景的《伤寒杂病论》，原著已散佚，经后世分辑为《伤寒论》和《金匮要略》，而《金匮玉函经》是《伤寒论》不同体裁的辑本。两书中炮制的记载，多在药物品名下脚注中，已有70种之多，与药物配伍、剂型、煎法、服用相联系。对毒剧药应用更谨慎，用法也很有分寸。如"附子炮去皮，破八片""巴豆去皮心，熬黑、研如脂"。其中有些炮制方法已趋成熟。对制药火候提出"烧、炼、熬"三者不同。

3. 两晋和南北朝 东晋葛洪的《肘后备急方》成书于动乱年代，为解百姓之苦，多采用简便易得之药，如大蒜、姜、灶下黄土、墨、鸡鸭等禽畜及其血、粪等。记载的炮制内容有烧为末、烧灰、熬、炒焦等，如桑白皮烧为灰，干漆熬烟绝等。其中烧制品的品种大有增加，超过24种，这可能与后世所沿用的炭药有一定关系。在"诸药毒救解方"中，曾提到生姜汁解半夏毒，大豆汁解附子毒，常山、牛膝酒渍服，为后世用姜制半夏、豆腐、黑豆制附子，酒制常山、牛膝这些炮制方法提供了依据。而且这时对辅料质量要求严格，如酒炒多用糯米甜酒、酒蒸用封缸酒、酒洗用白酒；醋制用陈年米醋；蜜炙用橙花蜜汁；米炒用糙米；土炒用灶心土等。

梁代陶弘景所著的《本草经集注》是我国第二部中药专著，载药730味，它在"合药分剂料制法"中，第一次将各类药材的炮制法加以归纳，已较系统地提出制造成药的需要，对原药材的纯度、炮制等均有一定的要求，并按不同的要求，逐条加以讨论，说明了部分炮制作用。如"凡汤中用完物皆擘破""凡汤酒膏中用诸石，皆细捣之如粟米""凡丸散中用阿胶，炙至通体沸起，燥乃可捣，有不沸处，更炙之"，并将"㕮咀"改为细切等，这些都为中药材炮制技术的推广提供了依据。

南北朝刘宋时代，雷敩所著的《雷公炮炙论》三卷，总结了当时炮制学的成就，是我国医学史上最早的药物炮制专著。书中载药300种，涉及内容广泛。

本书对炮制的作用也作了较多的介绍，如"……用此沸了水飞过白垩，免结涩人肠也"。该书中许多炮制方法具有科学道理，对后世中药炮制的发展有较大的影响。本书开创了很多炮制方法，"当归止血、破血、头尾效各不同"及"心痛欲死，速觅延胡"等，这是当归分头尾和延胡索止痛作用的最早记载。关于巴豆减毒记载为"凡修事巴豆，敲碎，以麻油并酒等煮巴豆，研膏后用"。巴豆为剧毒药，经过上述处理后，部分巴豆油溶于麻油中，减轻了巴豆的烈性，现代研究也证明此方法能使巴豆中具有溶血作用和引起组织坏死的毒性蛋白质（巴豆毒素）变性而减毒。又如矿物药石钟乳用水飞使其纯净、极细；对挥发性药物茵陈，指出"勿令犯火"；对某些含辣质的药物，如白芍需用"竹刀刮上粗皮"；

知母、没食子"勿令犯铁器";"远志去心用甘草汤浸一宿,曝干或炒干用"等,都具有一定的科学道理,至今在中药炮制实际操作中仍有指导意义。

4. 唐代　唐代在炮制原则系统化和炮制新方法方面有较详细的记载。孙思邈所著的《备急千金要方》是我国最早的临床实用百科全书,是唐代现存的较全面的医方书。其内容包括医方、医理、本草、针灸等方面的知识。书中对炮制技术有了较详细的记载,并将炮制方法归纳在"和合篇"中加以讨论。全书提到炮制品种达170多种,在炮制技术上有了新的发展,并指出:临床用药"有须烧炼炮炙,生熟有定,一如后法,顺方者福,逆之者殃。"指出了炮制的重要性。

《新修本草》又称《唐本草》,是唐代官府组织苏敬等22名医官修订的世界上最早的药典。全书54卷,载药844种,它将炮制内容列为法定内容并收载了很多炮制方法。除了煨、煅、燔、炒、蒸、煮等外,还记有作糵、作曲、作豉、作大豆黄卷、芒硝提净等法。它对矿物药的炮制方法也有较为详尽的记载,炮制内容更加丰富。

5. 宋代　宋代炮制方法有很大改进,炮制目的多样化,开始进入了从减少副作用到增加和改变疗效,从汤剂饮片的炮制到同时重视成药饮片炮制的崭新阶段。

宋朝廷颁行的《太平惠民和剂局方》,是我国第一部成药制剂规范,它强调"凡有修合,依法炮制……"并在附录"指南总论"中有"论炮炙三品药石类例",专门讨论炮制技术,收录了185种中药的炮制方法和要求,并逐渐注意到药物经炮制后性味功效的改变,如蒲黄"破血消肿即生使,补血、止血即炒用",成为国家法定制药技术标准的重要组成部分,对保证药品质量起了很大的作用。

《经史证类备集本草》简称《证类本草》,为唐慎微所编撰,本书是集宋以前本草大成,全书共30卷,载药1746多种,综合了《雷公炮炙论》、《千金方》、《日华子诸家本草》、《本草衍义》,集各家的记述,每种药物之后都附有炮制方法,为后世制药行业提供了药物炮制资料,是炮制方面有价值的参考书。

总之,春秋战国至宋代,炮制的原则、方法、适用品种已渐具规模,是炮制技术的起始和形成时期。

(二)金元、明时期

1. 金元时期　金元时期出现了许多各具特色的医学流派及名医,"金元四大家"及王好古等均特别重视药物炮制前后的不同应用及炮制辅料的作用,开始总结各类炮制作用,明代又进一步系统整理,逐渐形成了传统的炮制理论。

元代王好古在《汤液本草》中引李东垣"用药心法"有:"黄芩、黄连、黄檗、知母,病在头面及手梢皮肤者,须用酒炒之,借酒力以上腾也;咽之下、脐之上,须酒洗之;在下生用。大凡生升熟降。大黄须煨,恐寒则损胃气。至于川乌、附子须炮,以制毒也。"再如"大黄酒浸入太阳经,酒洗入阳明经,余经不用酒"等。对乌头附子的炮制提出了"乌附,皆水浸,炮裂,多有外黄里白,劣性尚在,莫若趁热切作片子再炒。令表里皆黄……劣性皆去。"

张元素在《珍珠囊》中说白芍"酒浸行经,止中部腹痛。""木香行肝气,火煨用,可实大肠。"

葛可久在《十药神书》中首先提出炭药止血的理论:"大抵血热则行,血冷则凝……见黑则止。"著名的"十灰散"就是该书的方剂之一,至今仍作为止血常用方剂应用于临床。

2. 明代　明代对医药比较重视,其医药学方面的进步超过了以往任何时代。如在中药炮制技术方面有较大的进步,在炮制理论上也有显著的建树。

明朝朱橚组织编撰《普济方》,它是我国的最大一部方书,共收集61 739方,在六经药性中提到炮制内容有当归身行血,尾止血,治上酒浸,治下酒洗等。在方剂药品脚注均有炮制方法。

明张景岳撰《景岳全书》,其中"本草正"一篇提到214种药物性能及炮制方法,对炮制作用也有较详尽的说明。如黄芪"制以乳欲润其燥,炒以壁土欲助其固",他还认为有些药物的治疗作用即是利用其毒性,如果炮制得毒性全无则性味皆失,目前对附子的认识就是如此。该书虽然论述不多,但其中有很多独特的观点,是研究古代炮制的重要材料。

明陈嘉谟著《本草蒙筌》，本书对炮制方法有较系统的说明，后世炮制多以为据，该书在总论中多处涉及炮制内容，如"咀片分根梢""制造资水火""五用""修合条例"等。其中最有意义的就是"制造资水火"，第一次对炮制方法进行了很有意义的理论归纳，其为"水制""火制""水火共制"三法，这种分类法直到今天还在使用。具体描述为："凡药制造，贵在适中，不及则功效难求，太过则气味反失，火制四，有煅有炮有炙有炒之不同，水制三，或渍，或泡，或洗之弗等，水火共制造者，若蒸若煮而有二焉，余外制虽多端总不离此二者，匪故弄巧各有意存。"对辅料炮制作用也有进一步认识："酒制升提，姜制发散，入盐走肾脏，仍仗软坚，用醋注肝经，且资住痛，童便制除劣性降下，米泔制去燥性和中，乳制滋润回枯助生阴血，蜜制甘缓难化增益元阳，陈壁土制窃真气骤补中焦，麦麸皮制抑酷性勿伤上膈，乌头汤、甘草汤渍曝并解毒致令平和，羊酥油、猪脂油涂烧，咸渗骨容易脆断，有剜去瓤免胀，有抽去心除烦……"第一次系统概括了辅料炮制的原则。在炮制技术上特别值得提出的是"五倍子"条下所载的"百药煎"的制备方法，实际上就是没食子酸的制法，比瑞典药学家舍勒制备没食子酸早 200 多年。

明代李时珍的《本草纲目》是一部划时代的药学巨著。其载药 1892 种，其中有 330 味列有"修治"专目。在"修治"专目中，综述了前代炮制经验，载有李时珍本人炮制经验或见解的就有 144 条。如木香、高良姜、茺蔚子、枫香脂、樟脑等的炮制方法就是李时珍个人的经验记载。全书记载炮制方法近 20 类，有水制、火制、水火共制、加辅料制、制霜、制曲等法。其中半夏、天南星、胆南星等的炮制方法，至今仍在沿用。他在炮制方面多有发明，如石膏，古法打碎如豆大，绢包入汤煮之，近人因其性寒，火煅过用，或糖拌炒用；白芍，今人多生用，惟避中寒者以酒炒，入女子血药以醋炒耳……

李中梓所撰的《本草通玄》对炮制操作的注意事项、辅料制的目的、净选的目的作了精辟概括，指出："制药贵得中，不及则无功，太过则伤性。……酒制升提，盐制润下，姜制温散，醋取收敛，……去穰者宽中，抽心者除烦。"

缪希雍所撰的《炮炙大法》是第二部炮制专著，较《雷公炮炙论》内容更为丰富。收载了 439 种药物的炮制方法，并将前人的炮制方法归纳为炮、燔、煿、炙、煨、炒、煅、炼、制、度、飞、伏、镑、搜、暴、曝、露十七种方法，即雷公炮炙十七法。该书叙述了药物的产地、采集时间、优劣鉴别、炮制所用辅料、操作方法及药物贮藏等内容，并加入了很多新知识。正如作者所说的"自为阐发，以益前人所未逮"。

总之，金元、明时期，炮制技术有进步，是中药炮制理论的形成时期。

（三）清代

清代多在明代的理论基础上增加炮制品，也有专项记载炮制方法和作用，并对前人的炮制理论提出了不同看法。

清代刘若金所著的《本草述》，收载有关炮制的药物 300 多种，记述了药物的各种炮制方法、作用、目的，以及理论解释，内容丰富，经杨时泰修改删节为《本草述钩元》，使得原著的意旨更为明确易解。如黄芪"治痈疽生用，治肺气虚蜜炙用，治下虚盐水或蒸或炒用等"。生地黄"用姜汁拌炒，免致泥膈"。熟地黄"其性滞泥，得砂仁之香窜，乃能和五脏冲气，归宿丹田也"等。

张仲岩所著的《修事指南》，为清代炮制专书，收录药物 232 种，为我国第三部炮制专著。该书内容多来源于《证类本草》和《本草纲目》等前人的著作，张氏作了进一步的归纳、整理，较为系统地叙述了各种炮制方法，认为炮制在中医药学中非常重要，指出："炮制不明，药性不确，则汤方无准而病证无验也。"张氏在炮制理论上也有所发挥，如提出："吴茱萸汁制抑苦寒而扶胃气，猪胆汁制泻胆火而达木郁，牛胆汁制去燥烈而清润，秋石制抑阳而养阴，枸杞汤制抑阴而养阳……炙者取中和之性，炒者取芳香之性……"

赵学敏的《本草纲目拾遗》是清代颇有影响的本草著作，除记载当时很多炮制方法外，还特别记载相当数量的炭药，并在张仲景"烧灰存性"的基础上明确提出"烧炭存性"的要求。炭药的炮制与应用，在清代有相当大的发展，很有特色。

总之，清代对某些炮制作用有所发挥，炮制品有所增多，是炮制品种和技术进一步扩大应用时期。

（四）现代（中华人民共和国成立以后）

中华人民共和国成立后，党和政府十分关心和重视中药炮制的整理和研究，中药炮制学才真正成为一门专属学科。

在继承方面，我国药典 1963 年版至 2020 年版都有中药炮制的内容，附有中药炮制通则，都对辅料及各种药物的炮制方法作了明确的规定。各地卫生行政部门，又陆续以地方法规的形式，编订并颁行了地方一级的《中药炮制规范》，1988 年国家卫生部药政管理局组织编订出版了《全国中药炮制规范》。另外还相继出版了一些炮制专著，如卫生部中医研究院中药研究所和卫生部药品生物制品检定所于 1965 年合编并出版了《中药炮炙经验集成》，较全面地总结了传统的中药炮制技术；20 世纪 60 年代开始，中国中医研究院中药研究所等单位在国家的支持下，摘录汉代至清代 167 部古代中医药书籍中的炮制资料，辑成《历代中药炮制资料辑要》；20 世纪 80 年代中期，科技人员又在此基础上，整理成《历代中药炮制法汇典》（古代部分），并将包括《中华人民共和国药典》（以下简称《中国药典》）在内的 30 部炮制规范资料，编辑成《历代中药炮制法汇典》（现代部分）出版。

在教学方面，20 世纪 50 年代后期以来，在党和政府的大力支持下，成都中医学院、河南中医学院、北京中医学院、南京中医学院相继创办了中药专业。20 世纪 70 年代初期，又有近 20 家中医学院开办了中药专业。20 世纪 80 年代以来，各地中医药院校在中药专业本科教育的基础上，逐渐建立了中药专业的硕士生、博士生和博士后完整的研究生教育体系。目前全国各中医药院校的中药专业都设有中药炮制课程，中药炮制技术被列为专业课，制订了教学大纲，编订出版了一系列的教材，本套教材就是其中之一。

在"七五""八五""九五"期间，中药炮制研究被列入国家攻关项目，先后完成了芫花、马钱子、白附子、肉豆蔻、栀子、棕榈炭、朱砂、雄黄、何首乌、白芍、草乌、半夏、附子等 60 余种中药饮片炮制工艺及质量的研究，在中药炮制历史沿革、工艺方法筛选优化、饮片质量标准、炮制基本原理等方面都取得了很大的进展，并产生了较好的经济效益和社会效益。"十五"国家科技攻关计划又将川芎、巴戟天、千金子、大戟等 80 个品种列入攻关项目，开展中药饮片炮制规范化研究，实行中药饮片批准文号管理，使中药炮制这门学科日趋完善。

第 3 节　有关中药炮制的法规

2019 年 4 月 26 日，第十三届全国人民代表大会常务委员会第十次会议对《中华人民共和国药品管理法（修订草案）》进行了审议。2019 年 8 月 26 日，新修订的《中华人民共和国药品管理法》经十三届全国人大常委会第十二次会议表决通过，于 2019 年 12 月 1 日起施行。在第一章总则第二条规定在中华人民共和国境内从事药品研制、生产、经营、使用和监督管理活动，适用本法。

一、国家级药物炮制质量标准

《中华人民共和国药典》是由国家药典委员会编著的，是国家级的药物炮制质量标准。自 1963 年版的第一部开始收载中药以及中药的炮制品。2005 年版首次单列中药饮片。

现今使用的《中华人民共和国药典》2020 年版共收载品种 5911 种，较上一版新增 319 种，修订 3177 种。一部中药收载 2711 种，新增 117 种，修订 452 种。

二、省、部（局）级药物炮制质量标准

1994 年国家中医药管理局颁发了关于《中药饮片质量标准通则（试行）》的通知，规定了饮片的性状、净度、片型、水分标准等。《中药饮片质量标准通则（试行）》又称为局颁标准。

1988 年国家卫生部药政管理局组织编订出版的《全国中药炮制规范》，又称为部颁标准，共收载常用中药 554 种及其不同规格的炮制品（饮片）。该书主要精选全国各省、自治区、直辖市现行实用的

炮制品及其最合适的炮制工艺，以及相适应的质量要求，附录中收录了"中药炮制通则"及"全国中药炮制法概况表"等。本标准为继承传统炮制经验，统一全国的炮制方法，实行饮片质量管理奠定了良好的基础。

中药炮制经验的流传发展除了靠医药书中的文字记载之外，还有不同的流派和地区间的差异，因此有些炮制工艺还不能全国统一，为了保留地方特色，各省、自治区、直辖市先后都制订了适合本地的炮制质量标准，而且随时间的不断推移，不断启用最新的版本作为中药炮制的法律性文件。这类标准应执行最新版的《中华人民共和国药典》（简称《中国药典》）和《全国中药炮制规范》等国家级及其他的有关规定。

自 测 题

一、填空题

1. 中药炮制是随着_____的发现和应用而产生的，其历史可追溯到_____。

2. 中药材必须经过_____才能入药。

二、选择题

A 型题

1. 第一部成药制剂规范是（ ）
   A. 《备急千金要方》　　　　B. 《炮制大法》
   C. 《雷公炮炙论》　　　　　D. 《太平惠民和剂局方》
   E. 《本草纲目》

2. 提出"雷公炮炙十七法"的是（ ）
   A. 陈嘉谟　　B. 缪希雍　　C. 李时珍
   D. 雷敩　　　E. 王好古

3. "凡药制造，贵在（ ），不及则功效难求，太过则气味反失。"
   A. 适中　　B. 炮制　　C. 研究
   D. 辨证施治　　E. 合适

4. "……若有毒宜制，可用相畏相杀者，不尔勿合用也……"取自（ ）
   A. 《五十二病方》　　　B. 《黄帝内经》
   C. 《神农本草经》　　　D. 《雷公炮炙论》
   E. 《本草纲目》

B 型题

（5~8 题共用选项）
   A. 金元、明时期　　　B. 现代
   C. 春秋战国至宋代　　D. 清代
   E. 宋代

5. 中药炮制技术的起始和形成时期为（ ）

6. 中药炮制理论形成时期为（ ）

7. 中药炮制品种和技术的扩大应用时期为（ ）

8. 炮制振兴、发展时期为（ ）

（9~12 题共用选项）
   A. 《修事指南》　　　　B. 《炮炙大法》
   C. 《雷公炮炙论》　　　D. 《五十二病方》
   E. 《本草纲目》

9. 我国医学史上最早的药物炮制专著（ ）

10. 我国第二部炮制专著（ ）

11. 我国第三部炮制专著（ ）

12. 最早有炮制内容记载的医方书（ ）

（13~17 题共用选项）
   A. 修治　　　　B. 炮制　　　　C. 制造
   D. 炮炙　　　　E. 修事

13. 《修事指南》中药物炮制称（ ）

14. 《炮炙大法》中药物炮制称（ ）

15. 《雷公炮炙论》中药物炮制称（ ）

16. 《本草蒙筌》中药物炮制称（ ）

17. 《本草纲目》中药物炮制称（ ）

X 型题

18. 狭义的中药炮制含义包括下列哪些项目（ ）
   A. 净制　　　　B. 切制　　　　C. 炒法
   D. 制霜　　　　E. 炙法

三、问答题

1. 叙述中药炮制技术出现的四个条件和发展的四个时期。

2. 今天中药炮制必须遵守的法规有哪些？

（邵 芸）

第2章

中药炮制与临床疗效

第1节　炮制对中医临床用药的影响

中药素有一药多效之能，这表明其一般含有多种有效成分，而治疗疾病多以复方为主，这就对药物提出了具体要求。选择药物有用的效能，舍弃无用的效能，发挥药物特定的疗效。因此中药必须经过炮制，才能适应中医辨证施治、灵活用药的要求。

另外，中药来源于自然界的植物、动物、矿物，药用部位除含有一定的药用成分外，也会带有一些非药用部位，有些不同的药用部位药效可能有异。中药材在发挥治疗作用的同时，也可能出现一些不良反应，所以要保证用药"安全、有效"，就需要对药物进行加工处理，通过炮制来起到增强疗效、解毒纠偏等目的，保证临床疗效。

第2节　中药炮制与临床的关系

中药炮制与临床疗效关系密切，药材炮制方法的确定应以临床需求为依据。炮制工艺是否合理，方法是否恰当，直接影响药物临床疗效的发挥。宋代《太平圣惠方》就有："炮制失其体性，筛罗粗恶，分剂差殊，虽有疗疾之名，永无必愈之效，是以医者必须殷勤注意"。这表明炮制不合法度，就会失去固有的性能，达不到原有的治疗效果。明代《本草蒙筌》记载："凡药制造，贵在适中，不及则功效难求，太过则气味反失"，表明药物炮制应遵循一定的标准。清代《修事指南》记载："炮制不明，药性不确，则汤方无准，而病证不验也。"指明中药的炮制目的要明确临床需求。这充分说明了中药炮制与临床疗效密切相关。

一、中药炮制方法与临床疗效的关系

（一）净制与临床疗效

中药来源复杂，种类繁多，同一来源的药材，因入药部位不同作用亦异。所以，必须通过包括挑拣、筛簸、剔挖、洗刷、碾轧、刮除、漂洗等一系列工艺，以除去泥沙杂质、霉败品及非药用部位，或分离其不同的药用部位。净制（又称净选）就是对中药材的初加工。净制方法虽然比较简单，但可以提高药品质量，增加药物纯度，对药效的影响很大。刘宋时代成书的《雷公炮炙论》在记述远志的炮制时说"凡使，先须去心，若不去心，服之令人闷。"唐代《新修本草》载："用枇杷叶须火炙，以布拭去毛，毛射入肺，令咳不已。"宋代在论述人参去芦头的理由时说："采根用时，去其芦头，不去时吐人"。明代《医学入门》在叙述栀子不同药用部位的时效时提出了"用仁去心胸热，用皮去肌表热，寻常生用。"明代《本草纲目》亦云："治上焦中焦连壳用，下焦去壳……"可见古人在中药临床应用过程中就非常注重中药材的净制了。现行版的《中华人民共和国药典》炮制通则也将净制列为三大炮制方法之一，在收载的具体中药材中都明确了各药材的净制要求。如麻黄茎具有发汗作用，而根具有敛汗作用，故麻黄要分开根和茎；紫苏叶发汗解表，茎理气安胎，果实降气宽中，所以将紫苏叶（苏叶）、茎（苏梗）和果实（苏子）区分开来；巴戟天的木心为非药用部分，且占的比例较大，若不除去，则用药剂量不准，因此需去心；山茱萸涩精止汗，但其核能滑精，需去核；远志散郁化痰，其心却令人烦闷，必须去心。有的原药材中还可能混有外形相似的其他有毒药物，如八角茴香中混入莽草，半

夏中混入水半夏等，这些异物入药前若不拣出，轻则中毒，重则造成死亡。上述药材均需通过净制来达到药用净度标准，才能更好地发挥药效。

因此，从古至今，各医药学家对中药的净制都非常重视。中药在用于临床之前，基本上都要经过净制处理，方能入药，也就是以净制后的"净药材"入药。

（二）加工切制与临床疗效

中药临床应用时，需将其切制成不同规格的饮片。饮片切制规格需根据药材自身的性质并结合临床需要切制成一定规格的片、段、丝、块等饮片。中药材切制的目的是有利于中药有效成分煎出，便于对中药进一步炮制以及方便临床按剂量给药。

药材在切制之前，需经过泡润等软化处理，使软硬适度，便于切制。药材软化过程中控制水处理的时间和吸水量非常关键，若浸泡时间过长，则吸水量过多，药材中的成分会大量流失，并给饮片的干燥带来困难。如果用蒸汽软化药材时，也应控制温度和时间，以免有效成分被破坏。切制时饮片的厚薄、长短、粒度相差太大，在煎煮过程中就会出现药用成分溶出不一的现象；若需进一步加热炮制，还会出现受热不均、生熟不一、药效有异的情况。如调和营卫的桂枝汤，方中桂枝以气胜，白芍以味胜，若白芍切厚片，则煎煮时间不易控制，煎煮时间短，虽能全桂枝之气，却失白芍之味；若煎煮时间长，虽能取白芍之味，却失桂枝之气。因此桂枝汤方中桂枝、白芍均切薄片，煎煮恰当的时间，即可达到气味共存的目的。

切制后的饮片因含水量高，若不及时干燥，就会发霉变质，但如果选择的干燥方法或温度不当，也会造成有效成分损失。特别是一些含挥发性成分、黏液质含量较多的或对日光敏感的中药材，尤其要注意干燥过程要避免有效成分的损失。

（三）加热炮制与临床疗效

加热是中药炮制的重要手段，加热炮制又分为干热炮制和湿热炮制。

干热炮制是用火加热，既是最早的炮制方法，也是最重要的手段之一，对药效影响明显。干热炮制的各种方法中以炒制和煅制应用最为广泛。药物炒制，虽方法简便，但在提高疗效、抑制偏性和减少毒副作用方面都能收到很好的效果。许多中药炒制后，可产生不同程度的焦香气，收到启脾开胃的作用，如炒谷芽、炒麦芽、炒扁豆等。种子和细小果实类药物炒后不但有香气，而且其皮壳膨胀破裂，易于捣碎和煎出有效成分，如炒牛蒡子、炒王不留行等。作用较峻猛的药物炒后可缓和峻烈之性，如炒牵牛子。有些药材具有毒性，炒后可减毒，如砂炒马钱子、米炒斑蝥。苦寒药物易损脾阳，炒后可缓和苦寒之性，免伤脾阳，如炒栀子、炒槐花。温燥药物易耗气伤阴动火，炒后可缓和其辛燥之性，以免助热伤阴，如炒芥子。有异味的药物炒后可矫臭矫味，利于服用，如麸炒僵蚕、米炒斑蝥。另外有些药物炒炭可增强或产生止血作用，如大蓟炭、小蓟炭。由此可见，中药采用清炒或加辅料炒等法处理，能从不同途径改变药效，以满足临床用药的不同要求。煅制法常用于处理矿物药、动物甲壳及化石类药物，或者需要制炭的药物。煅制后可改变药材原有的性状，便于粉碎和煎出有效成分，提高药效或产生新的药效，如煅石膏、石决明、牡蛎及头发煅炭等。此外煨制、干馏等法对药物疗效也有明显影响，尤其是煨法，药效常有明显的变化，如木香生品行气止痛作用明显，煨木香则专于实肠止泻；干馏法则常用于制造新药，如干馏蛋黄。

湿热炮制为水火共制的一类炮制方法。其特点是加热温度比较恒定，受热较均匀，因此较易控制火候，加热时间可根据需要灵活掌握。常用的有蒸法、煮法、燀法、提净法等。湿热法炮制药物，若加热时间掌握不好，也会降低或丧失疗效。如何首乌蒸制时间太短，服后可出现便溏或腹泻，甚至有轻微腹痛现象；桑螵蛸、天麻蒸的时间过长，则会"上水"，不但难干燥，而且会降低疗效；川乌煮制时间太短，则达不到去毒效果；另外煮法和燀法水量也很重要，水过少或过多都会达不到炮制要求。

（四）辅料（包括药汁）炮制与临床疗效

中药炮制常用的辅料可分为固体辅料和液体辅料。辅料炮制多以与加热相结合的方式进行，不同辅料炮制药材后其性味、归经、作用趋势以及适应证等都会发生变化。如甘草生用性平，以泻火解毒、祛痰止咳为主，可应用在辛凉解表的银翘散、桑菊饮等方中；炙甘草性温味甘，多用在以补中益气、缓急止痛为主的补中益气汤、炙甘草汤等方剂中。麻黄有发汗散寒、宣肺平喘、利水消肿的功效，生用适于外感风寒的表证，长于发汗除表邪，经蜜炙后突出了润肺止咳作用。再比如生大黄苦寒峻泻，易伤阴血、败胃气，经酒炒或醋炒后泻下作用会显著降低，而大黄炭几乎无泻下作用，而收敛作用相对增强，有止血止泻的作用。

采用辅料对中药进行炮制起源甚早，早在春秋战国时期的《五十二病方》就有酒醋的记载。以后辅料种类逐渐增多，较系统地阐述辅料作用的首推明代陈嘉谟的《本草蒙筌》。明代《证治准绳》在论述黄柏的炮制作用时指出："生用则降实火，熟用酒制则治上，盐制则治下，蜜制则治中而不伤。"清代《本经逢原》在论述香附各种炮制方法与疗效的关系时指出："入血分补虚童便浸炒；调气盐水浸炒；行经络酒浸炒；消积聚醋浸炒；气血不调，胸膈不利，则四者兼制；肥盛多痰，姜汁浸炒；止崩漏血，便制炒黑；走表药中，则生用之。"

总之，不同的中药炮制手段或方法，对中药的临床疗效有密切的影响，应根据不同的临床需求，加入不同辅料进行炮制，达到合理应用的目的。

二、中药炮制与临床用药的关系

（一）中药炮制与疾病表、里的关系

病有表里之别，药有升降敛散之殊。在临床上，治疗表里病位不同的病证时，常常通过对药物进行炮制来强化复方的表里作用趋势，满足治表治里的需要。如干姜，本以温中散寒，兼而发汗见长，但通过煨制后，则消除了解表作用，而专于温中止呕，炒炭后，不仅发汗解表作用荡然无存，就连温中作用也明显降低，而专于止血；再如柴胡，原本是典型的发汗解表药，作用趋向于表，经过醋炒后，其发汗解表作用明显减弱，而引药入肝经的作用明显增强，作用趋向于里。由此可见，通过炮制可以改变药物的表里作用趋势，能更好地满足疾病表里治疗的需要。

（二）中药炮制与不同脏腑、不同部位疾病的关系

病有在肤、在腠、在经、在腑、在脏的层次区别，药物作用趋势有走表、走里，入经、入腑、入脏之异。可以通过对药物进行炮制来治疗不同层次的病证。如清热燥湿药黄连，《本草纲目》谓其："生则上行走胸膈，熟则下行走肝肾，炒黑则入血分而止血……酒浸炒则行经络而祛瘀热，醋浸炒则消聚积，姜汁炒则化痰"。可见，通过炮制确能改变药物的作用部位，更好地满足不同层次、不同部位疾病的治疗需要。

（三）中药炮制与疾病寒、热的关系

治疗寒热性质不同的病证时，常常需要对药物进行炮制来强化复方的作用特点，来满足治寒治热的需要。如天南星，原本性温有毒，用于治疗寒痰和湿痰，用苦寒的胆汁炮制成胆南星后，其性偏凉，则适用于肺热多痰的证候。由此可见，通过炮制可以改变药物的寒热温凉性质特点，更好地满足寒热病证治疗的需要。

（四）中药炮制与疾病虚、实的关系

治疗虚实性质不同的病证时，常常需要对药物进行炮制以强化复方的补泻作用特点，来满足治虚治实的需要。如甘草，生用平而偏凉，能泻火毒，润肺止咳，经蜜制后，其性变温，功能则由泻而补，成为补脾益气的要药；再如生地，原本性寒，是典型的清热凉血之品，用酒浸加热蒸制成熟地后，则成为滋阴补血的代表性药物。由此可见，通过炮制可以改变药物的补泻功能特点，更好地满足疾病虚实治疗的需要。

（五）中药炮制与患者体质、年龄的关系

治疗疾病时，除需要对证遣方外，还常常需要对药物进行炮制来针对不同个体特点作出不同选择。如麻黄，是典型的发汗解表作用较强的药，主要用于外感风寒，表实无汗之证，非体弱者及老幼所宜，制绒后其发汗力明显减弱；蜜制后刚燥之性得到抑制，更适用于老幼及体弱患者。再如大黄，是典型

的苦寒峻下的药物，主治瘀热内结之证，经酒炒制后，寒性及峻下之力都明显减退，更适用于脾胃虚弱患者。由此可见，通过炮制可以改变药物的刚柔特性，更好地满足患者不同体质的治疗需要。

第 3 节　传统的中药炮制

清代徐灵胎在其《医学源流论》的制药论中提出："凡物气厚力大者，无有不偏，偏者有利必有其害，欲取其利，而去其害，则用法以制之，则药性之偏者醇矣。其制之义又有不同，或以相反为制，或以相资为制，或以相恶为制，或以相畏为制，或以相喜为制；而制法又复不同，或制其形，或制其性，或制其味，或制其质。"徐灵胎将传统的制药原则归纳为相反为制，相资为制，相畏（或相杀）为制，相恶为制。具体的炮制方法又分为制其形、制其性、制其味和制其质。

一、传统制药原则

1. 相反为制　指用药性相对立的辅料（包括药物）来制约中药的偏性或改变药性。例如，用辛热升提的酒来炮制苦寒沉降的大黄，使药性转降为升；用辛热的吴茱萸炮制黄连，可杀其大寒之性，主散肝胆郁火；用咸寒润燥的盐水炮制益智仁，可缓和其温燥之性。

2. 相资为制　指用药性相似的辅料或某种炮制方法来增强药效。资，有资助的意思。例如，用辛热的酒炮制红花、川芎可加强活血祛瘀之功用；用苦温的醋酸制延胡索可增强行气止痛之功效；用甘平的蜂蜜分别炮制麻黄、甘草后能加强润肺止咳或补中益气之功用；用咸寒的盐水炮制苦寒的知母、黄柏可增强滋阴降火作用。

3. 相畏（或相杀）为制　是指利用某种辅料来炮制药物，以制约该药物的毒副作用。例如，生姜能杀半夏、南星毒（即半夏、南星畏生姜），故用生姜来炮制半夏、南星；川乌性味辛、苦、热，有大毒，常用甘草并金银花水煮以缓其性，解其毒。

4. 相恶为制　在中药配伍关系中"相恶"本指两种药物合用，一种药物能使另一种药物作用降低或功效丧失，属于配伍禁忌。引申至中药炮制学科指利用某种辅料或某种方法来减弱药物的烈性。例如，麸炒枳实可缓和其破气作用；米泔水制苍术可缓和苍术的燥性。

二、传统炮制操作方法

1. 制其形　通过改变药物的外观形态及分开药用部位，达到炮制目的。例如，通过切片等加工方式可以方便临床调配并且利于有效成分的煎出；麻黄茎和麻黄根分开药用，分别用于辛温解表剂和固表止汗剂，以满足不同的临床需求。

2. 制其性　通过炮制改变药物的性能，来满足临床灵活用药的需求。例如，通过炮制可以改变药物的寒、热、温、凉和升、降、浮、沉的性质，还可以抑制药物的过偏之性，起到扩大药用范围的目的。

3. 制其味　通过炮制能够改变药物的性味或者矫正药物的劣味。特别是采用辅料进行炮制的中药材，辅料可以增强或减弱药物的性味，达到"制其太过，扶其不足"的目的。

4. 制其质　通过炮制，可以改变药物的性质和质地。例如，种子类药材经过炒制后种皮破裂，利于里面的有效成分煎出；甲壳类中药材经砂烫或煅制可以使其质地酥脆，利于粉碎，便于调剂及有效成分的煎出。

第 4 节　炮制对药性的影响

中药性能是用来认识和概括中药作用性质的理论，是在长期医疗实践过程中发展形成的一套体现中医药特色的理论体系，是以阴阳、脏腑、经络等学说为理论基础，以治则、治法为指导思想，并以药物的作用为依据加以认识、概括的药性理论。中药性能从不同角度概括了中药的多种特性，其内容主要有四气五味、升降浮沉、归经、毒性。而中药经过炮制，其性味、升降浮沉、归经、毒性都可能发生一定的变化。

一、炮制对四气五味的影响

四气五味是中药的基本性能之一。四气，又称四性，即指药物具有的寒、热、温、凉四种药性；五味是指辛、甘、酸、苦、咸五种药味。早在春秋战国时期成书的《黄帝内经》就明确提出了药物的寒、热、温、凉四种药性，东汉时期的《神农本草经》又补充了平性，药性反映了药物影响人体寒热变化的作用性质。五味始源于口尝味觉，是药物真实滋味的具体表示。五味的论述起源于《神农本草经》，书中记载"药有酸、咸、甘、苦、辛五味"，在《黄帝内经》中提出淡味，后世又增加了涩味。《素问·脏气法时论》最早概括了滋味与功能的关系，即"辛散、酸收、甘缓、苦坚、咸软"。后来随着用药经验的逐渐积累，采用了以功能类推定味的方法，反映药物补、泻、散、敛等作用性质。

中药的药性和药味是一个不可分割的整体，不同的药物各有其不同的性能，不同的性和味相配合，就造成了药物作用的差异，既能反映某些药物的共性，又能反映各药物的个性，并且各有所偏，中医就是借助它的偏性来治疗阴阳偏胜偏衰的病变。中药常常通过炮制影响药物的性味，损其有余，扶其不足，从而达到调整药物治疗作用的目的。

炮制对性味的影响大致有三种情况：一是通过炮制纠正药物性味偏胜的情况。例如，黄连性味大苦、大寒，能清热燥湿、清心除烦、泻火解毒，但黄连的苦、寒能伤胃阳，使胃气不足，影响和降，易产生食欲不振，消化不良。若将黄连与性味辛温的吴茱萸汁或姜汁炮制后用于以上病证时，则减低苦寒之性，既能清泻心火胃热，又能降逆止呕，即所谓以热制寒。补骨脂辛热而燥，易于伤阴，用咸寒润燥的盐炙后可缓和辛热温燥之性，即所谓以寒制热。这种逆着药物性味炮制的方法（辅料抑制偏性）称为"反制"。二是通过炮制，使药物的性味增强。例如，用胆汁炮制黄连，则是利用胆汁苦寒之性来加强黄连清热燥湿、泻火解毒的功效，所谓寒者益寒；以辛热的酒制仙茅，增强了仙茅的温肾壮阳作用，所谓热者益热，用于命门火衰、阴寒偏盛的阳痿精冷、宫寒不孕或寒湿痹痛。这种顺着药物性味炮制的方法（辅料起协同作用）称为"从制"。三是通过炮制，改变药物性味，扩大药物的用途。例如，生地甘寒，具有清热凉血、养阴生津作用，主清；制成熟地后，则转为甘温之品，具有滋阴补血的功效，主补。天南星辛温，善于燥湿化痰，祛风止痉；加胆汁制成胆南星，则性味转为苦凉，具有清热化痰、息风定惊的功效。何首乌生用性平味苦涩，能解毒散结，滑肠致泻；而黑豆汁拌蒸炮制的何首乌，性转温，味转甘厚，可消除其滑肠致泻的作用，增强了滋阴补肾、养肝益血、乌须发的功能。

二、炮制对升降浮沉的影响

升降浮沉是指药物作用于机体的趋向，它与性味有密切的关系。一般而言，性温热、味辛甘的药，属阳，作用升浮；性寒凉、味酸苦咸的药，属阴，作用沉降。明代《本草纲目》云："升者引之以咸寒，则沉而直达下焦；沉者引之以酒，则浮而上至巅顶。"清代《本草备要》云："气厚味薄者浮而升，味厚气薄者沉而降，气味俱厚者能浮能沉，气味俱薄者可升可降。"说明升降浮沉还与气味厚薄有关。中药炮制过程中用到的辅料也常常具有一定的作用趋势，辛、甘类辅料作用升浮；苦、酸、咸味辅料作用沉降。例如，辅料酒趋向升浮，盐趋向沉降，麦麸趋向守中。

中药炮制后可以加强药物的作用趋向或者改变药物的作用趋向。例如，黄柏专清下焦热。经酒制后，作用向上，兼能清上焦头面之热，即所谓升浮。砂仁能行气开胃、化湿醒脾，作用于中焦，盐制后能下行而温肾，以治小便频数。莱菔子能升能降，生品以升为主，用于涌吐风痰；炒后则以降为主，长于降气化痰，消食除胀。

三、炮制对归经的影响

归经是中药药性理论的重要组成部分，是指药物对机体某一或某些脏腑、经络的选择性作用，而对其他脏腑或经络的作用不明显或无作用。它是用以表示药物作用部位、作用范围的一种药物性能。

例如，生姜能发汗解表，故入肺经，又能和胃止呕，故入胃经。

中药炮制可以引药入经或改变归经，如酒制入心经，醋制入肝经，蜜制入脾经，姜制入肺经，盐制入肾经等。很多中药都能归几经，可以治多个脏腑或经络的疾病，临床上为了使药物更准确地针对主证，作用于主脏，发挥其疗效，可通过炮制，使药物作用重点发生变化，对其中某一脏腑或经络的作用增强，而对其他脏腑或经络的作用相应地减弱，从而使其功效更加专一。例如，生地入心经清营凉血，制成熟地后则主入肾经，养血滋阴、益精补肾。

四、炮制对药物毒性的影响

"毒"的概念有广义和狭义之分。广义上的毒与"药"通义。凡药皆毒，"毒药"在古代文献中常常是药物的总称，如《周礼·天官冢》上记载"医师掌医之政令，聚毒药以供医事。"可见，周代"毒"与"药"是不分的。另外广义上的毒还指中药的偏性。明代医家张景岳阐述："药以治病，因毒为能，所谓毒药，是以气味之有偏也……是凡可辟邪安正者，均可称之毒药，故曰毒药攻邪也。"中药狭义上的毒则指药性刚强、作用峻猛者。魏晋以后，毒药的含义逐渐衍变成专指那些药性强烈、服后容易出现毒副作用甚至致死的药物，如斑蝥、砒石等。隋·巢元方在《诸病源候论》中提到："凡药物云有毒及大毒者，皆能变化，于人为害，亦能杀人。"

"毒性"通常指药物对机体伤害的性能。毒性与药性是有区别的，但又密切相关。有的药物虽有较好的疗效，但因毒性或副作用太大，临床应用不安全，则需要通过炮制降低其毒性或副作用。例如，乌头属植物川乌、草乌等可采用水浸、水漂后蒸、煮或加入一定辅料（如生姜、豆腐、甘草等）蒸、煮等热处理 1 小时以上的方法，使其剧毒的乌头碱水解为乌头原碱，毒性大为降低；柏子仁具宁心安神、润肠通便等作用，如果用于宁心安神，就可通过去油制霜法炮制，消除滑肠致泻的副作用；肉豆蔻为涩肠止泻药，但含有大量的油质和部分毒素，可刺激肠胃而产生痉挛，炮制时用面裹煨可以去其油质和毒素；马钱子砂炒，半夏用饱和明矾水浸泡，斑蝥去头、足、翅后米炒，巴豆去油制霜，雄黄水飞等均可去毒。但是某些中药的毒性成分也是有效成分，对于此类中药炮制过程中既要降低毒性又要保持疗效，注意去毒与存效并重，不可偏废，并且应根据药物的性质和毒性表现，选用恰当的炮制方法，反之，可能会毒去效失，达不到用药要求。

对于中药的毒与毒性的认识会随着科技的发展而不断深化，我们要加强临床监测工作，并需进行多层次的系统研究。

自 测 题

一、填空题

1. _____必须经过炮制，才能适应中医辨证施治、灵活用药的要求。所以中医运用中药大多数是制成_____配方，而_____是否恰当，将直接影响到临床疗效。
2. 《中华人民共和国药典》炮制通则将_____列为三大炮制方法之一。如麻黄茎具有_____作用，而根具有_____作用，故麻黄要分开根和茎。
3. 药材在切制之前，需经过软化处理。此时控制水处理的_____和_____就很关键。

二、选择题

A 型题

1. 酒制后能改变作用趋向的药物有（　　）
   A. 黄芩　　　B. 黄柏　　　C. 延胡索
   D. 半夏　　　E. 天南星
2. "或制其形，或制其性，或制其味，或制其质"由（　　）

提出。
   A. 李时珍　　B. 孙思邈　　C. 陈嘉谟
   D. 徐灵胎　　E. 雷敩

B 型题

（3～6 题共用选项）
   A. 相反为制　　B. 相资为制　　C. 相恶为制
   D. 相畏为制　　E. 相须为制

3. 用药性相对立的辅料（包括药物）来制约中药的偏性或改变药性的称（　　）
4. 用药性相似的辅料或某种炮制方法来增强药效的称（　　）
5. 用某种辅料来炮制药物，以制约药物的毒副作用的称（　　）
6. 用某种辅料或某种方法来减弱药物烈性的称（　　）

X型题

7. 传统炮制操作方法有（　　）

A. 制其形　　　　B. 制其质　　　　C. 制其味

D. 制其性　　　　E. 制其色

8. 炮制对性味的影响大致有以下哪三种情况（　　）

A. 通过炮制纠正药物性味偏胜的情况

B. 通过炮制，使药物的性味增强

C. 通过炮制，改变药物性味，扩大药物的用途

D. 通过炮制降低毒性

E. 通过炮制改变归经

9. 下列说法正确的是（　　）

A. 酒制入心经　　　　B. 醋制入肝经

C. 蜜制入脾经　　　　D. 姜制入肺经

E. 盐制入肾经

三、问答题

1. "制其形、制其性、制其味、制其质"含义是什么？

2. 简述炮制对药性的影响。

（商庆节）

第 3 章

中药炮制的目的及对药物的影响

第 1 节　中药炮制的目的

中药材来源于自然界野生或人工栽培或养殖的植物、动物和矿物。在采收加工时，有的因质地坚硬、个体粗大，影响药效的发挥；有的因含有泥沙杂质、非药用部位，影响调配剂量的准确性；有的因具有一定的毒副作用，影响用药的安全性，所以中药材一般不可直接用于临床，需要经过特定的炮制成为饮片以后才能应用。宋代颁行的《太平惠民和剂局方》中指出对药物要"依法炮制""修制合度"。明代陈嘉谟在《本草蒙筌》中论述："凡药制造贵在适中，不及则功效难求，太过则气味反失"。

中药成分复杂，疗效多样，因此中药炮制的目的也是多方面的。一般认为，中药炮制的目的主要有以下几个方面。

一、降低或消除药物的毒性或副作用

有的药物虽有较好的疗效，但因毒性或副作用较大，临床应用不安全，通过炮制，可以降低其毒性或副作用。

炮制可降低药物的毒性。例如，古代对川乌的炮制，或浸渍，或漂洗，或清蒸，或单煮，或加入辅料共同蒸、煮。现经实验研究表明有一定的科学性。川乌的毒性成分主要是双酯型二萜类生物碱，性质不稳定，易水解，水解产物苯甲酰单酯碱和乌头原碱的毒性相对较小，在炮制过程中，或漂洗，或蒸，或煮，能使其分解，从而达到"解毒"的目的。又如，苍耳子、蓖麻子、相思子等一类含有毒性蛋白质的中药，经过加热炮制后，其中所含毒性蛋白质因受热变性而达到降低毒性的目的。再如，中药雄黄主要成分为 As_2S_2，但同时亦含有游离砷及 As_2O_3，长期服用易造成人体中毒，经水飞处理，氧化物 As_2O_3（有毒）含量则显著下降，降低为原药材的 $1/5\sim1/3$，且随着用水量增加其下降越发明显。另有些毒性药物炮制除降低毒性外，还可缓和药性，如甘遂、芫花醋炙能缓和峻下逐水的作用，巴豆去油制霜均可缓和泻下作用。

炮制可降低药物的副作用。汉代张仲景在《金匮玉函经》中明确指出：麻黄"生则令人烦，汗出不可止"。说明麻黄生用有"烦"和"出汗不止"的副作用，用时"皆先煮数沸"，便可除去其副作用；又如临床上遇到失眠、心神不安而又大便稀溏的患者，此时需用柏子仁宁心安神，但生柏子仁有滑肠通便的副作用，服后可使患者发生腹泻，此时可将柏子仁压去油脂制成柏子仁霜应用，以消除其致泻的副作用；另外马兜铃蜜炙可减少恶心或呕吐的副作用；厚朴姜炙、黄精蒸制可消除对咽喉的刺激。

二、增强药物疗效

中药除了可以通过配伍来提高疗效外，还可以通过炮制来达到该目的。炮制可改变药物的质地，使其质地酥脆、易于粉碎、利于有效成分的煎出，从而提高疗效。例如，种子类药物炒黄，可使种子外皮爆裂，有效成分便于煎出，这就是现代"逢子必炒"的根据。质地坚硬的矿物药、贝壳类药物经煅制，有利于粉碎和有效成分的煎出。例如，炉甘石（$ZnCO_3$）煅后，氧化锌含量提高 $13.3\%\sim29.5\%$，增强了消炎收涩作用。此外还可借助辅料的作用增强疗效，如蜜炙款冬花、蜜炙紫菀等，由于炼蜜有甘缓益脾、润肺止咳之功，蜜炙后与药物起协同作用，从而增强了疗效。又如，胆汁制天南星能增强其镇痉作用，甘草制黄连可使黄连的抑菌效力提高 $5\sim6$ 倍，羊脂炙淫羊藿可增强其治疗阳痿的效能，

可见炮制能增强药物的疗效。

三、改变或缓和药物的性能

中医常以寒、热、温、凉（四气）和辛、甘、酸、苦、咸（五味）来表示中药的性能。性味偏盛的药物，临床应用时往往会给患者带来一定的副作用。例如，太寒伤阳，太热伤阴，过辛损津耗气，过甘生湿助满，过酸损齿伤筋，过苦伤胃耗液，过咸助痰湿。中医一方面可通过配伍的方法，另一方面可用炮制的方法改变或缓和药物偏盛的性味，以达到改变药物作用的目的。

炮制可以改变药性。例如，天南星温燥之性强，且有毒，能燥湿化痰，治疗寒痰咳嗽等病证，但若治热痰咳嗽，其温燥毒性不为病情所需，则常用性味苦寒的猪胆汁炮制处理（即成胆南星），其药性由温燥变为寒凉而宜于热痰咳喘；又如，生地黄，性寒，具清热、凉血、生津之功，常用于血热妄行引起的吐衄、斑疹、热病口渴等症。经蒸制成熟地黄后，其药性变温，能补血滋阴、养肝益肾，凡血虚阴亏，肝肾不足所致的眩晕，均可应用；再如，甘草"生则泻火，炙则温中"。传统认为是生则性凉，故能泻火；熟则性温，故能补中。所以古代就有"补汤宜用熟，泻药不嫌生"之说。

炮制也可以缓和药性。例如，麻黄生用辛散解表作用较强，经蜜炙炮制后，具辛散解表作用的挥发油含量减少，辛散作用缓和。且炼蜜可润燥，能与麻黄起协同作用，故而止咳平喘作用增强。后人常用炒法、炙法等炮制方法来缓和药性，并总结出"甘能缓""炒以缓其性"的规律。又如，苍术、枳壳麸炒缓和燥性；黄连、大黄酒炙缓和苦寒之性；牛蒡子炒黄缓和寒滑之性等。

四、改变或增强药物作用的趋向

中医对药物作用的趋向是以升、降、浮、沉来表示的。疾病在病机和证候趋势上表现为向上：如咳嗽、呕吐、吐血等；向下：如泻痢、崩漏、遗精等。中药通过炮制，可以改变其作用趋向，利用药物的升降浮沉的作用趋势来纠正机体功能的失调。例如，大黄苦寒，为纯阴之品，其性沉而不浮，其用是走而不守，经酒制后能引药上行，先升后降；黄柏禀性至阴，气薄味厚，主降，生品多用于下焦湿热，酒制可略减其苦寒之性，并借助酒的升腾作用，以清上焦之火，如上清丸中酒制黄柏的应用；莱菔子，偏温，能升能降，生莱菔子涌吐风痰，升多于降；炒莱菔子降气化痰，消食除胀，降多于升。

五、改变药物作用的部位或增强对某部位的作用

中医对药物作用部位常以经络、脏腑来表示。归经即表示该药对某些脏腑和经络有明显的治疗作用，而对其他脏腑和经络没有作用或作用不明显。有些药物常常归几经，可以治疗多个经络和脏腑的疾病，如杏仁入肺经止咳平喘、入大肠经润肠通便。由于一药入多经，会使其作用分散，可通过加辅料炮制，改变药物作用部位或增强药物对某经某个经络的作用。明代陈嘉谟所著《本草蒙筌》指出辅料的炮制作用："……入盐走肾脏，仍仗软坚，用醋注肝经且资住痛，……"如柴胡、香附等醋制后引药入肝经治疗肝经疾病；小茴香、益智仁、橘核等盐制后引药入肾经治疗肾经疾病。

六、制备新药，扩大临床用药范围

某些药物采用一些特殊工艺加工，使得药物原有性能改变，而产生新的治疗作用，从而扩大用药品种。例如，头发不生用，入药必须煅制成炭，煅后方具有止血化瘀作用；另外鸡蛋黄干馏成蛋黄油，具有清热解毒之功能；苦杏仁、赤小豆等经发酵成六神曲等，改变了原有性能，产生了新的治疗作用，扩大了临床用药范围。

七、改变药物性状，便于调剂和制剂

植物根、根茎、茎木、果实、全草等药材，经水制软化处理，切制成一定规格的片、丝、段、块后，便于进一步炮制和调剂时剂量的分取；而质地坚硬的矿物类、甲壳类及动物化石类药材很难粉碎，不利于药效成分的煎出，因此必须经过炮制处理，使之质地酥脆而便于粉碎，并增加其药效成分的溶出，利于调剂和制剂。如砂烫醋淬鳖甲、砂烫马钱子、蛤粉烫阿胶、煅代赭石、煅淬自然铜等。

八、洁净药物，利于贮藏保管

中药在采收、运输、贮藏过程中常混有泥沙杂质，并有或掺有残留的非药用部位和霉败品，因此必须经过严格的分离和洗刷，使其达到所规定的洁净度，以保证临床用药的卫生和剂量的准确。例如，根类药材去残茎、皮类药材去栓皮、昆虫类药物去头足翅等。

有的药材来源于同一植物，但药用部分不同，作用不同，必须分开应用，如麻黄茎能发汗，麻黄根能止汗；莲子心清心热，而莲子肉健脾止泻；川椒的果实能温脾胃、散寒气，而种子（椒目）能行水平喘。有些含苷类成分的药物，经过加热处理，能促使其中与苷共存的酶失去活性，从而避免苷类成分在贮藏过程中被酶解而降低疗效。例如，黄芩蒸制、苦杏仁燀制等可杀酶保苷。有些药材经炮制可杀死虫卵或蚜虫，利于贮藏保管，如桑螵蛸、五倍子蒸制；植物种子类药物经过蒸、炒、燀等加热处理，能终止种子发芽，便于贮存而不变质，如紫苏子、莱菔子等。

九、矫味矫臭、便于服用

中药中的某些动物类药材（如僵蚕、乌贼骨）、树脂类药材（如乳香、没药）或其他有特殊不良气味的药物，往往因气味恶劣，患者服后会有恶心、呕吐、心烦等不良反应。为了便于服用，常用酒制、蜜制、水漂、麸炒、炒黄等方法炮制，能起到矫臭矫味的效果，有利于患者服用。如酒制乌梢蛇、麸炒僵蚕、醋制乳香等。

第2节　炮制对药物化学成分的影响

药物的化学成分是药物发挥临床作用的物质基础。中药的化学成分组成相当复杂，其所含各类成分之间既有协同作用，也有对抗作用。中药炮制后，由于加热、水浸及酒、醋、药汁等辅料处理，其化学成分发生一系列变化，有的可能是量变，一些成分含量增加了，另一些成分含量减少或消失了；也有的可能是质变，改变了药物中某些成分的结构，即产生新的化合物。要了解炮制对主要活性成分的影响，应首先了解各类成分的理化性质，再决定采取什么炮制方法来增强疗效，降低毒性。因此，研究中药炮制前后化学成分的变化，对探讨中药炮制作用和原理、制定中药饮片质量标准、确保用药安全有效具有重要意义。就炮制对主要活性成分的影响，大体有以下几方面。

一、炮制对含生物碱类药物的影响

生物碱是一类含氮的有机化合物，通常有类似碱的性质，能与酸结合成盐，具有明显的药理活性。

游离生物碱一般不溶或难溶于水，但有些小分子生物碱如槟榔碱易溶于水，一些季铵类生物碱如小檗碱也能溶于水，在炮制过程中如用水洗、水浸等操作时，应尽量减少与水接触的时间，在切制这类药材时，宜采取少泡多润的原则，尽量减少在切片浸泡过程中生物碱的损失，以免影响疗效，如黄连、黄柏、槟榔、苦参、山豆根、麻黄等药材在软化时，应尽量减少与水接触的时间，采取少泡多润的原则，减少生物碱流失，保证临床疗效。游离生物碱易溶于乙醇、氯仿等有机溶剂，可溶于酸水（形成盐）。大多数生物碱盐类可溶于水，难溶或不溶于有机溶剂。

生物碱常用酒、醋等作为炮制辅料，中药的化学成分的提取最常用的就是乙醇，乙醇是亲水性的有机溶剂，不论是游离生物碱或其盐类都能溶解。所以药物经过酒制后能提高生物碱的溶出率，从而提高药物的疗效。乙酸是弱酸，能与游离生物碱结合成盐。生物碱的乙酸盐易被水溶出，增加水溶液中有效成分的含量，提高疗效。例如，延胡索主要有效成分是延胡索乙素、延胡索甲素等，是具有止痛和镇静作用的生物碱，这两种生物碱以游离形式存在于植物中，难溶于水，但与乙酸结合生成的乙酸盐，能溶于水，所以延胡索经醋制后，在水溶液中溶出量增加，从而增强镇痛和镇静作用。另外生物碱在植物体中，也往往与植物体中的有机酸、无机酸生成复盐，如鞣酸盐、草酸盐等，这是一种不溶于水的复盐，若加入乙酸后，可以取代上述复盐中的酸类，而形成可溶于水的乙酸盐复盐，因而增加了生物碱在水中的溶解度。

各种生物碱都有不同的耐热性。高温情况下某些生物碱不稳定，可产生水解、分解等变化。炮制常用煮、蒸、炒、烫、煅、炙等方法，可改变生物碱的结构，以达到减毒、增效的目的。例如，草乌中剧毒的乌头碱在高温条件下水解成毒性小得多的乌头原碱；马钱子中的士的宁在加热条件下转变为毒性较小的异士的宁及其氮氧化合物等，可保证临床用药安全有效。另外有些药物如石榴皮、龙胆草、山豆根等，其所含有效物质生物碱遇热活性降低，影响疗效，因而这类中药在炮制过程中较少热处理，以生用为宜。

不同药用部位所含生物碱类成分及其生物活性可有所不同，在净选加工时应严格区分不同药用部位，以确保疗效。例如，麻黄茎含有较多的麻黄碱和伪麻黄碱，具有升高血压作用，而麻黄根所含麻根碱则具有降低血压作用，两者作用不同，需分离，分别入药。

二、炮制对含苷类药物的影响

苷是指由糖或糖的衍生物（如氨基糖、糖醛酸）与另一非糖物质（称为苷元或配基）通过糖的端基碳原子连接而成的一类化合物。苷在自然界中分布极广，广泛地存在于植物体中，尤其在果实、树皮和根部最多。

含苷类成分的药物往往在不同细胞中含有相应的分解酶，在一定温度和湿度条件下可被相应的酶所水解，从而使有效成分减少，影响疗效。例如，槐花、苦杏仁、黄芩等含苷药物，采收后长期放置，相应的酶便可分解芦丁、苦杏仁苷、黄芩苷，从而使这些药物的药效降低。花类药物所含的花色苷也可因酶的作用而变色脱瓣，所以含苷类药物常用炒、蒸、烘、焯或曝晒的方法破坏或抑制酶的活性，以保证药物有效物质免受酶解，保存药效。

苷一般易溶于水或乙醇中，故中药在炮制过程中用水处理时应尽量少泡多润，以免苷类成分溶于水而流失，或发生水解而减少。常见者如大黄、甘草、秦皮等，均含可溶于水的各种苷，切制前用水处理时要特别注意。有些苷也易溶于氯仿和乙酸乙酯，但难溶于乙醚和苯。溶解度主要受糖分子的种类、数目和苷元所含极性基团的影响，若苷元极性基团多，则在水中的溶解度大，反之，在水中的溶解度就小。

酒是炮制中常用的辅料，它可以提高含苷类药物的溶解度，从而增强疗效。苷类成分在酸性条件下容易水解，不但减低了苷的含量，也增加了成分的复杂性，降低了疗效。因此，当苷类为药物的有效成分时，除医疗上有专门要求外，一般少用或不用醋处理。

在生产过程中，药物中一些有机酸会被水或醇溶出，使水呈酸性，促进苷的水解，应加以注意。

三、炮制对含挥发油类药物的影响

挥发油也称精油，是指水蒸气蒸馏所得到的挥发性油状成分的总称，通常也是一种具有治疗作用的活性成分。常温下为易流动的油状液体，有一定的香味和挥发性，一般具有芳香性，在常温下可以自行挥发而不留任何油迹，大多数比水轻，溶于多种有机溶剂及脂肪油中，在70%以上的乙醇中可全溶，在水中的溶解度极小，呈油状液体。

挥发油在植物体内，多数是以游离状态存在，少数以结合状态存在。对挥发油以游离状态存在的薄荷、荆芥等宜在采收后或喷润后迅速加工切制；有些药材所含挥发油是以结合状态存在于植物体内，则宜经堆积发汗后香气方可逸出，如厚朴、杜仲、鸢尾等必须经过堆积"发汗"后香气才能逸出。

在古代人们就知道许多植物中含有挥发性的香气物质，并指出含挥发油的中药要尽量少加热或不加热。如《雷公炮炙论》中就对茵陈注明"勿令犯火"。《本草纲目》在木香条下云："凡入理气药，不见火。若实大肠，宜面煨熟用。"所以凡含挥发油的药材应及时加工处理，水处理宜"抢水洗"，以免挥发油损失，也不宜带水堆积久放，以免发酵变质；干燥宜阴干，或以不超过60℃人工干燥为宜。

但也有些药物需要通过炮制以减少或除去挥发油，以达到临床治疗的需要。如苍术经麸炒后除去部分挥发油，可以降低其燥性；乳香所含挥发油具有明显的毒性和强烈的刺激性，通过醋炙后可大部分除去，有利于临床应用；蜜炙麻黄后其具发汗作用的挥发油可减少1/2以上，而具有平喘作用的麻黄碱则基本未受影响，加上蜂蜜的辅助作用，可使蜜炙麻黄更适用于喘咳的治疗。

药物经炮制后，不仅挥发油的含量发生变化，有的也发生了质的变化，如颜色加深，折光率增大，有的产生新的成分，有的还可改变药理作用。如荆芥炒炭后，挥发油产生9种生荆芥油所没有的具有止血作用的新成分。

四、炮制对含鞣质类药物的影响

鞣质是一类复杂的多元酚类化合物，具有一定的生理活性，广泛地存在于植物中，在医疗上常作为收敛剂。具有收敛止血、止泻、抗菌、保护黏膜等作用，有时也用作生物碱及重金属中毒的解毒剂。

鞣质因为含有多元酚羟基，极性较强，所以易溶于水，尤其易溶于热水。因而以鞣质为主要药用成分的药物，在炮制过程中用水处理时要格外注意，如地榆、虎杖、侧柏叶、石榴皮等。

鞣质为强还原剂，暴露于日光和空气中易被氧化，生成鞣红，而颜色加深。中药槟榔、白芍等切片时露置空气中有时色泽泛红，就是这些药物所含的鞣质被氧化所致。鞣质在碱性溶液中变色更快，所以在炮制过程中要特别注意。

鞣质能耐高温，经高温处理，一般变化不大。例如，大黄含有致泻作用的蒽苷和具有收敛作用的鞣质，经酒蒸、炒炭炮制后，蒽苷的含量明显减少，但鞣质含量变化不大，故可使大黄致泻作用减弱，而收敛作用相对增加，若煎煮时间过长，蒽苷破坏殆尽，不能泻下，反而能导致便秘。有一些鞣质经高温处理能影响疗效。例如，地榆炒炭温度过高，其抑菌作用大大降低，因此炮制时要掌握火候。

鞣质遇铁能发生化学反应，生成黑绿色的鞣质铁盐沉淀，一方面影响药物的色泽，另一方面会引起药效的改变。因而在炮制含鞣质成分的药物时，禁用铁器，可用竹刀或铜刀切，用木盆洗，另外煎药时要用砂锅。

五、炮制对含有机酸类药物的影响

有机酸广泛存在于植物细胞液中，特别是正要成熟的肉质果实内，通常随着果实接近成熟，其含酸量逐渐减低。中药中已经发现了较多种类和数量的有机酸类成分，如桂皮酸、熊果酸、齐墩果酸、咖啡酸、阿魏酸、绿原酸、原儿茶酸、当归酸、琥珀酸、丁香酸、甘草酸、没食子酸、丹酚酸等。有机酸对人体营养及人体生理都有重要作用。

有机酸在植物体内有以游离状态存在的，也有与钾、钠、钙、镁、镍、锶、钡等离子结合成盐类存在的。低分子的有机酸大多能溶于水。因此炮制过程中用水处理时宜采用少泡多润的方法，以防止有机酸类成分的损失。

加热炮制可使有机酸被破坏。因此对有强烈刺激性的有机酸或含有机酸过多的药材，经过热处理，可破坏一部分，以适应临床需要。例如，山楂炒焦后有机酸被破坏一部分，酸性降低，减少对胃肠道的刺激。有的药物经加热后，有机酸会发生质的变化，如咖啡经炒后，绿原酸被破坏，而生成咖啡酸和奎宁酸；同时减少了酒石酸、枸橼酸、苹果酸、草酸的含量，相应产生了挥发性的乙酸、丙酸、丁酸、缬草酸等。

有些有机酸能与生物碱生成盐，有利于药效发挥，如常用甘草水炮制一些含生物碱的药物来增强药物疗效。

六、炮制对含油脂类药物的影响

油脂大多存在于植物的种子中，其主要成分为长链脂肪酸的甘油酯，通常具有润肠通便或致泻等作用，对于含无毒油脂的药物，若用于润肠通便，则应保留油脂，若用于脾虚便溏患者，则应去油制霜，以免滑肠，如柏子仁去油制霜。有的油脂作用峻烈，有一定的毒性。对于这类含有毒性油脂的药物，通常都要去油制霜，减少毒性，如千金子、大枫子等。蓖麻子含有脂肪油，具消肿拔毒、泻下通滞作用，但种子中还含有毒性蛋白质，炒制后可使毒性蛋白质变性，降低毒性。巴豆去油制霜能降低其毒性，缓和泻下作用。

七、炮制对含树脂类药物的影响

树脂通常存在于植物组织的树脂道中，当植物体受伤后分泌出来，露于空气中干燥形成一种无定形的固体或半固体物质。树脂是一类化学组成较复杂的混合物。有的为油树脂，有的为胶树脂，有的为油胶树脂。树脂多具有一定生理活性而被药用，常用作防腐、消炎、镇静、镇痛、解痉、活血、止血剂。

树脂性脆不溶于水，能溶于乙醇、乙醚、二硫化碳、氯仿等有机溶剂中，在碱性溶液中能部分溶解或完全溶解，但加酸酸化，树脂又会沉淀析出。树脂受热时熔化而后变为液体，具有黏性，燃烧时发生浓烟及明亮的火焰。

炮制含树脂类药物，常用辅料酒、醋处理，可提高树脂类成分的溶解度，增强疗效。例如，五味子经酒制可提高疗效，原因在于五味子的补益成分为一种树脂类物质。乳香、没药经醋制，能增强活血止痛作用。

加热炮制可增强某些含树脂类药物的疗效，如藤黄经高温处理后，抑菌作用增强。有的树脂如果加热不当反而影响疗效，如乳香、没药中的树脂如果炒制时温度过高，可促使树脂变性，反会影响疗效。

八、炮制对含蛋白质、氨基酸类药物的影响

蛋白质是生物体内所有化合物中最复杂的物质。蛋白质水解可产生多种氨基酸，很多种氨基酸都是人体生命活动所不可缺少的。另外，生物体内绝大多数酶的化学本质是蛋白质。蛋白质是一类大分子物质，多数可溶于水，生成胶体溶液，煮沸后由于蛋白质凝固，不再溶于水。纯净的氨基酸大多数是无色结晶体，易溶于水。由于它们具有水溶性，故不宜长期浸泡于水中，以免损失有效成分，影响疗效。

炮制时加热煮沸可使蛋白质凝固变性，某些氨基酸遇热不稳定，如雷丸、天花粉、蜂毒、蛇毒、蜂王浆等以生用为宜。一些含有毒性蛋白质的中药便可通过加热处理，使毒性蛋白质变性而消除或降低毒性，如巴豆、白扁豆、蓖麻子加热后毒性大减。另外一些含苷类药物如黄芩、苦杏仁经沸水焯或煮破坏酶的活性，也是基于此种考虑起到杀酶保苷的作用。

蛋白质经高温加热处理以后，往往还能产生一些新的物质，在取得一定治疗作用的同时还可生成新的中药炮制品。例如，鸡蛋黄、黑大豆等经过干馏法处理，能得到制备的蛋黄油和黑豆馏油，产生含氮的吡啶类、卟啉类衍生物从而具有解毒、镇痉、止痒、抗菌、抗过敏的作用。

氨基酸还能在少量水分存在的条件下与单糖产生化学反应，生成具有特异香味的环状化合物。例如，缬氨酸和糖能产生香味可口的微褐色类黑素；亮氨酸和糖类能产生强烈的面包香味。所以麦芽、稻芽等炒后变香而具健脾消食的作用。

蛋白质能和鞣酸、重金属盐类等产生沉淀，所以含蛋白质类中药材一般不宜和鞣质类的药物一起加工炮制。酸碱度对蛋白质和氨基酸的稳定性、活性影响也很大，加工炮制时应根据药物性质妥善处理。

九、炮制对含糖类药物的影响

糖类成分对于植物体具有重大意义，占构成植物有机体物质的 85%～90%，是植物细胞与组织的重要营养物和支持物质。其在植物体内的存在种类很多，有单糖、寡糖和多糖。很多中药含有的糖类物质过去不为人重视，但随着科学研究的深入开展，糖类物质的生物活性越来越引起人们的注意。如柿霜，主要成分为甘露醇，是治疗小儿口疮的良药。近年来更发现猪苓多糖、茯苓多糖、香菇多糖等成分可表现出明显的提高机体免疫功能作用和抗癌活性。

单糖及小分子寡糖易溶于水，在热水中溶解度更大，多糖难溶于水，但能被水解成寡糖、单糖，因此在炮制含糖类成分的药物时，要少泡多润，尤其要注意与水共同加热的处理。

糖与苷元可结合成苷，故一些含糖苷类药物在加热处理后，可分解出大量糖。如生地制成熟地后

甜度增加；何首乌炮制后还原糖含量随之增加，这都与糖类成分发生变化有关。

十、炮制对含无机化合物类药物的影响

无机成分大量存在于矿物和介壳类药物中，在植物药中也含有一些无机盐类，如钾、钙、镁盐等，它们大多与组织细胞中的有机酸结合而成盐共存。

矿物类药物通常采用煅烧或煅烧醋淬的方法，除了可改变其物理性状，使之易于粉碎，有利于有效成分的煎出外，也有利于药物在胃肠道的吸收，从而增强疗效，如磁石、自然铜、牡蛎等。某些含结晶水的矿物，经煅制后，失去结晶水而改变药效，如石膏、明矾、寒水石等。在加热炮制过程中，可改变某些药物的化学成分，产生治疗作用。如炉甘石主要成分为碳酸锌（$ZnCO_3$），煅后变为氧化锌（ZnO），具有解毒、明目退翳、收湿止痒、敛疮的作用。

炮制过程中水处理时间过长，易使所含水溶性无机盐类成分流失而降低疗效。例如，夏枯草中含有大量的钾盐，若经长时间的水处理，会大大降低其降血压、利尿的作用。

炮制对微量元素也会产生影响。微量元素是人体健康不可缺少的物质，人体生命活动中必需的微量元素有 16 种，与人体密切相关的有 25 种。微量元素一般对热稳定，高温炮制后破坏了其他有机成分，使其更易溶出，有利于疗效的发挥。

总之，中药经过各种不同的加工炮制处理以后，各类成分的理化性质发生了各种不同的变化，其中有些已被人们所了解，但绝大多数还有待人们去探索。这就要求我们一定要以中医药理论为指导，应用现代科学方法进行研究，通过炮制对药物成分理化性质的影响来解析中药炮制机制。

自 测 题

一、填空题

1. 川乌的毒性成分主要是_____，性质不稳定，易水解，水解产物_____和_____毒性较小。

2. 柏子仁具有宁心安神，但生柏子仁有_____的副作用，服后可使患者产生不良反应，可以将其制成_____应用，以消除其副作用。

3. 麻黄生用_____较强，蜜炙后，_____作用缓和，_____作用增强。

4. 含挥发油的药材应及时加工处理，加水处理宜_____，以免挥发油损失，不宜_____，以免发酵变质；干燥宜_____，或以不超过_____人工干燥。

二、选择题

A 型题

1. 下列哪种药物在炮制过程尽量减少热处理，以生用为宜（　　）

　　A. 延胡索　　　B. 乌头　　　C. 杏仁

　　D. 龙胆草　　　E. 马钱子

2. 苷类为有效成分的中药，一般不用哪种辅料处理（　　）

　　A. 酒　　B. 醋　　C. 盐　　D. 姜　　E. 蜜

3. 苍术经过不同方法炮制后，燥性降低，原因是（　　）

　　A. 挥发油含量降低　　　B. 鞣质含量降低

　　C. 皂苷含量降低　　　D. 生物碱含量降低

　　E. 蛋白质含量降低

4. 下列哪味药炮制后，可矫臭矫味，便于服用（　　）

　　A. 柏子仁　B.远志　C.乌梅　D. 牵牛子　E. 僵蚕

5. 款冬花、紫菀化痰止咳，蜜炙后能润肺止咳，属于下列炮制目的中的哪一项（　　）

　　A. 改变药性　　　B. 增强药物疗效

　　C. 增强作用趋向　　　D. 矫臭矫味

　　E. 降低副作用

6. 砂烫马钱子的最主要目的是（　　）

　　A. 便于调剂和制剂　　B. 缓和药性

　　C. 降低毒性　　　D. 便于贮存

　　E. 矫臭矫味

7. 关于对含有生物碱类成分的药物炮制时说法错误的是（　　）

　　A. 宜少泡多润，尽量减少生物碱的损失

　　B. 酒制后能提高生物碱的溶出率

　　C. 醋制可增强生物碱在水中的溶解度

　　D. 炮制辅料常用酒

　　E. 所有含生物碱类药物热处理均可增强药物疗效

8. 以挥发油为主要成分的药物在炮制时说法错误的是（　　）

　　A. 挥发油以结合状态存在的药物经堆积发酵后香气才能逸出

　　B. 挥发油具有治疗作用，尽量避免加热处理

　　C. 挥发油以游离状态存在的药物不宜带水堆积久放

　　D. 干燥时温度不应低于 60℃

　　E. 宜阴干

9. 关于对鞣质类成分药物炮制时说法正确的是（　　）

A. 水处理时要防伤水

B. 可用铁器煎煮

C. 应暴露于空气中充分还原

D. 应暴露于空气中充分干燥

E. 所有含鞣质的药物能耐高温，可以高温久煮

B 型题

（10～14 题共用选项）

A. 降低药物毒性　　　　B. 缓和药物性能

C. 增加药物疗效　　　　D. 矫臭矫味

E. 利于贮藏保管

10. 麻黄蜜炙的主要目的是（　　）

11. 蒸制桑螵蛸的主要目的是（　　）

12. 米炒斑蝥的主要目的是（　　）

13. 醋制延胡索的主要目的是（　　）

14. 川乌炮制的主要目的是（　　）

（15～16 题共用选项）

A. 改变药性　　　　　　B. 增强作用趋向

C. 增强药物疗效　　　　D. 便于调剂和制剂

E. 降低或消除药物的毒性或副作用

15. 小茴香经盐制后，有助于引药入肾，属于（　　）

16. 大黄切片、石决明煅制，除能增强药物疗效外，还能（　　）

X 型题

17. 中药炮制的主要目的有（　　）

A. 降低药物毒性　　　　B. 增强药物疗效

C. 缓和药性　　　　　　D. 便于调剂

E. 便于服用

18. 下面哪些炮制能增强对某部位的作用（　　）

A. 醋制柴胡　　B. 盐制小茴香　　C. 蜜制甘草

D. 炒制山楂　　E. 砂烫马钱子

19. 常采用杀酶保苷的炮制方法有（　　）

A. 炒法　B. 蒸法　C. 煮法　D. 焯法　E. 煨法

20. 炮制的目的包括下列哪项（　　）

A. 增强药物疗效

B. 改变药物临床治疗作用

C. 便于调剂和制剂

D. 降低或消除毒性或副作用

E. 矫臭矫味

21. 下列适用于含苷类中药的炮制方法是（　　）

A. 炮制辅料常用酒

B. 尽量少用醋炮制

C. 水制时宜少泡多润

D. 可采用烘、晒、炒等破坏或抑制酶的活性

E. 忌铁器

三、问答题

1. 中药炮制的目的有哪些？

2. 炮制对含生物碱类药物的影响有哪些？

3. 炮制对含苷类药物的影响有哪些？

4. 炮制对含挥发油类药物的影响有哪些？

（张永豪）

第4章

中药炮制的分类及辅料

第1节　炮制的分类方法

中药炮制方法是在漫长的医疗实践中积累起来的,大部分内容散见于历代本草著作及医学著作中。炮制方法的分类多见于序论、专章、专著中。我国第一位总结炮制方法的古代医药学家陶弘景,在《本草经集注·序》"合药分剂料理法则"中,把炮制方法与药用部位结合起来进行记述。如:"凡汤中用完物皆擘破,干枣、栀子、瓜蒌之类是也;用细核物亦打破,山茱萸、五味子、蕤核、决明之类是也。"说明凡是果实种子类中药要打碎用。"凡桂心、厚朴、杜仲、秦皮、木兰之辈,皆削去上虚软甲错处,取里有味者秤之。"是指药材要除去木栓层后入药。但这种分类方法很粗略,是炮制分类的开端。

自古至今中药炮制的分类法总结起来主要有雷公炮炙十七法、三类分类法、五类分类法、药用部位分类法和工艺与辅料相结合分类法。

一、雷公炮炙十七法

明代缪希雍在《炮炙大法》卷首把当时的炮制方法归纳为十七种,这就是后世所说的"雷公炮炙十七法",如炮、燀、煿、炙、煨、炒、煅、炼、制、度、飞、伏、镑、摋、晒、曝、露。

二、三类分类法

三类分类法是明代陈嘉谟提出的,他在《本草蒙筌》中说:"凡药制造……火制四,有煅有炮有炙有炒之不同;水制三,或渍,或泡,或洗之弗等,水火共制造者,若蒸若煮而有二焉,余外制虽多端总不离此二者。"即以火制、水制、水火共制三大类方法对中药炮制进行分类,是中药炮制分类的一大进步,但不能包括中药炮制的全部内容。

三、五类分类法

由于陈嘉谟的三类分类法不全面的局限性,后人在三类分类法的基础上归纳了五类分类法。五类分类法包括修治、水制、火制、水火共制及其他制法。此种分类方法对炮制方法的概括较为全面,也比较系统地反映了处理药物的炮制工艺。

四、药用部位分类法

中药炮制专著《雷公炮炙论》按上、中、下三品分类,各种炮制方法散列于各药之后,无规律可循。至宋代《证类本草》及《太平惠民和剂局方》,均依据药物来源属性分类,但仍局限于本草学的范畴。

现今《全国中药炮制规范》及各省、区、市制订的炮制规范,大多以药用部位进行分类,即分为根及根茎类、全草类、叶类等,并在药物项下再分述炮制方法。此种分类方法便于查阅,但体现不出炮制工艺的系统性。

五、工艺与辅料相结合分类法

工艺与辅料相结合的分类方法是在三类、五类分类法的基础上发展起来的。其一是以辅料为纲,以工艺为目的分类法,如分为酒制法、醋制法、蜜制法、盐制法等,在酒制法中再分为酒炙、酒蒸、酒煮、酒炖等。此种分类法在工艺操作上会有一定的重复。其二是以工艺为纲,以辅料为目的分类法,如分为炒、炙、煅、蒸等，在炙法中再分为酒炙法、醋炙法、姜炙法、蜜炙法等。它既能体现中药炮制工艺的系统性和条理性，又便于叙述辅料对药物所起的作用，一般多为教材所用，本书就采用此法。

第2节　中药炮制常用辅料

一、辅料的概念

中药的疗效如何，不仅取决于药物本身的作用，还取决于炮制的方法、程度、火候及选用的辅料，中药炮制应用辅料的历史非常久远，大约可以追溯至春秋战国时代。由于辅料在药物炮制中的广泛使用，增加了中药临床应用的灵活性。由于辅料品种及其性能和作用不同，在炮制药材时所起的作用也各不相同。例如，《本草蒙筌》指出："酒制升提，姜制发散……"。

辅料包括制剂用辅料和炮制用辅料，其中制剂辅料是除主药以外的一切附加物料的总称，它必须具有较高的化学稳定性，不与主药起反应，不影响主药的释放、吸收和含量测定。而炮制辅料则是指在炮制过程中添加的具有辅助主药达到炮制目的的附加物料。两者概念有明显区别。

中药炮制中常用的辅料种类较多，一般可分为液体辅料和固体辅料两大类。

二、液 体 辅 料

1. 酒　传统名称有醸、盎齐、醇、酎、醴、醅、醨、醍、清酒、美酒、粳酒、有灰酒、无灰酒等。当前，用以制药的有黄酒、白酒两大类。

中药炮制辅料酒，传统采用黄酒，古称清酒、米酒。

早在秦汉时，酒已经用于制药来增强疗效。我国最早的本草专著《神农本草经》记载，用酒作辅料炮炙药材，方法有酒蒸、酒渍、酒煅淬、酒煮等，其酒制品种已达38种。现今用于中药炮制以绍兴黄酒最佳。黄酒为非蒸馏酒，是用糯米、麦曲和水为原料，利用多种微生物为糖化发酵剂酿造而成的发酵酒，为棕黄色至深褐色清亮透明液体，味醇气香。黄酒一般含乙醇15%～20%，并含有麦芽糖、葡萄糖及琥珀酸、乳酸、氨基酸、酯类、醛类等，其中氨基酸含量居各种酿造酒之首。

有些地区亦用白酒作炮制辅料。白酒又称烧酒，至元代始有应用。据《本草纲目》记载："烧酒非古法也，自元时始创其法。"并强调制药用的酒应为无灰酒，即制造时不加石灰的酒。白酒是中国传统的蒸馏酒，是用粮食加曲酿制并经蒸馏而成，为无色透明液体，气味芳香，且有较强的刺激性。白酒一般含乙醇50%～60%，并含有脂肪酸类、酯类、高级醇类、醛类等。

酒性味甘、辛、大热，能行药势，具有祛风散寒、活血通络、矫味矫臭的作用。如生物碱及盐类、苷类、鞣质、有机酸、挥发油、树脂、糖类及部分色素（叶绿素、叶黄素）等皆易溶于酒。因此药物经酒制后，有助于有效成分的溶出而增加疗效。浸药多用白酒，炙药用黄酒。常用酒制的药物有黄芩、黄连、大黄、白芍、续断、常山、当归、白花蛇、乌梢蛇等。

2. 醋　古称酢、醯、苦酒，习称米醋。醋有米醋、麦醋、曲醋、化学醋等多种。炮制用醋为食用醋（米醋或其他发酵醋），化学合成品（醋精）不应用于中药炮制。我国食醋生产历史悠久，约始于周朝以前，开始仅作为贵族的食品和祭祀用品，后逐渐演变成为调味品，并在中医药领域中得到广泛的应用。自唐开始，历代医家达成共识，均主张米醋入药，且认为陈久者良。明《本草纲目》也指出，制药用醋"惟米醋二三年者入药"。醋长时间存放者，称为"陈醋"，陈醋用于药物炮制佳。

醋是以米、麦、高粱以及酒精等酿制而成。主要成分为乙酸（醋酸），占4%～6%，尚有维生素、灰分、琥珀酸、草酸、山梨糖等成分，一般为淡黄棕色至深棕色透明液体，具特异气味，无其他不良气味与异味。

醋性味酸、苦、温，具有引药入肝、活血祛瘀、理气止痛、解毒消肿、矫味矫臭等作用。同时醋具酸性，能与药物中所含的游离生物碱等成分结合成盐，从而增加其溶解度而易煎出有效成分，提高疗效。醋能使大戟、芫花等药物毒性降低而有解毒作用。醋可与具腥膻气味的三甲胺类成分结合成盐而无臭气，故可用于除去药物的腥臭气味。此外醋还具有杀菌防腐作用。常用醋制的药物有柴胡、延胡索、甘遂、商陆、大戟、芫花、莪术、香附等。

3. 蜂蜜　为蜜蜂采集花粉酿制而成，品种比较复杂，春蜜中的洋槐花蜜、紫云英蜜、枣花蜜、油菜花蜜等色浅，黏度大，气香、味甜，质量为佳。秋蜜如荞麦蜜等色深，气微臭、味稍酸，质量较次。蜂蜜因蜂种、蜜源、环境等不同，其化学组成差异较大。主要成分为果糖、葡萄糖，两者占蜂蜜总量的 65%～80%，蔗糖含量在 5% 左右，此外还含有多种氨基酸、维生素、矿物质、酶类、有机酸等物质，现已从中发现 180 余种不同的物质。不同蜜源植物的蜂蜜，都有不同的色泽和独特的香味。室温（25℃）相对密度应在 1.349 以上；不得有淀粉和糊精；水分含量为 16%～25%（水分含量越少，蜂蜜的等级越高）；蔗糖不得超过 8%（利用这一点可作为判定蜂蜜是否掺假的依据）；还原糖不得少于 64%。

蜂蜜性味甘、平。《神农本草经》中把蜂蜜列为原药上品。明代李时珍对其功效归纳有五："清热也，补中也，解毒也，润燥也，止痛也。生则性凉，故能清热；熟则性温，故能补中；甘而和平，故能解毒；柔而濡泽，故能润燥；缓可以去急，故能止心腹、肌肉、疮疡之痛；和可以致中，故能调和百药，而与甘草同功。"蜂蜜气味香甜，故能矫味矫臭；不冷不燥，得中和之气，故十二脏腑之病，无不宜之，因而认为蜂蜜有调和药性的作用。

中药炮制常用的是炼蜜，传统炼蜜方法是用敞口容器直火加热熬炼。

现今炼制方法为取清洁纯净的优质蜂蜜，放入锅内，文火加热，至徐徐沸腾后保持微沸，并用勺子不断上下搅动，以防蜂蜜沸溢，同时除去浮沫及杂质。然后用箩筛或纱布滤去死蜂、杂质，再倾入锅内，加热至 116～118℃，当蜂蜜颜色转为老黄，泡沫由大泡局部转为鱼眼泡，用手捻之有黏性，两指间尚无长白丝出现时，迅速出锅，炼蜜的含水量控制在 10%～13% 为宜。2020 年版《中国药典》规定，蜜炙中药饮片要用炼蜜，要加适量水稀释后应用。用炼蜜炮制药物，能与药物起协同作用，增强药物疗效或具有解毒、缓和药物性能、矫味矫臭等作用。常用蜂蜜炮制的药物有甘草、麻黄、紫菀、百部、马兜铃、白前、枇杷叶、款冬花、百合、桂枝、桑白皮等。

4. 食盐水　为食盐加适量水溶化，经过滤而得的澄明液体。主含氯化钠，尚含少量的氯化镁、硫酸镁、硫酸钙等。

食盐性寒、味咸。能强筋骨，软坚散结，清热，凉血，解毒，防腐，并能矫味。《本草纲目》记载："凡盐入药，须以水化，澄去脚滓，煎炼白色，乃良。"药物经食盐水制后，能起协同作用，增强药物的疗效，并能引药入肾经，利小便，软坚。常以食盐水炮制的药物有杜仲、巴戟天、小茴香、橘核、车前子、益智仁、砂仁、菟丝子、知母、黄柏、泽泻等。

5. 生姜汁　为姜科植物鲜姜的根茎，经捣碎取的汁；或用干姜，加适量水共煎去渣而得的黄白色液体。生姜汁作为炮制辅料始见于《刘涓子鬼遗方》，如"半夏汤洗七遍，生姜浸一宿，熬过。"即是多次漂洗处理后，用姜汁浸炒的。姜汁有香气，其主要成分为挥发油，油中主要为姜醇、α-姜烯、β-水芹烯、柠檬醛、芳香醇、甲基庚烯酮、壬醛、α-龙脑等，尚含辣味成分姜辣素（姜烯酮、姜酮、姜萜酮混合物），另外尚含有多种氨基酸、淀粉及树脂状物。

生姜是人们常用的佐食调味佳品。它除了供食用之外，还可用于药疗。生姜性微温、味辛。能解表散寒、温中止呕、温肺止咳，解毒。药物经姜汁制后能抑制其寒性，增强疗效，降低毒性。常以姜汁制的药物有厚朴、竹茹、草果、半夏、黄连、栀子等。

6. 甘草汁　为甘草饮片水煎去渣而得的黄棕色至深棕色的液体。甘草主要成分为甘草甜素及甘草苷、多糖类、淀粉及胶类物质等。

甘草性味甘、平。具补脾益气、清热解毒、祛痰止咳、缓急止痛的作用。甘草能降低、缓和其他药物的毒性。早在《神农本草经》中就有甘草"解毒"的记载，《名医别录》讲得更为明确，甘草能"解百药毒"，附子、南星、半夏、川乌、草乌等品种之所以要用甘草炮制，是利用甘草所含的甘草酸与上述药材中的生物碱结合成盐，使毒性减弱。实验证明，甘草对药物中毒、食物中毒、体内代谢物中毒及细菌毒素都有一定的解毒作用。另外甘草含皂苷，系表面活性剂，能增加其他不溶于水的物质的溶解度。常以甘草汁制的药物有远志、半夏、吴茱萸、乌头等。

7. 黑豆汁　为大豆的黑色种子，加水适量煎煮去渣而得的黑色浑浊液体。黑豆含蛋白质、脂肪、糖类、维生素、色素等物质。

黑豆性味甘、平。能活血，解毒，祛风，利水，滋补肝肾。药物经黑豆汁制后能增强疗效，降低毒性或副作用等。常以黑豆汁制的药物有何首乌、川乌、草乌、附子等。

8. 米泔水　为淘米时第二次滤出的灰白色浑浊液体，其中含少量淀粉和维生素等。因易酸败发酵，应临用时收集。

米泔水性味甘、凉，无毒。能益气，除烦，止渴，解毒。米泔水对油脂有吸附作用，常用来浸泡含油质较多的药物，以除去部分油质，降低药物辛辣之性，增强补脾和中的作用。常以米泔水制的药物有苍术、白术等。此外还可以通过米泔水洗去药物的不良气味或软化药材以利于切制。如苦参"米泔浸，去腥气"，何首乌"干者米泔水浸透，竹片刮去皮"等。

9. 胆汁　系牛、猪、羊的新鲜胆汁，为绿褐色、微透明的液体，略有黏性，有特异腥臭气，主要成分为胆酸钠、胆色素、黏蛋白、脂类及无机盐类等。

胆汁性味苦、大寒。能清肝明目，解毒消肿，润燥。与药物共制后，能降低药物的毒性或燥性，增强疗效。主要用于制备胆南星。

10. 麻油　为胡麻科植物芝麻的干燥成熟种子经冷压或热压所得的油脂，主要成分为亚油酸甘油酯、芝麻素等。

麻油性味甘、微寒。能清热，润燥，生肌。因沸点较高，常用以炮制质地坚硬或有毒药物，使之酥脆，降低毒性。常用麻油制的药物有马钱子、地龙等。

其他的液体辅料还有吴茱萸汁、萝卜汁、羊脂油、鳖血、石灰水等。根据临床需要而选用。

三、固 体 辅 料

1. 稻米　稻米为禾本科植物稻的种仁。主要成分为淀粉、蛋白质、脂肪、矿物质等，尚含少量的维生素 B 族、多种有机酸及糖类。

稻米性味甘、平。能补中益气，健脾和胃，除烦止渴，止泻痢。与药物共制，可增强药物疗效，降低刺激性和毒性。米的种类较多，有糯米、粳米、籼米、糙米、粟米等。目前炮制药物多用粳米。常用米制的药物有党参、斑蝥等。

2. 麦麸　麦麸为禾本科植物小麦的种皮，呈黄褐色。主要成分为淀粉、蛋白质及维生素等。

麦麸性味甘、淡、平。能和中益脾，与药物共制能缓和药物的燥性，增强其健脾和中的作用。麦麸还能吸附油质，亦可作为煨制的辅料。此外麦麸还有矫味、矫臭、赋色的作用。常以麦麸制的药物有枳壳、枳实、僵蚕、苍术、白术、山药等。

3. 白矾　又称明矾，为硫酸盐类矿物明矾石经加工提炼制成。无色或淡黄色，透明或半透明，有玻璃样色泽，质硬脆易碎，气微，味酸，微甜而极涩。主要成分为含水硫酸铝钾[$KAl(SO_4)_2 \cdot 12H_2O$]。

白矾性味酸、涩、寒。能解毒杀虫，燥湿止痒，止血止泻，祛除风痰。与药物共制后，可防止药物腐烂，降低毒性，增强疗效。常以白矾制的药物有半夏、天南星、白附子、郁金等。

4. 豆腐　豆腐为豆科植物大豆的种子粉碎后经特殊加工制成的乳白色固体，主要含蛋白质、维生素、淀粉等物质。

豆腐性味甘、凉。能补中益气，生津止渴，清热润燥，清洁肠胃。豆腐具有较强的沉淀与吸附作用，与药物共制后可降低药物毒性，去除污物。豆腐煮制，系将药物植入豆腐中并复以豆腐盖上，煮至豆腐呈蜂窝状，药物颜色变浅即可。常与豆腐共制的药物有珍珠等。

5. 土　中药炮制常用的是灶心土、黄土、赤石脂等。灶心土又名伏龙肝，呈焦土状，黑褐色，有烟熏气味。主含硅酸盐、钙盐及多种碱性氧化物。

灶心土性味辛、温。能温中和胃，涩肠止泻。与药物共制后可增强药物补脾止泻的功能，降低或消除药物的毒副作用，缓和药物的刺激性，有利于药物粉碎、煎出及矫臭、矫味。常以土制的药物有山药、白术等。

6. 蛤粉　为帘蛤科动物文蛤、青蛤等的贝壳，经煅制粉碎后的灰白色粉末。主要成分为氧化钙、碳酸钙等。

蛤粉性味咸、寒。能清热利湿，软坚化痰。与药物共制可使药物受热均匀并可除去药物的腥味，增强疗效。主要用于烫制阿胶等胶类药材。

7. 滑石粉　为单斜晶系矿物滑石经净选、洗净、干燥、粉碎而制得的细粉。本品为白色或类白色粉末，质地细腻，手捻有滑腻感，无臭、无味。主要成分为含水硅酸镁。

滑石粉性味甘、淡、寒。能利尿通淋，清热解暑，祛湿敛疮。中药炮制常用滑石粉作中间传热体拌炒药物，可使药物受热均匀。常用滑石粉烫炒的药物有刺猬皮、鱼鳔胶、狗肾、水蛭等。

8. 河砂　筛取粒度均匀适中的河砂，淘尽泥土，除尽杂质，晒干备用。中药炮制常用河砂作中间传热体拌炒药物，具有温度高、传热快、受热均匀的特点，药物经砂炒后质地松脆，利于粉碎和煎出有效成分。另外砂烫炒还可以破坏药物毒性成分，或除去非药用部位。常以砂烫炒的药物有骨碎补、狗脊、龟甲、鳖甲、马钱子、鸡内金等。

9. 朱砂　为三方晶系矿物辰砂经净选而得。主要成分为硫化汞（HgS）。中药炮制用的朱砂，系经研磨或水飞后的洁净极细粉。

朱砂性味甘、微寒。具有清心镇惊、安神解毒等功效。与药物共制后能增强宁心安神疗效。常用朱砂拌制的药材有麦冬、茯苓、茯神、远志等。

10. 羊脂　为牛科动物山羊等的脂肪经低温熬制而得。主要成分为油脂，含脂肪酸等。

羊脂性味甘、温。能补虚助阳，润燥，祛风解毒等。与药物共制后能增强补虚助阳的作用。

自 测 题

一、填空题

1. 《中华人民共和国药典》（2020 年版）四部附录收载的"药材炮制通则"采用了_____分类法，即分为：_____、_____、_____。

2. 炮制用辅料是指在炮制过程中添加的具有_____达到炮制目的的附加物。一般分为_____辅料和_____辅料两类。

3. _____首次提出炮制三类分类法，主要炮制著作为_____。

二、选择题

B 型题

（1～5 题共用选项）

A. 盐　　　　B. 酒　　　　C. 醋

D. 姜汁　　　E. 黑豆汁

1. 液体辅料中（　）能强筋骨，软坚散结

2. 液体辅料中（　）能解表散寒、温中止呕

3. 液体辅料中（　）能引药入肝，理气止痛

4. 液体辅料中（　）能行药势，活血通络

5. 液体辅料中（　）能祛风利水、滋补肝肾

（6～10 题共用选项）

A. 滑石粉　　B. 麦麸　　　C. 土

D. 河砂　　　E. 羊脂

6. 固体辅料中（　）能作为中间传热体

7. 固体辅料中（　）能吸附油质

8. 固体辅料中（　）能补虚助阳

9. 固体辅料中（　）能利尿通淋、祛湿敛疮

10. 固体辅料中（　）能温中和胃、涩肠止泻

三、问答题

1. 简述中药炮制常见液体辅料酒、醋、蜜、盐水、姜汁的功效，以及在炮制中所起的作用。

2. 简述中药炮制常见固体辅料米、麦麸、土、滑石粉、河砂的功效，以及在炮制中所起的作用。

（胡志平）

第5章

炮制品的质量要求及贮藏保管

中药在使用前大多需要炮制，中药炮制品的质量优劣直接影响临床疗效。由于炮制品种类繁多，内含成分各异，各种炮制辅料的加入及外界因素的影响均给饮片的贮藏带来困难。在优质饮片的基础上，既需要具备合理的炮制工艺、正确的炮制操作，又需要具备良好的贮存条件、合理的保管方法，方能得到标准合格的中药饮片。

第1节　炮制品的质量要求

中药饮片质量主要从外观和内在质量来检测。外观质量为饮片的净度及形、色、气、味、包装等；内在质量为饮片的水分、灰分、浸出物、有效成分、有毒成分、有害物质、卫生学检查等。

一、净　　度

净度是指中药饮片的纯净程度，可以用中药饮片中含杂质及非药用部位的限度来表示。合格的中药饮片不应含有泥沙、灰屑、杂物、霉烂品、虫蛀品，以及非药用部位等。所谓非药用部位主要是果实种子类药材的皮壳及核，根茎类药材的芦头，皮类药材的栓皮，动物类药材的头、足、翅，矿物类药材的夹杂物等。饮片中所含的杂质，必须符合有关规定。

二、片　　型

片型是中药饮片的外观形状，无论哪种片型都要符合《中国药典》（2020 年版）一部及《全国中药炮制规范》的规定。切制后的饮片应均匀、整齐，色泽鲜明，表面光洁，无污染，无泛油，无整体，无枝梗，无连刀片、掉边片、翘边片等。

三、色　　泽

中药饮片都有固有的颜色光泽，若加工或贮存不当均可引起颜色光泽的变化，从而影响药品的质量。药材经炮制成饮片后应显其固有的色泽，有些饮片炮制后比原来颜色加深，有的改变了原来的颜色，通常在炮制操作中常以饮片表面或断面的色泽变化作为控制炮制程度的质量指标。例如，山楂生品外皮红色，炒后颜色加深，焦山楂表面焦褐色，山楂炭表面焦黑色。另外药材软化切制的过程也会影响饮片的色泽，如黄芩冷浸后变绿，蒸则保持原色。饮片色泽的改变常常指示其内在质量的变异。

四、气　　味

中药饮片均有其固有的气味，气味与中药饮片的内在质量有着密切的关系，也是鉴定饮片品质的一个重要依据。一方面饮片虽经炮制，但应具有原有的气和味，或气味稍变淡。另一方面由于炮制具有矫臭矫味的作用，因此有些有异味的中药常用酒炙、醋炙、盐炙、蜜炙、姜炙、水漂、麸炒、炒黄等方法除去异味，如树脂类药材乳香、没药；动物类药材蕲蛇、乌贼骨等。加辅料炮制的中药，同时还应具有辅料的气味，如酒炙品应具有酒香气；盐炙品应具有咸味等。

五、水　　分

水分是控制中药材及其炮制品质量的一个基本指标。中药炮制有水制、水火共制和火制，前两者的含水量都很大，若干燥不彻底，水分超标，会发霉变质。因此，切制的饮片，或蒸、煮的制品必须充分干燥。

含水量过多会影响调剂的准确性，影响临床疗效。含水量过少则会造成饮片干裂，甚至成碎末。所以，控制饮片中的水分，对于保证饮片的质量和贮存保管都有重要的意义。按炮制方法及各药物的具体情况，一般饮片的水分含量宜控制在 7%～13%。

六、灰　　分

灰分是将中药材或饮片在高温下灼烧、灰化后残留物的重量。将干净而又无任何杂质的饮片高温灼烧，所得灰分称为"生理灰分"。在生理灰分中加入稀盐酸，不能溶解的为"酸不溶性灰分"。如果测得的灰分值高于正常范围，说明有其他掺杂；如果测得的灰分值低于正常范围，则可能为伪品或劣品。

七、浸　出　物

浸出物是中药饮片用不同的溶媒进行浸提，所得的干浸膏的量。饮片加入溶媒后，饮片中某些成分（包括有效成分）被提取出来。因此测定浸出物的含量是衡量饮片质量的一项重要指标，尤其是对于那些有效成分尚不完全清楚或无法准确定量的饮片。根据饮片中主要成分的性质和特点，可选用不同性质的溶媒，常见的有水溶性浸出物、醇溶性浸出物、挥发性醚浸出物。

八、有　效　成　分

测定炮制品中有效成分的含量，是评价炮制品质量的最准确的方法。炮制品的含量测定，一般要比生药更加复杂和困难，不只是因为炮制品的品种多（一种生药通常制成多种不同规格的饮片），更重要的是由于辅料的加入或长时间的加热处理，原生药的某些成分发生了质和量的改变，增加了测定的难度。有效成分的含量测定是炮制品评价中不可缺少的内容，它不仅关系到饮片的临床应用的疗效，同时它能检查炮制方法与工艺是否合理，并且为工艺的改进提供准确的理论依据。

九、有　害　成　分

中药饮片中的有害物质主要是指铅、汞、镉、铜等重金属，有害元素砷，残留的农药，二氧化硫、黄曲霉毒素等。这些有害物质直接威胁中药材、中药饮片及中成药的质量和临床用药安全。中药饮片中有害物质的限量应符合国家的相关规定。

十、卫生学检查

中药材、中药饮片及其制剂，由于药物在采收、加工、生产、贮运等过程中，会产生污染，因此对炮制品做卫生学检查也是必不可少的。一般要对药物中可能含有的致病菌、细菌总数、霉菌总数及活螨等做必要的检查，并客观地做限量要求。

十一、包　装　检　查

包装的目的是保护药物不受污染，便于贮存、运输和装卸。检查炮制品的包装是否完好无损，是保证炮制品质量的一个重要环节。

第 2 节　中药炮制品的贮藏保管

中药炮制品的贮存是一项细致而复杂的工作。明代陈嘉谟在《本草蒙筌》中就有这样的论述："凡药贮藏，宜常提防，倘阴干，暴干，烘干，未尽去湿，则蛀蚀霉垢朽烂不免为殃，……见雨久者火频烘，遇晴明向日旋曝。粗糙悬架上，细腻贮坛中。"在临床用药中，中药功效的好坏，七分在制，三分在贮。中药炮制品的贮藏保管在中药的采集、加工、炮制中是最后一个环节，如果药材炮制得当，但贮存不善亦会直接影响临床用药疗效。

一、中药炮制品贮藏中的变异现象

（一）发霉

发霉是指药物受潮后，在适宜的温度下表面或内部滋生和繁殖了霉菌。发霉是中药贮藏最常遇到的问题，系干燥不透或环境湿度超标所致。例如，山药、白芍、白术、当归、麻黄、黄芩、泽泻等易霉变。我国特别是长江以南地区，夏季炎热、潮湿，药材极易发生霉变。

（二）虫蛀

虫蛀是指中药及其炮制品被仓虫啮蚀的现象，是中药贮藏过程中危害最严重的变异现象之一。虫蛀一般也在夏季炎热、潮湿时发生，当炮制品中含有大量的蛋白质、脂肪、糖类等时，极易生虫，导致虫蛀。害虫将中药材或饮片蛀蚀成洞孔，严重时可被蛀空成粉末，使有效成分损失殆尽。

（三）变色

变色是指药物的固有颜色发生了变化，或由浅变深、或由深变浅、或由鲜艳变暗淡。颜色的变化不仅改变药物的外观，而且也影响药物的内在质量。由于贮存不当，常使某些药物的颜色由白色变为黄色，如白芷、天花粉、山药等；或由深变浅，如黄芪、黄柏等；或由鲜艳变暗淡，如花类的金银花、菊花、红花等，叶类的大青叶、荷叶等。

（四）泛油

泛油又称走油，是指含有挥发油、脂肪油的药物，因受热或受潮而在其表面出现油状物质，质地发软变黏、颜色变浑，并发出油败气味的现象。如苦杏仁、桃仁、柏子仁、郁李仁、炒莱菔子、炒酸枣仁等。含糖类药材或饮片也同样可出现类似泛油的现象，称其为"泛糖"。如天冬、麦冬、牛膝、黄精、熟地等。

（五）气味散失和挥发

气味散失也是中药饮片质量受到影响的标志之一。气味散失是指药物应有的气味在受外界因素影响下或贮存不当、日久而散失变淡，如薄荷、川芎、当归、细辛、麝香、柴胡、冰片等；另外某些药物失去油润性，变得干枯或破裂，如肉桂、沉香、厚朴等。

（六）风化

风化是指某些含有结晶水的矿物药，因长期风吹日晒或过分干燥而逐渐失去结晶水成为粉末的现象。如芒硝极易风化失水，成为风化硝。

（七）潮解

潮解是指某些盐类固体药物容易吸收潮湿空气中的水分，使其表面湿润、返潮、甚至溶化成液体状态的现象，如肉苁蓉、咸秋石、硇砂、芒硝等。这些药物变异后不仅难以贮存，也不易配方、发药。

（八）粘连

粘连是指某些熔点比较低的固体树脂类或动物胶类药物，受潮、受热后容易黏结成块。同时还可能将灰尘杂物粘于其表面，影响药物纯净度，也给配方带来难度，如乳香、没药、阿胶等。

（九）腐烂

腐烂是指某些药物因受温度、空气中的微生物的影响，引起发热，继而受微生物侵蚀而发生败坏现象，如鲜生地、鲜生姜、鲜芦根、鲜石斛、鲜茅根、鲜菖蒲等。药物发生腐烂现象即不能再入药。

（十）冲烧

冲烧又叫自燃，质地轻薄松散的植物类药材，如红花、艾叶等，由于本身干燥不适度，在紧实状态中细胞代谢产生的热量不能散发，当积聚到一定温度时，发生自燃，轻者起烟，重者起火，如柏子仁。

二、中药炮制品贮藏中变异的原因

导致中药品质发生变异的原因主要有中药自身因素（内因）和外部环境因素（外因）两个方面。内因主要包括中药的化学成分及其性质、中药含水量不合格、细菌污染等，如挥发油含量高的比较容易散失气味，含糖、淀粉、蛋白质高的则比较容易生虫、发霉。较高的含水量及药材本身受污染则会促进或加剧霉变、虫蛀等情况的发生。

外因主要包括温度、湿度、空气、光照、微生物等。

（一）温度

温度变化与中药变异有直接关系。在常温（15～20℃）下，药材成分一般较为稳定，利于贮存。高温状态可见泛油、气味散失及串味，胶类及树脂类中药易发软、黏结及融化，使成分分解，形态改变；低温则可使鲜品药材结冰冻坏。贮藏温度管理失当，亦会导致微生物及仓虫的繁殖滋生，从而出现霉腐、蛀蚀等变异。此外，堆集过紧，贮藏过程中药材代谢产生的热量若不能及时散发，可使贮品颜色发黑，质地枯朽变质，严重时会起烟或起火。

（二）湿度

贮藏中多采用相对湿度作为控制和调节仓库湿度的依据。相对湿度，指空气中水汽压与相同温度下饱和水汽压的百分比，反映了空气潮湿的程度。贮藏仓库的相对湿度一般应控制在70%左右。相对湿度过高，易导致霉变现象的产生，特别是含糖类、黏液质、淀粉类饮片容易吸潮变质，一些粉末状饮片也易吸潮粘连成块。相对湿度过低时，某些含有结晶水的矿物药容易风化，如胆矾、芒硝等。

（三）空气

空气中的氧可与药物中的糖、脂肪、挥发油等成分发生化学反应而影响质量。常见的牡丹皮、大黄、黄精等颜色变深，就是因为所含鞣质、油脂及糖分等，与空气中的氧接触而使质量发生变化。薄荷的变色与气味散失，也是因为与氧作用的结果。

（四）光照

日光中的紫外线，波长短、能量高，可使贮品成分氧化、分解，如油脂的酸败，苷类及维生素类的分解等。日光对某些饮片的色素有破坏作用而导致其变色，一些花、叶、草类饮片在日光照射下颜色变浅，干燥易碎，如月季花、益母草等。但紫外线同时能杀灭霉菌并使过多的水分蒸发，起到防潮防霉的作用。

此外，贮藏环境中的微生物（以真菌为主）、虫害（如谷象、米象、大谷盗、药谷盗、日本标本虫、印度谷螟、粉螨等）、鼠害等都是导致中药发生变质的常见因素。

贮藏的时间越长，药材发生变色、腐烂、气味散失、氧化、分解、挥发等现象的概率也就越大。

三、常用的中药贮藏与养护方法

贮藏和保管好中药，是保证药物临床疗效的重要环节。应创造良好的产地加工环境，加强药物的入库验收，控制库房的温度和湿度。合理安排药物贮藏的时间顺序，做到"发陈储新""先进先出"，对已经霉变虫蛀的药物及时整理清理。

我国药学工作者在长期的生产实践中积累了许多贮藏保管的经验。无论采用哪种保管方法，都必须坚持"以防为主，防治结合"的原则。科学养护方法，必须实施在药材发生虫蛀、霉变之前，只有这样才能收到良好的保质效果。

（一）传统时期的贮藏保管方法

中药炮制品贮藏的传统时期指的是春秋战国至清代，本时期的贮藏方法主要有清洁养护法、控制温度法、防湿养护法、密封（密闭）养护法、对抗同贮法。

1. 清洁养护法　仓虫是指各种危害药材的仓库害虫，有210种以上。其中以甲虫类最多，其次是蛾类和螨类。清洁卫生是一切防治工作的基础，重视仓库的清洁卫生工作，能减少害虫感染途径，恶化害虫生活条件，是防止仓虫侵入最基本和最有效的方法。其内容主要包括保持中药及其炮制品、仓库及其周围环境的清洁和库房的消毒工作。

2. 控制温度法　对大多数霉菌和仓虫来说，18～35℃是最适宜生长、繁殖的温度，所以夏季最宜生虫、发霉。因此，只要能把药材周围的气温控制在17℃以下或36℃以上，便可避免霉、蛀。

3. 防湿养护法　常用的方法有通风、晾晒、吸湿。

（1）通风法：首先在保证库房及其周围环境清洁卫生、避免污染的情况下要经常通风，通风的目的是把库房的潮湿空气换出去，但阴雨天库外湿度高于库内，就不宜通风。

（2）晾晒法：随时观察库房的潮湿程度，药材如有受潮现象，应及时晾晒，即所谓"遇晴明向日旋曝"。但也要根据药材性质而定。

（3）吸湿法：传统的吸湿方法是在库房内放置若干石灰箱吸收空气中的水蒸气（生石灰的吸水率为20%～30%）。还可用无水氯化钙（吸水率为100%～130%）、硅胶（吸水率为30%～50%）、钙镁吸湿剂（吸水率在100%以上）、木炭（吸水率为3%）等。另可利用空气除湿机吸收空气中的水分，降低库房的相对湿度，也可达到防蛀、防霉的效果。该法费用较低，不污染药物，是一种较好的除湿方法。

4. 密封（密闭）养护法　是隔绝空气、湿气、微生物、害虫的一种贮存方法。目的是使中药及其炮制品与外界的空气、温度、湿度、光线、细菌、害虫等隔离，尽量减少这些因素对药物的影响，保持中药及其炮制品原有质量，以防虫蛀、霉变。例如，细贵药人参、鹿茸、冰片、熊胆、牛黄、猴枣等可单独密封，可用罐、坛、瓶、桶、箱、柜或缸等密封，也可用塑料袋密封。同时还可以加入干燥剂，其防霉、防蛀效果更好。大量贮存可建密封库、密封室。密封的现代技术已经发展到真空密封，将药物放入合适的容器，密封后抽真空。这样保存药物会更为保险。

需要注意的是，不论采用何种方法密封中药和饮片，都必须检查其是否干燥，含水量是否符合标准，并检查确实无虫蛀、霉变现象后才可进行操作。

5. 对抗同贮法　是将某种有驱虫香气的药材与易生虫的药材放在一起保存，来防止易生虫药材虫蛀或霉变的一种贮存方法。常用的驱虫药材有牡丹皮、花椒、细辛、荜澄茄、冰片、薄荷脑、肉桂、丁香、大蒜、茴香等。例如，牡丹皮与泽泻同贮，牡丹皮不易变色，泽泻不易虫蛀；花椒与蕲蛇、白花蛇、蛤蚧、全蝎、海马等同贮；人参与细辛同贮；冰片与灯心草同贮；土鳖虫与大蒜同贮；荜澄茄、丁香等与人参、党参、三七等同贮等。

另外乙醇或白酒是良好的杀菌剂，所以将易生虫、发霉的药材或饮片与乙醇或白酒一起密封保存，是一种较好的贮存方法。该法的关键是密封不透气。多数药物都适用此法，如动物类的蕲蛇、乌梢蛇、地龙、蛤蚧等，种子类的柏子仁、酸枣仁等，含糖多的药物、贵重药均可用此法。

（二）化学时期的贮藏保管方法

中药炮制品贮藏的化学时期指的是中华人民共和国成立至20世纪80年代以前，这个时期主要靠化学熏蒸法来贮存和养护中药炮制品。

化学熏蒸法是采用具有挥发性的化学杀虫剂杀虫的一种养护方法。用于药材杀虫的药剂必须挥发性强，有强烈的渗透性，能掺入包装内，效力确实，作用迅速，可在短时间内杀灭一切害虫和虫卵，杀虫后能自动挥散而不黏附在药材上，并且对人的毒性小，对药材的质量没有影响。较常用且最有效的杀虫剂有氯化苦（chloropicrin，CCl_3NO_2）、磷化铝（AlP）、二氧化硫（SO_2）等。

（三）现代技术时期的贮藏保管方法

中药炮制品贮藏的现代技术时期指的是20世纪80年代以后，本时期采用了一些先进科学技术、新的方法来贮存和养护中药炮制品。

1. 气调养护　全称"空气组成的调整管理"。气调养护是将药材置于密闭环境中，抽出其中的空气，充入二氧化碳或氮气，使仓虫和霉菌因缺氧无法生长繁殖或窒息死亡。该法的特点是无毒、无污染、费用低，能防止走油、变色。

2. 气幕防潮　气幕又称气帘或气闸，是装在库房门上，配合自动门以防止库内冷空气排出库外、库外潮热空气侵入库内的装置，从而达到防潮的目的。由于气幕只有防护作用，无吸湿作用，配合除湿机使用效果更佳。

3. 低温冷藏　其原理是利用机械制冷设备降温，抑制微生物和仓虫的滋生和繁殖，从而达到防蛀、防霉的目的。该法的特点是易操作，好管理，温度低，特别适用于受热易变质的药材；但是该法仅能抑制害虫发育繁殖，不能完全杀灭害虫。

4. 蒸汽加热　是利用蒸汽杀灭中药材及其炮制品中的霉菌、杂菌及害虫的方法。灭菌温度高、时间短，并不影响药效成分。本法是一种简单、廉价和可靠的灭菌方法。

5. 干燥灭菌　主要是利用远红外烘烤或微波（真空）干燥等设备，使受潮的中药饮片干燥。干燥速度快，具有较高的杀菌、杀虫及灭卵能力。本法设备投资较少，操作简单，适用于大多数中药饮片。

6. ^{60}Co-γ 射线辐射　^{60}Co 放射出的 γ 射线有很强的穿透力和杀菌能力，采用 ^{60}Co-γ 射线对中药材、饮片、中成药进行杀虫灭菌处理，具有效率高、效果好、不破坏药材外形、不会残留放射线的特点。因此是目前较理想的灭菌方法，但需专门设施。

7. 无菌包装　一般中药材经灭菌后均有二次污染的可能，得不到预期的防霉效果。而将灭菌与无菌包装结合起来就可避免二次污染。

上述几种贮藏保管新技术或者是通过控制库房温度、湿度、氧气含量及药材含水量等阻碍微生物的生长、繁殖，或者是直接杀灭害虫、霉菌。在实际应用时，可以根据库房条件及中药的不同特点，选择不同的方法，若能几种技术联合使用，效果会更好。

自 测 题

一、填空题

1. 中药炮制品的质量要求主要包括＿＿＿、＿＿＿、＿＿＿、＿＿＿、＿＿＿、＿＿＿、浸出物等项目。

2. 中药炮制品的净度可以用炮制品＿＿＿及＿＿＿的限度来表示。

3. 霉变的产生主要与＿＿＿或＿＿＿有关，或＿＿＿所致。

二、选择题

A 型题

1. 一般炮制品的含水量宜控制在（　　）
   A. 2%～5%　　　B. 3%～7%　　　C. 7%～13%
   D. 15%～17%　　E. 25%～27%

2. 下列哪个不是炮制品贮存过程中的变异现象（　　）
   A. 发霉　B. 虫蛀　C. 变种　D. 变色　E. 泛油

3. 传统贮藏保管技术中，一切防治工作的基础是（　　）
   A. 清洁养护法　　　B. 防湿养护法
   C. 密封养护法　　　D. 对抗同贮法

E. 控制温度法

B 型题

（4～6 题共用选项）
   A. 发霉　B. 虫蛀　C. 风化　D. 变色　E. 粘连

4. 芒硝在贮藏过程中易发生（　　）

5. 阿胶在贮藏过程中易发生（　　）

6. 金银花在贮藏过程中易发生（　　）

X 型题

7. 中药炮制品现代贮藏方法有（　　）
   A. 气调养护　　　B. 气幕防潮　　　C. 对抗同贮
   D. 蒸汽加热　　　E. 气体灭菌

8. 属于对抗同贮法的药对有（　　）
   A. 丹皮与泽泻　　　B. 花椒与蕲蛇
   C. 冰片与灯心草　　D. 丁香与人参
   E. 细辛与蛤蚧

三、问答题

1. 简述中药炮制品贮藏过程中的变异现象。

2. 举例说明什么是"对抗同贮"？

（汤建清）

第6章

净 选 加 工

第1节 概　述

净选加工即净制，是中药炮制第一道工序。净制是指除去药材非药用部位；药材霉变品、虫蛀品；与药材来源不同的杂质并对药材进行"分档"的一些操作。净制后的药材称为"净药材"。药材在切制、炮炙或调配制剂时，均应使用净药材。净制药材可根据具体情况，分别选用挑选、风选、水选、筛选、剪、切、刮削、剔除、刷、擦及泡洗等方法使其达到质量标准。

一、净选加工的目的

1. 除去泥砂杂质及虫蛀霉变品　主要是去除产地采收、加工、贮藏运输过程中混入的泥砂、残留的枝梗、虫蛀及霉变品。

2. 分离药用部位　如麻黄茎与根，草果仁与皮，莲子与莲子心，使作用不同的部位区分开来，使之更好地发挥疗效。

3. 除去非药用部位　指去除非药用部位以保证调配时剂量准确或减少服用时的副作用，如去枝梗、去粗皮、去毛、去瓤、去心、去芦、去核、去头尾足翅等。

4. 进行大小分档　便于在水处理和加热过程中分别处理，使其均匀一致，如半夏、天南星、白术、川芎、川乌、白附子、鸡内金等。

二、净选加工的分类

净选加工可分为清除杂质、分离不同药用部位、去除非药用部位及其他加工等。在实际操作时它们又密切联系，可以同时运用。

> ┃┃ **链接**
>
> 汉代《金匮玉函经》云："药物'或须皮去肉，或去皮须肉，或须根去茎，又须花须实，依方拣采、治削，极令净洁。'"此后历代医药典籍中也有不少论述，净制理论在明清时代趋于完整。如明代《本草蒙筌》云："有剜去瓤免胀，有抽去心除烦。"清代《修事指南》云："去芦者免吐，去核者免滑，去皮者免损气，去丝者免昏目，去筋脉者免毒性，去鳞甲者免毒存也。"

第2节　清除杂质

清除杂质的目的是使药物洁净或便于进一步加工处理。根据方法的不同，可分为挑选、筛选、风选和水选等。

一、挑　选

挑选是用手挑拣去除混在药物中的杂质、霉变品等，或区分不同药用部分，或将药物按大小、粗细等进行分档，以使药物洁净或便于进一步加工处理。例如，乳香、没药、五灵脂等常含有木屑、砂石等杂质；藿香、淡竹叶、香薷、金银花等常夹有枝梗、腐叶及杂草等；麦冬、枸杞子、百合等亦常有泛糖、泛油或霉变品混入，这些均须挑选除去。挑选应设工作台，工作台表面应平整，不易产生脱落物。

二、筛　选

筛选是根据药物和杂质的体积大小不同，选用不同规格的筛网，筛去药物中的砂石、杂质，或将形体不同、大小不等的药物分开，或筛去药物炮制用到的辅料，如麦麸、米、土、砂、蛤粉、滑石粉等。例如，川乌、天南星、半夏等分别用不同孔径的药筛进行筛选，以便分别浸漂和炮制；又例如，穿山甲、鸡内金等须分档分别进行炮制，以使受热均匀，防止炮制不及或太过。

炮制用筛多为非标准筛，按制作方法可分为冲制筛和编制筛。可根据药材的大小选用合适孔径的筛。传统筛选方法系手工操作，效率低，劳动强度大，粉尘污染严重，现代多采用机械操作，主要有振荡式筛药机和电磁振荡筛药机等，这类机械结构简单，操作容易，效率高而噪声小。

振荡式筛药机由筛子、弹性支架、偏心轮和电动机等组成。筛网固定在筛框上，根据需要选用不同孔径的筛网。筛筐与弹性支架相连。偏心轮通过连杆结构与一弹性支架连接。当电动机带动偏心轮转动时，筛子即做往复运动（图6-1～图6-3）。

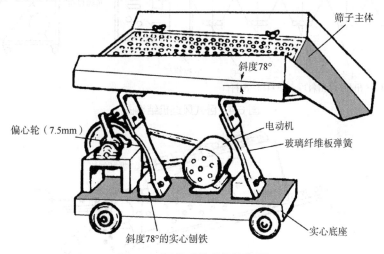

图 6-1　振荡式筛药机结构图

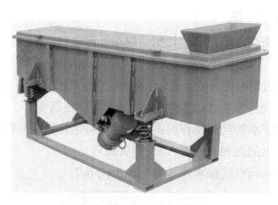

图 6-2　电磁振荡筛药机实物图

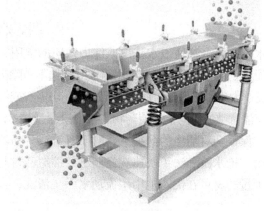

图 6-3　电磁振荡筛药机示意图

筛药机应在无负荷的情况下启动，观察运行是否平稳，有无异常噪声；待运行平稳后开始给料，给料装置与筛面之间的距离不得过大，以防止损坏筛面，给料应连续均匀；停机时应先停止给料，待筛面上物料排除后再停机。因筛选粉尘较大，应安装捕吸尘设备。工作时先开捕吸尘设备，再开筛分设备，结束时先关筛分设备，间隔一定时间再关捕吸尘设备。

三、风　选

风选是利用药物和杂质的轻重不同，借风力将杂质与药材分开，以达到纯净药材的目的，如车前子、青葙子、莱菔子、葶苈子等。传统手工操作多用簸箕或风车。现代多使用风选机器进行风选。药材被加到振动料斗中，经振动向前散布落下，在变频离心式鼓风机的气流作用下，根据密度的不同，落入相应的出料斗中，达到去除杂质和药材分档的作用。砂石落在最近的出料斗中，灰屑落入最远的出料斗中。变频离心式鼓风机可无级调速，根据药材的大小、密度不同，调节风力大小，可达到满意的分离效果。因风选粉尘较大，也应安装捕吸尘设备，见图6-4～图6-6。

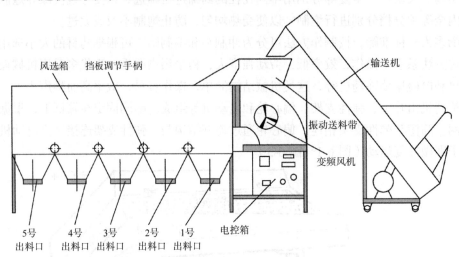

图 6-4　卧式风选机结构图

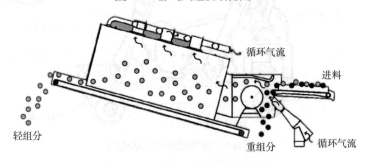

图 6-5　风选机工作原理示意图

四、水　选

水选是将药物通过水洗出或漂去杂质的常用方法，可结合饮片切制前的水处理进行。有些药物常附着泥砂、盐分或不洁之物，用筛选或风选不易除去，故用水洗或漂的方法，以使药物洁净。例如，乌梅、山茱萸、大枣、川贝母、海藻、昆布等，均需洗或漂去附着的泥砂、盐分。酸枣仁也常用水漂去核皮。洗漂时应注意掌握时间，勿使药物在水中浸漂过久，以免损失药效，并注意及时干燥，防止霉变。

在保证药材洁净的前提下，对于有效成分易溶于水的药材操作时需尽量缩短与水接触的时间，一般采用"抢水洗"法（快速洗涤药材，缩短药材与水的接触时间），以免损失药效。

少量药材可在洗药池中用流动水手工清洗，大量药材洗涤可用洗药机，见图6-7。

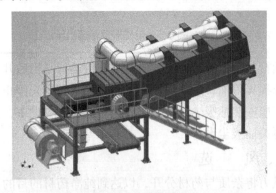

图 6-6　卧式风选机

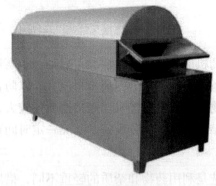

图 6-7　洗药机

第 3 节　分离和清除非药用部位

根据中医临床用药要求，需除去药材非药用部分，或分离药用部位。按净制要求可分为去芦，去根或去茎，去皮壳，去毛，去心，去核，去瓤，去枝梗，去头尾、皮骨、足翅，去残肉，去杂质、霉败品等。

一、去　芦

"芦"又称"芦头"，一般指药物的根头、根茎、残茎、茎基、叶基等非药用部位。

历代医药学家认为"芦"为非药用部位，有的且"能吐人"，故应除去。《雷公炮炙论》在甘草条下记载："凡使，须去头尾尖处，其头尾吐人"。《修事指南》谓："去芦者免吐"。前人将人参、参芦分别入药，把参芦作为涌吐剂，用于虚热患者的催吐。现代研究证明，人参主根和芦头的皂苷种类均相同，且后者总皂苷含量远高于前者，也未发现人参芦有催吐作用。另外，对桔梗主根和芦头的成分研究表明，桔梗芦头和主根的成分基本一致，但所含皂苷量，芦头多于主根 20%～30%，其他如防风、玄参、独活等，其芦头和主根均具有相同或相近的有效成分和临床效果，当前对人参、桔梗、防风、独活等药材已不作去芦要求。

二、去根或去茎

1. 去残根　全草类或根茎类药材须除去残留的主根、支根、须根等部位。如荆芥、麻黄、薄荷、益母草、藕节、黄连等。

2. 去残茎　药用部位为根的药材须除去残留的茎，如防风、龙胆、丹参、续断、柴胡等。

另外麻黄根、茎都能入药，麻黄根止汗，茎发汗解表，作用不同，须分离分别入药。

三、去　枝　梗

去枝梗指除去某些果实、花、叶类药材中的非药用部位，如老茎枝、花柄、果柄等，以使药物纯净、用量准确。如五味子、辛夷、菊花、桑叶、侧柏叶、槐角、栀子、钩藤等。

传统观念认为钩藤以钩入药为佳，双钩比单钩好，嫩枝较老枝好，钩多枝少则效强，钩少枝多则效弱，纯嫩钩效力更强。《本草纲目》记载："古方多用皮，后世多用钩，取其力锐耳"。现代研究表明：钩藤的根、茎、带钩枝、叶、嫩枝中均含有钩藤总生物碱（主要集中于皮部，木质部含量少），但含量有差别，老枝、枯枝含量极少；钩藤经长期煮晒或长期贮存后，含量下降。药理实验结果表明，嫩枝、钩降压作用维持时间长，老枝、茎降压作用较弱，维持时间短。上述结论说明古人强调钩藤用钩、嫩枝并去除老茎枝有道理。

四、去　皮　壳

汉代《金匮玉函经》中明确指出："大黄皆去黑皮。"梁代《本草经集注》亦指出一些皮类药物，如肉桂、厚朴、杜仲、秦皮等，"皆去削上虚软甲错，取里有味者称之"。清代《修事指南》谓"去皮者免伤气"。

药物的去皮包括以下几个方面：

1. 皮类药物的栓皮　如厚朴、杜仲、黄柏、肉桂等用刀刮去栓皮、苔藓及其他不洁之物。

2. 根和根茎类药物的根皮　如知母、桔梗等多在产地趁鲜刮去皮。

3. 果实类药物的果皮　如益智、使君子、白果、巴豆等砸破皮壳，去壳取仁。

4. 种子类药物的种皮　如苦杏仁、桃仁等，用燀法去皮。主要目的是去除非药用部分，使剂量准确；或分离不同的药用部位，便于切片。

五、去　毛

有些药物表面或内部，常着生许多绒毛或鳞片，服后能刺激咽喉，引起咳嗽或其他有害作用，故须除去，以消除其不良反应。根据不同的药物，可采取下列方法去除毛绒。

1. 刷去毛　部分叶类药材如枇杷叶等，其下表面密被绒毛，历代文献记载均需刷去。少量者，可用毛刷逐张刷去绒毛；大量者，可用机器刷。

链 接

现代研究表明，去毛的枇杷叶与枇杷叶绒毛所含成分基本相同，但绒毛中皂苷含量较叶中低，而且绒毛中并不含有能致咳或产生其他副作用的特异化学成分。也有研究发现，枇杷叶的绒毛在煎煮过程中不易脱落，少量脱落也可以通过过滤而除去。现主张工业生产中枇杷叶不必刷去毛，而对煎煮液加强过滤，既省工又省时。

2. 烫去毛　某些根茎类药材如骨碎补、香附、知母、狗脊等表面生有黄棕色的鳞片或绒毛，可用砂烫法将毛烫焦，取出稍凉，与瓷片或石块一同放入竹笼或布袋内，撞净过筛即可。

3. 挖去毛　果实类药材金樱子果实内部生有淡黄色绒毛，在产地加工时趁鲜纵剖二瓣，挖净毛和核。为防止加工中绒毛对皮肤和咽喉的刺激性，可戴手套和口罩。

4. 燎去毛　鹿茸密布茸毛，可用酒精灯将毛燎焦，再用瓷片或玻璃片刮净。注意不可将茸皮燎焦，以免切片时破碎。

六、去　心

"心"，一般指根类药材的木质部或种子的胚芽。清代《修事指南》谓："去心者免烦"，但现代研究并未能证实相关论述。去心作用可归纳为以下几个方面。

1. 分离不同药用部位　莲子肉能补脾涩精，莲子心（幼叶及胚根）能清心安神，故须分别入药。可将干燥莲子剖开，取出莲子心；也可在产地趁鲜用竹签沿莲子一端插出莲子心，莲子肉仍保持完整。

2. 除去非药用部位　根皮类药物如牡丹皮、地骨皮、白鲜皮、五加皮、巴戟天等，木心所占比重较大，且无药效，影响用量的准确性，且质地坚硬不利于切片，须除去。

七、去　核

有些果实类药物，果肉或核的药效不同；有些只用果肉而不用核（或种子）。故须除去或分别入药。现代认为去核的作用大致有以下几点。

1. 分离不同药用部位　如花椒（果皮）温中止痛，杀虫止痒；椒目（种子）行水平喘，故须分别入药。

2. 增强疗效　如山茱萸等去核主要是能增强果肉的药用效果。去核一般在产地趁鲜剥取果肉去核，未做去核处理者，可将其软化后剥去核，干燥。

八、去　瓤

有些果实类药物，须去除非药用的瓤，如枳壳、瓜蒌皮、木瓜等。去瓤的目的主要是去除非药用部位。一般洗净润软后去除。

唐代《新修本草》中说：枳实"用当去核及中瓤乃佳"。至明代《本草蒙筌》中始有"去瓤者免胀"。如枳壳，通常用果肉而不用瓤。现代研究表明，枳壳中挥发油含量远高于果瓤。同时瓤约占枳壳重量的20%，又容易霉变和虫蛀，其水煎液极为苦酸涩，且有瓤会引起胀气的说法，故枳壳去瓤。

九、去头尾、皮骨、足翅

部分动物类药物，需要去头尾、皮骨或足翅，其目的是除去有毒部分或非药用部分。例如，乌梢蛇、金钱白花蛇、蕲蛇等传统均去头、尾、鳞片，现行版《中国药典》，对上述药物在炮制项下均无去尾要求，因此现在均不去尾；斑蝥、红娘子、青娘子均去头足翅；蛤蚧须除去鳞片头足；传统要求蜈蚣、蝉蜕须除去头足入药，现多以整体入药。

十、去残肉

某些动物类药物，如龟甲、鳖甲、狗骨等，均须除去残肉筋膜，纯净药材。去残肉传统用浸泡法，使筋肉皮膜腐烂与骨甲分离；但此法药材成分损失严重，出胶率低。现行版《中国药典》规定龟甲和鳖甲可置蒸锅内沸水蒸45分钟，取出放入热水中用硬刷除净皮肉；此法药材成分损失少，出胶率高。

第4节 其他加工

一、碾捣

某些矿物、动物、植物类药物，由于质地特殊或形体较小，不便于切制，影响疗效，传统上多用乳钵、冲筒、铁碾船等工具进行操作，碾碎或捣碎，以便调配和制剂，使其充分发挥疗效。采用碾碎或捣碎加工的药物，主要包括以下几类。

1. **矿物类**　如石膏、代赭石、磁石、自然铜、龙骨、龙齿、云母石等。为了便于贮藏保管和防止粉尘污染，此类药物一般在调剂时或临用前捣碎。

2. **甲壳类**　如穿山甲、龟甲、鳖甲等动物甲类药物一般砂烫至质地酥脆后捣碎入药，瓦楞子、牡蛎等贝壳类药物一般煅至质地酥脆后碾碎。

3. **果实种子类**　如芥子、莱菔子、决明子、苦杏仁、酸枣仁等，本类药物大多数含脂肪油或挥发油，宜临用前捣碎，以防捣碎后贮存过久，出现泛油或挥发而失效。

4. **根及根茎类**　本类药物大多数切成饮片供临床应用，但有的品种形体很小，不便切制，如川贝母、制半夏、三七等须在调剂时捣碎。

在碾或捣碎药材时，为防细粉飞扬，常需要加盖。

二、制绒

将某些药物碾成绒状，以缓和药性或便于调配。例如，麻黄碾成绒，则发汗作用缓和，适用于老年人、儿童和体弱者服用。另外，艾叶制绒，便于配制"灸"法所用的艾条或艾炷。

三、拌衣

将药物表面用水润湿，使辅料黏于药物上，从而起到一定的治疗作用。拌衣有朱砂拌和青黛拌两种。例如，朱砂拌茯苓、茯神、远志等，是将药物润湿后，加入定量的朱砂细粉拌匀，晾干，以增强宁心安神的作用。使用朱砂拌制过的药物时，应严格控制使用量和连续使用时间，以防汞急性或慢性蓄积中毒。

四、揉搓

某些质地松软、纤维性强而呈丝条状或质地疏松易碎的药物，为了方便调配和煎煮，常揉搓成团状（如竹茹、谷精草）或小碎块（如荷叶、桑叶等），便于调剂和制剂。

自测题

一、选择题

A型题

1. 酸枣仁入药为种仁，宜（　　）

　A. 挑选　B. 筛选　C. 风选　D. 水选　E. 喷淋

2. 鹿茸去毛采用（　　）

　A. 刷去毛　　　　B. 烫去毛　　　C. 燎去毛

　D. 挖去毛　　　　E. 撞去毛

3. 药物的根、茎作用不同，分别入药的是（　　）

　A. 丹参　　　　　B. 大蓟　　　　C. 麻黄

　D. 淫羊藿　　　　E. 苦参

4. 去心是为了分离不同药用部位的药材的是（　　）

　A. 莲子　　　　　B. 远志　　　　C. 五加皮

　D. 巴戟天　　　　E. 地骨皮

5. 艾叶加工常采用的方法是（　　）

　A. 拌衣　　　　　B. 揉搓　　　　C. 碾捣

　D. 制绒　　　　　E. 去毛

B型题

（6～10题共用选项）

　A. 去芦　　　　　B. 去皮　　　　C. 去心

　D. 去毛　　　　　E. 去核

6. 山楂、山茱萸需（　　）

7. 人参、党参需（　　）

8. 枇杷叶、金樱子需（　　）

9. 黄柏、雷公藤需（　　）

10. 巴戟天、五加皮需（   ）

    A. 远志   B. 地骨皮   C. 巴戟天

    D. 牡丹皮   E. 五加皮

（11~15 题共用选项）

    A. 去皮膜   B. 去残肉   C. 去头足鳞片

    D. 去瓤   E. 去角塞

18. 下列药物可以有两个或两个以上入药部位的有（   ）

    A. 黄芩   B. 麻黄   C. 莲子   D. 连翘   E. 当归

11. 枳壳（   ）

12. 蛤蚧（   ）

19. 加工时需要去毛的药物有（   ）

    A. 鹿茸、马钱子   B. 骨碎补、狗脊

13. 羚羊角（   ）

    C. 辛夷、地榆   D. 枇杷叶、石韦

14. 麝香、熊胆（   ）

    E. 金樱子、香附

15. 龟甲、鳖甲（   ）

20. 药材去除杂质的方法有（   ）

X 型题

    A. 筛选法   B. 水选法   C. 漂选法

    D. 风选法   E. 挑选法

16. 传统用药净选时可去芦头的药物有（   ）

二、问答题

    A. 人参、党参   B. 丹参、防风

1. 去除杂质的方法有哪些？各有什么特点？

    C. 龙胆、芦根   D. 玄参、桔梗

2. 请举例说明净选加工的目的。

    E. 牛膝、续断

17. 心为非药用部位，要求去心的药物是（   ）

（汤建清）

第7章

饮片切制

第1节 概 述

将净选加工后的药材经过软化处理，切成一定规格的片、丝、块、段等的炮制工艺，称为饮片切制。广义的饮片是指在中医药理论的指导下，可直接用于调配或制剂的中药材及其加工炮制品。狭义的饮片是指按照规定切制成一定规格的片、段、丝、块等形状的药材。

饮片切制的目的有以下几点。

1. 便于有效成分煎出 饮片切制的厚薄直接影响临床疗效，一般按药材的质地不同而采取"质坚宜薄""质松宜厚"的切制原则，切制后由于饮片与溶媒的接触面增大，可提高有效成分的煎出率，并可避免药材细粉在煎煮过程中出现糊化、粘锅等现象。

2. 便于炮制 药材切制成一定规格的饮片，便于控制火候，受热均匀，有利于辅料的均匀接触和吸收，提高炮制效果。

3. 便于调配 药材切制成饮片后，体积适中，方便配方调配。

4. 便于制剂 饮片在制备液体剂型时，能增加浸出效果；制备固体剂型时，便于粉碎和混合均匀，并使处方中的药物比例相对稳定。

5. 便于鉴别 对性状相似的药材，切制成一定规格的片型，突出组织结构特征，利于识别。

6. 便于贮运 药物切制后易于干燥，含水量下降，减少了发生霉变、虫蛀等的可能性，有利于贮存及包装运输。

第2节 切制前的水处理

干燥的药材质地坚硬，难于切制，也影响饮片切制质量，同时易使切制刀具磨损加大。经过水处理，药材吸收一定量的水分，质地由硬变软，便于切制；同时也除去泥沙杂质，使药物洁净；并能缓和药性，降低某些药物的毒副作用。

软化过程要适当控制用水量、浸润时间和温度，减少有效成分的扩散流失，以保证药效。以水处理软化药材的原则为"少泡多润，药透水尽"。适当控制用水量、浸润时间和温度，减少有效成分的扩散流失，以保证药效。

一些较大的根及根茎类、坚硬的藤木类、肉质的果实类药材和部分菌类药材，大多在产地趁鲜清洗切片，干燥，避免反复加工损失药效，如茯苓、大黄、鸡血藤、木瓜等。但是对某些具挥发性成分或有效成分容易氧化的药材，则不宜提早切制成片干燥或长期保存，否则会降低药效，如当归、川芎、薄荷等。

一、常用的水处理方法

常用的水处理方法有淋法、淘洗法、泡法、漂法、润法等。

（一）淋法（喷淋法）

淋法即用清水喷淋或浇淋药材。

操作时，将药材整齐堆放，均匀喷淋清水2～3次（喷淋的次数根据药材质地、季节温度灵活掌握），再润至合适程度切制。

本法多适用于气味芳香、质地疏松的全草类、叶类、果皮类和有效成分易随水流失的药材，如薄荷、荆芥、佩兰、香薷、陈皮、甘草等。

（二）淘洗法（抢水洗）

淘洗法是用清水洗涤或快速洗涤药物的方法。由于药材与水接触时间短，又称"抢水洗"。

操作时，将药材投入清水中，快速洗涤并及时取出，再润至合适程度切制。

本法适用于质地松软、水分易渗入及有效成分易溶于水的药材，如瓜蒌皮、五加皮、合欢皮、南沙参、石斛、陈皮、防风等。

大多数药材洗一次即可，附着大量泥沙或其他杂质的药材则需用水洗数遍，以洁净为度，如蒲公英、紫菀、地丁等。淘洗法在保证药材洁净和易于切制的前提下，要求操作迅速，避免药材"伤水"和有效成分流失。

目前大量生产中多采用洗药机洗涤药材。图 7-1 所示为滚筒式洗药机。滚筒式洗药机的工作原理及操作方法：将待洗药物从滚筒口送入后，启动机器，打开进水阀门进行淋洗。滚筒转动时，药材在筒内不停翻滚，被进水反复喷淋和洗涤，冲洗水再经水泵打起作第二次冲洗。洗净后，打开滚筒尾部，放出药物，停机。

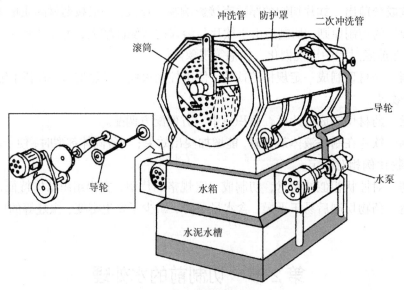

图 7-1　滚筒式洗药机

（三）泡法

泡法是将药材用清水泡一定时间，使其吸入适量水分的方法。

操作时，先将药材洗净，再注入清水至淹没药材，放置一定时间，中间不换水，一定时间后，捞起放容器内，密闭闷润至软硬适中后，再切制成饮片。

本法适用于质地坚硬，水分较难渗入的药材，如天花粉、木香、乌药、土茯苓、泽泻、姜黄、三棱等。浸泡时间由药材的质地、大小和季节、水温等因素决定。

泡法要本着"少泡多润"的原则，以软硬适度便于切制为准，尽可能缩短药材在水中浸泡的时间，防止"伤水"和有效成分流失，降低药效。

有些药材在浸泡过程中，其有效成分在水中扩散，浸泡液呈一定色泽，习称"下色"。如白术浸泡要进行"下色"的检查，其浸泡的水液应为微黄色，若浸液呈红棕色，说明白术"伤水"，为浸泡太过。易"下色"的药材还有苍术、大黄、甘草等。

动物骨甲类药材传统上也采取泡法净制，即将药材置缸内，放水淹过药面，加盖浸泡，中间不换水。在微生物作用下，筋膜腐烂，可除去附着的筋、肉、膜、皮等，而留下需要的骨甲，如龟甲、鳖甲、狗骨等。

（四）漂法

漂法是将药材用多量水浸漂，并定时换水，多次漂洗的方法。

操作时，将药材放入大量的清水中，每日换水 2~3 次。本法适用于毒性药材、盐腌制过的药材及具腥臭气味的药材，如川乌、草乌、天南星、半夏、附子、肉苁蓉、昆布、海藻、紫河车等。

漂法可去除有毒成分、盐分及腥臭异味，并使药材软化便于切制。漂的时间根据药材的质地、季节、水温灵活掌握，一般毒性药材，漂至口尝微有麻舌（辣）感；有盐分的药材漂至口尝无咸味；有腥臭味的药材以漂去瘀血及腥臭味为度。

（五）润法

润法是把泡、洗、淋过的药材，用适当器具盛装，或堆积于润药台上，以湿物遮盖，或继续喷洒适量清水，保持湿润状态，使药材外部的水分徐徐渗透到药物组织内部，达到内外湿度一致，利于切制的方法。

本法适用于质地较坚硬，用泡、洗、淋处理后，其软化程度仍达不到切制要求的药材。

润的方法具体有浸润法、伏润法、露润法、砂润法、真空加温润药法、减压冷浸润药法等。

1. 浸润法　以定量水浸润药材，经常翻动，使水分缓缓渗入内部的方法，如酒浸黄连、木香，水浸郁金、枳壳等。

2. 伏润（闷润）法　经过水洗或浸泡处理后，用缸（坛）等在基本密闭条件下闷润，使药材内外软硬一致的方法。该法多在气温较低时采用，如天麻、郁金、川芎、白术、白芍、山药等。

3. 露润（吸湿回润）法　将药材摊放于渗水容器中或湿润而垫有篾席的地面上，使其自然吸潮回润的方法。本法适合于含油脂、糖分多的药材，如当归、玄参、牛膝等。

4. 砂润法　将干燥的药材埋入吸水饱和的中粗等粒度的河砂中，使水分慢慢渗入药材内部软化药材的方法。

传统润法应注意润药时间，时间长短应视药物质地和季节而定，如质地坚硬的药物需浸润 3~4 天或 10 天以上；质地较软的药物浸润 1~2 天即可；质地特别坚硬的药物，一次不易润透，需反复闷润才能软化，如大黄、何首乌、泽泻、槟榔等。另外夏秋季节润药时间宜短，春冬季节润药时间宜长。夏季润药还需防止药物霉变。

5. 真空加温润药法　将洗净的药材放入真空加温润药机的密闭容器内，启动真空泵抽真空至规定程度，使药材组织内的空气被抽出，负压状态下通入蒸汽，使温度逐步上升至规定范围，关闭蒸汽，根据药材性质保温一定时间进行润药的方法。对于不同药材，通过试验确定相关操作参数，在此条件下能确保药材合适的软化程度和含水量，减少传统润药法药材软化程度不一的误差现象。图 7-2 所示为立式真空加温润药机。

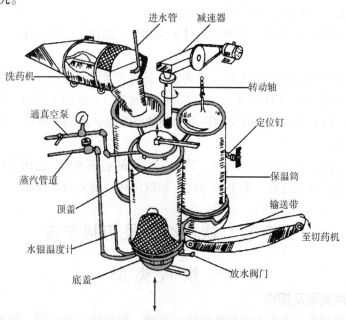

图 7-2　立式真空加温润药机

6. 减压冷浸润药法 将洗净的药材置于设备内,密闭抽真空至规定真空度,使容器与药材组织间隙内气体被抽出,注水浸没药材一定时间,恢复常压,然后取出浸润好的药材的方法。对不同药材,通过试验确定操作参数,以确保药材软化质量。图 7-3 所示为减压冷浸软化设备。

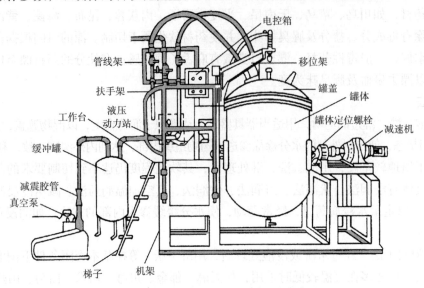

图 7-3 减压冷浸软化设备示意图

7. 其他软化方法 有些药材采用蒸煮软化或与辅料共蒸煮后软化切片。例如,黄芩要蒸后趁热切片,使其断面呈现黄色;天麻润透或蒸软后切薄片。木瓜蒸后呈棕红色,趁热切片;鹿茸燎去茸毛,刮净后,从锯口灌酒润透或灌酒稍蒸后切薄片;川乌、附子煮或蒸至透心后切片;天南星与生姜片、白矾共煮沸至透心后切薄片。熟地蒸至黑润后晒至八成干再切片。

润药得当,除了能减少有效成分损失外,还能使切制的饮片平坦整齐,少败片。因此传统上有"七分润工,三分切工"之说,可见润药工艺的重要性。

二、药材软化程度的检查方法

药材在水处理过程中,要随时抽样检查其软化程度是否符合切制要求,习称"看水性"、"看水头"。常用检查法如下。

1. 弯曲法 将软化后的药材握于手中,大拇指向外推,其余四指向内缩,药材略弯曲,不易折断为宜。适用于白芍、山药、木通、木香等长条状药材。

2. 指掐法 将药材软化至能以手指甲掐入其表面为宜。适用于白术、泽泻、川芎、苍术等团块状药材。

3. 穿刺法 以铁扦能刺穿药材而无硬心感为宜。适用于大黄、虎杖、何首乌等粗大块状药材。

4. 手捏法 以手捏软化后药材的粗端,感觉其较柔软为宜,适用于当归、独活等不规则的根与根茎类药材。有些块状药材软化后以手握无响声及无坚硬感为宜,适用于槟榔、延胡索、枳实、雷丸等块根、果实、菌类药材。

5. 刀劈裂法 将软化后的药材用刀劈开,内心有潮湿的痕迹为宜,适用于质地坚硬的药材;蒸煮法软化的药材,以切开后内无白心、无干心为宜,如制川乌、制天南星等。

第 3 节 饮片类型及切制方法

一、饮 片 类 型

(一)常见的饮片类型及规格

常见的饮片类型及规格,取决于药材的形状、质地、断面特征和炮制、调剂、制剂的需要。常见的饮片类型有以下八种。

    1. 极薄片　厚度为 0.5mm 以下。

    2. 薄片　厚度为 1~2mm。

    3. 厚片　厚度为 2~4mm。

    4. 斜片　厚度为 2~4mm。

    5. 直片（顺片）　厚度为 2~4mm。

    6. 丝（包括细丝和宽丝）　细丝宽度 2~3mm，宽丝宽度 5~10mm。

    7. 段（咀、节）　长段为 10~15mm，又称"节"；短段为 5~10mm，又称"咀"。

    8. 块　为 8~12mm³ 的立方块。

（二）饮片类型的选择原则

    1. 木质类，动物骨角类药材，宜切极薄片，如降香、羚羊角、鹿茸等。

    2. 质地致密坚实，切薄片不易破碎的药材，宜切薄片，如天麻、三棱、乌药、槟榔、当归、白芍、木通、制天南星、川芎、川射干、川牛膝等。

    3. 质地松泡，粉性大，黏性大，切薄片易破碎的药材宜切厚片，如山药、天花粉、泽泻、茯苓、甘草、黄芪、南沙参、丹参、熟地黄、地榆等。

    4. 为了突出鉴别特征，或为了饮片外形的美观，或为了方便切制操作，长条形而且纤维性强的常切斜片，如山药、鸡血藤等。其中倾斜度小的称瓜子片，倾斜度稍大而体粗者称马蹄片，倾斜度更大而较细者，称柳叶片。形体肥大，组织致密，色泽鲜艳者，一般切直片，如防己、天花粉等。

    5. 皮类药材和宽大的叶类药材，可切成丝，如陈皮、黄柏、厚朴、合欢皮、桑白皮等切细丝；荷叶、枇杷叶、瓜蒌皮等切宽丝。

    6. 全草类和形态细长、内含成分易煎出药材，可切制成一定长度的段，如木贼、荆芥、薄荷、麻黄、益母草、广金钱草、石斛等。

    7. 有些药材煎熬时，易糊化，需切成不等的块状。传统上将阿胶的立方块称为"丁"，如阿胶丁等。

    8. 其他不宜切制的果实种子类、矿物类药材可以捣碎入药。

二、饮片的切制方法

中药材切制方法分为机器切制和手工切制。

（一）机器切制

    切药机种类多样，有往复式切药机、转盘式切药机、旋料式切药机、多功能切药机等。机器切制有生产效率高、劳动强度低、生产能力大等优点。

    1. 往复式切药机（剁刀式切药机）（图 7-4）　这种切药机由电动机、传动系统、传送带、台面、切药刀等组成。结构简单，适应性强，适于截切切制长条形的根、根茎及全草类药材，不适于团形、球形等颗粒状药材的切制。

    2. 转盘式切药机（图 7-5）　这种机器由动力部分、药材的送料推进部分、切药部分和调节片厚的调节部分等组成。其特点是切片均匀，主要适合于颗粒状、团块状及果实类药材的切制，也可用于硬质根茎类药材的切制。

    3. 旋料式切药机（图 7-6）　这种切药机由投料装置、切刀装置、出料装置、机架及动力传动系统等组成，生产效率高，适合于切制根茎、果实、种子类药材。

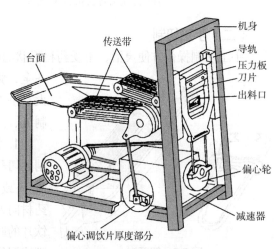

图 7-4　往复式切药机

4. 多功能切药机（图 7-7）　　这种切药机的工作台分布有三种料口：斜料口可以切制斜片，适用于长条形药物的斜片加工；直料口可以切制圆片，适用于根类、根茎类药物、菌类药物切制圆片；压杆式料口，适用于切制不规则药物、果实类药物等。

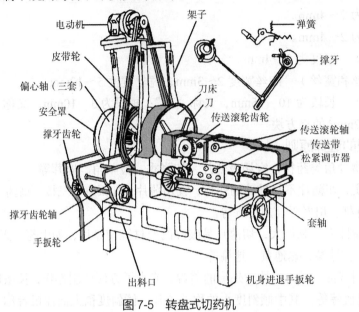

图 7-5　转盘式切药机

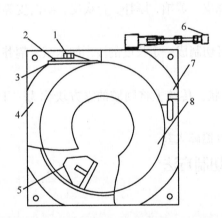

图 7-6　旋料式切药机切片装置结构示意图

1. 压紧螺丝；2. 压力块；3. 刀片；4. 定子外圈；5. 推料块；6. 调节螺母；7. 厚度调节块；8. 盖板

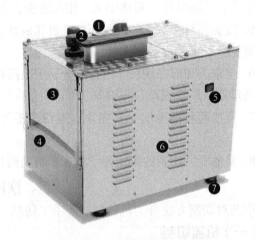

图 7-7　多功能切药机外形图

1. 厚薄调节；2. 多口径切料口；3. 出片挡板；4. 出片口；5. 开关；6. 散热孔；7. 脚垫

（二）手工切制

手工切制操作方便灵活，不受药材形状的限制，切制的饮片均匀、美观，损耗率低，类型和规格齐全，弥补了机器切制的不足。缺点是生产效率低，劳动强度大。手工切制药材的方法主要有切、镑、刨、锉、劈、捣、碾、制绒、揉搓、研磨等。

1. 切　　此法在饮片手工切制中应用最广泛，工具一般为特制的切药刀。手工切制操作时，将软化好的药材整理成把（称"把活"）或单个（称"个活"）置于刀床上，用手或特别的压板握住药材向刀口推送，同时另一手拿刀柄向下按压，即切制成饮片。饮片的厚薄长短，以推进距离控制。有些"个活"特别硬而且手不能握住，如槟榔，可用"蟹爪钳"夹紧后向前推进，见图 7-8。

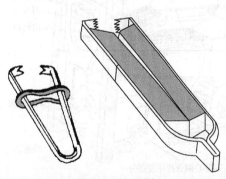

图 7-8　蟹爪钳

对于坚硬木质及动物骨、角类药物，以及某些质地或形态特殊的药材，用切药刀难以切制，可根据不同情况选择其他磨削加工方法处理。

2. 镑　适用于动物角质类药材。镑片所用的工具为镑刀，是一种在方形厚木板上镶嵌多个平行刀片的工具，两端有手柄。操作时，将软化的药材固定，手紧握镑刀两端，来回镑成极薄的饮片，如羚羊角、水牛角等。目前，已有镑片机在生产中投入使用。

3. 刨　适用于木质或角质坚硬类药材。操作时，先将药材固定，用刨刀刨成薄片；若利用机械刨刀，药材则需预先进行水处理，如檀香、松节、苏木、牛角等。

4. 锉　适用于临床用量小而且质地较硬、习惯上用其粉末的药材。调配时，用钢锉将其锉为末，或再加工继续研细即可，如水牛角、羚羊角等。

5. 劈　适用于动物骨骼类或木质类药材。利用斧类厚刃工具将药材劈成块或厚片，如降香、松节、沉香等。

6. 捣　适用于某些形体较小但质地紧实，不能切片，不易煎出有效成分的药材。利用碾槽碾碎，如砂仁、草豆蔻、荜澄茄、火麻仁、郁李仁、荔枝核等。芳香性或富有油质的药物，宜临用时捣碎，以免挥发、泛油影响疗效。

7. 碾　适用于矿物药、部分树脂、木质类及其他坚硬药材。利用碾槽碾成细粉，过筛，便于制剂和服用，如血竭、赤石脂、琥珀、沉香、三七等。

8. 制绒　适合于某些纤维性强和质地轻泡的药材。将药材捶打，推碾成绒絮状，可以缓和药性或便于应用。例如，麻黄制绒，则发汗作用缓和，适合老年人、儿童和体弱者服用。艾叶制绒，以制备艾条或艾炷。

9. 揉搓　某些质地松软而呈丝条状的药物，须揉搓成团，便于调配和煎熬，如竹茹、谷精草等。另如荷叶、桑叶等须揉搓成小碎块，便于调剂和制剂。

10. 研磨　适合于某些贵重药物。将少量的贵重药物置乳钵内研细，便于制剂，减少损耗，增强疗效，如牛黄等。

此外，还有一些特殊的加工方法，其目的同样在于增强药物疗效，便于临床应用。例如，拌衣，即将药物表面用水润湿，然后拌附特定的药物细粉，协同发挥一定的治疗作用。常见的有朱砂拌衣以增强宁心安神的作用，青黛拌衣以增强清热凉肝的作用。

第 4 节　饮片的干燥

药物经水处理切成饮片后，含水量很高，必须及时干燥。干燥的目的是及时除去药材中的大量水分，避免发霉、腐烂、虫蛀及有效成分的分解和破坏，保证药材质量，利于贮存。理想的干燥方法要求干得快、干得透，不致破坏药材成分，并能保持药材原有的色泽、气味。干燥是饮片加工的最后环节，干燥得当是保证药物质量的关键步骤之一。干燥方法主要分为自然干燥和人工干燥。

一、自 然 干 燥

自然干燥是指把切制好的饮片置日光下晒干或置阴凉通风处阴干，干燥过程中要勤加翻动。晒干法和阴干法都不需要特殊设备，可在水泥地面、药匾、席子、竹垫上操作等，经济方便，成本低，但本法要占用较大的场地并易受气候的影响，而且不卫生。一般性药材的饮片都可采用晒干法；特殊的药材要求采用阴干法。如荆芥、薄荷、佩兰、香薷、木香、厚朴、陈皮等含芳香挥发性成分的饮片；黄精、熟地、天冬、玉竹等黏液质含量较多的药材；槟榔、白芍、防风、乌药、大黄等受日光照射易变色的药材多采用阴干法。

有些药材采用"发汗"法干燥，将药材摊晒一天，晚上堆积、覆盖，使药堆内部形成较高温度，促使药材中水分向外蒸发，次日揭开覆盖物，常可见药材表面附有水珠，习称"发汗"。将发汗药材再摊开晾晒，水分很快蒸发，药材迅速干燥。必要时反复发汗数次，直至干透为止，如玄参、秦艽、杜仲等。

自然干燥适宜药材产地初加工时的干燥，洗涤后切制的药材和炮制品不宜露天干燥。应根据药材性质和工艺要求选用合适的干燥方法和干燥设备。

二、人工干燥

人工干燥是利用一定的干燥设备，对饮片进行干燥。本法的优点是不受气候影响，卫生，干燥时间短，劳动强度低，生产效率高，适宜大量生产。常用的干燥设备有翻板式干燥机、热风式干燥机、热风循环烘箱、远红外辐射干燥箱、微波干燥器、太阳能集热器干燥系统等。

干燥温度应视药物质地和性质而定。一般药物以 70～80℃为宜。此温度对多数药材的成分没有多大影响，同时又能抑制植物体中酶引起的分解。含芳香挥发性成分的药材以不超过 60℃为宜。干燥后的饮片含水量控制在 7%～13%为宜。

（一）翻板式干燥机

该干燥机主要由烘箱、传动装置、输送与出料装置、鼓风装置和燃烧室（热源）组成，见图7-9。

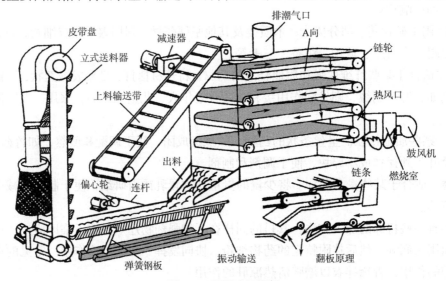

图 7-9　翻板式干燥机

工作原理：饮片经上料输送带送入干燥室内，鼓风机将燃烧室产生的热风从烘箱底部吹入，热风穿过翻板（即装料板）小孔透过饮片，对饮片进行加热干燥，饮片在由若干翻板构成的帘式输送带往复传动过程中干燥至干，产生的湿气由排潮气口排出。干燥后饮片沿出料口经输送带进入立式送料器，上输入出料漏斗，下承麻袋装药。

该机的优点是当饮片由上层网板跌落到下层网板时，即被翻动，故干燥均匀。可连续操作，但效率较低。

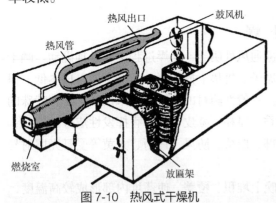

图 7-10　热风式干燥机

（二）热风式干燥机

该机结构简单，主要由放匾架、燃烧室和鼓风机等组成，见图7-10。

工作原理：燃烧时以煤作热源，热风从热风管输入室内。由于鼓风机作用，热风形成对流，达到温度均匀。湿气从热风出口排出。

操作时，待干燥的药物以筛、匾盛装，分层置于铁架中，由轨道送入。饮片干燥后，停止鼓风，敞开铁门，将铁架拉出，收集干燥饮片。

（三）热风循环烘箱

该设备主要由箱体、加热器、鼓风机、药架车和气流调节器组成，见图7-11。

操作时，将装有药材的搁板置于药架车上，推入烘箱，密闭。鼓风机吹入的空气经加热器加热，热空气进入烘箱将药材干燥，变成湿热气体由出口排出。

凡以热风作为干燥介质的干燥设备，进风口应有适宜的过滤装置，出风口应有防止空气倒流的装置。

（四）远红外辐射干燥箱

该设备主要由干燥室、远红外线辐射能发生器、温度调节控制装置等组成。

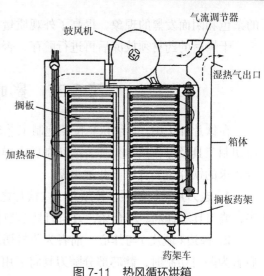

图 7-11　热风循环烘箱

工作原理：电能转化为远红外线辐射能，被干燥物料的分子吸收辐射能后产生共振，使分子运动加剧导致物料内部发热，温度升高；内部水分的热扩散和湿扩散梯度方向一致，都是由内向外，与表面水蒸气共同处在向外扩散的最佳状态，加速了干燥过程，缩短了干燥时间。

特点：干燥速度快，干燥时间一般仅为热风干燥的十分之一左右；加热均匀，干燥质量好，避免了热风干燥造成的外干内湿现象；节能；具较高的杀菌、杀虫及灭卵能力；设备简单，便于自动化生产。

远红外干燥在药材、饮片、中成药等干燥及消毒中已得到广泛应用。还可用于具芳香挥发性成分药物的干燥灭菌，能较好地保留挥发油。但不适合太厚（厚度大于10mm）药材的干燥。

（五）微波干燥器

微波是指频率在300～300 000MHz的高频电磁波。微波干燥是由微波能转变为热能使物料干燥的方法，该设备主要由直流电源、微波发生器、波导装置、微波加热器、传动系统、安全保护系统及控制系统组成。

工作原理：当待干燥的湿物料置于高频电场时，由于湿物料中水分子具有极性，分子沿着外电场方向取向排列，随着外电场高频率变换方向，则水分子会迅速转动或做快速摆动。又由于分子原有的热运动和相邻分子间的相互作用，分子随着外电场变化而摆动的规则运动受到干扰和阻碍，从而引起分子间的摩擦而产生热量，使其温度升高，从而达到干燥灭菌的目的。

微波干燥的优点：干燥时间短、干燥均匀，产品质量好，热效率高。微波干燥还能杀灭微生物及霉菌，具有消毒作用，可以防止发霉和生虫。适用于中药原药材、炮制品及中成药之水丸、浓缩丸、散剂、小颗粒等的干燥灭菌。微波干燥时间短，仅为常规热空气加热的1/100～1/10，所以中药中所含的挥发性物质及芳香性成分损失较少。微波灭菌与被灭菌物的性质及含水量有密切关系，因水能强烈地吸收微波，所以含水量越多，灭菌效果越好。

（六）太阳能集热器干燥系统

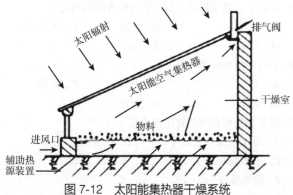

图 7-12　太阳能集热器干燥系统

该设备由太阳能空气集热器与温室干燥器组合而成，主要由太阳能空气集热器、辅助热源装置、温室干燥器、管道、进风排风系统等组成，见图7-12。

工作原理：太阳能空气集热器吸收太阳辐射能，并将其转化成热能，传递给空气，把空气加热到60～70℃，然后将热空气通入干燥室，物料在干燥室内实现对流热质交换过程，达到干燥的目的。

特点：节省能源，环境污染少，烘干质量好，避免了尘土和昆虫传菌污染及自然干燥后药物出现的杂色和阴面发黑的现象，提高了外观质量。

干燥后的药材须放凉后再进行贮存，否则，余热能使饮片回潮，易发生变质。

第5节 影响中药饮片质量的因素

在饮片加工中，必须认真按照炮制工艺规范操作，才能保证饮片的质量。由于药物软化处理不当，或切制工具及操作技术欠佳，或切制后干燥不及时，或贮存不当，都可以影响饮片质量。常见的不符合要求的饮片主要有以下几种类型：

1. **连刀片**（拖胡须、挂须儿） 饮片之间未完全切断，相互牵连。系药物软化时，外部含水量过多，或刀具不锋利、不合床，刀与刀具不吻合、操作技术不佳所致。如黄芪、厚朴、麻黄、桑白皮等。

2. **掉边**（脱皮）**与炸心** 前者为药材切制后，饮片的外层与内层相脱离，形成圆圈和圆芯两部分；后者为药材切制时，髓芯部分随刀具向下用力而破碎。系药材软化不当，内外软硬度不同所致。如桂枝、郁金、白芍、泽泻等。

3. **皱纹片**（鱼鳞片） 饮片切面粗糙，具鱼鳞样斑痕。系药材未完全软化，"水性"不及，或切制工具不锋利、刀与刀具不吻合所致。如莪术、三棱等。

4. **翘片**（马鞍片） 饮片边缘卷曲而不平整呈马鞍状。系药材软化时，内部水分太多，"伤水"所致。如槟榔、木通、白芍等。

5. **斧头片** 切出的饮片一边厚一边薄，形如斧头，系操作技术不熟练，或进料不均匀所致。

6. **破碎片** 饮片不完整，呈破碎的状态，系软化不均匀，或传送带送药时挤压过度所致。

7. **油片**（走油） 饮片表面有油分、糖分或黏液质渗出。系药材软化时"伤水"或环境温度过高所致。如苍术、白术、当归、独活、枸杞子等。

8. **变色与走味** 药材在水处理和干燥中失去了原药材的色泽或气味，如槟榔、白芍、大黄、黄连、黄芩等易变色，薄荷、荆芥、藿香、香薷等易走味。系药材软化时浸泡太过，或切制后饮片干燥不及时，或干燥方法不当所致。

9. **发霉** 饮片表面长出菌丝。系饮片干燥不完全或干燥后未放凉即贮存，或贮存环境潮湿所致。如山药、白术、当归、远志、芍药、泽泻、枳壳等。

自 测 题

一、选择题

A型题

1. 含哪类成分的药材在水处理时应"抢水洗"（ ）
   A. 有机酸　　B. 油脂　　C. 挥发油
   D. 鞣质　　E. 苷

2. 含哪类成分的药材在切制处理时宜"忌铁器"（ ）
   A. 生物碱　　B. 苷　　C. 鞣质
   D. 挥发油　　E. 树脂

3. 检查白芍水处理效果的最佳方法是（ ）
   A. 手捏法　　B. 指掐法　　C. 劈剖法
   D. 弯曲法　　E. 穿刺法

4. 适于切段的药材为（ ）
   A. 果实种子类　　B. 花类　　C. 皮类
   D. 全草类　　E. 叶类

5. 甘草切片宜切成（ ）

A. 薄片　　B. 厚片　　C. 极薄片
D. 段　　E. 块

6. 羚羊角切制可采用（ ）
   A. 切　　B. 锉或镑　　C. 劈
   D. 刨　　E. 捣

7. 检查水处理效果时，用穿刺法检查的药物是（ ）
   A. 白芍　　B. 独活　　C. 天花粉
   D. 大黄　　E. 当归

8. 不宜切薄片的药材是（ ）
   A. 天麻　　B. 山药　　C. 槟榔
   D. 党参　　E. 当归

9. 黄芩切制前合理的软化方法是（ ）
   A. 冷水浸润软化切片　　B. 冷水煮透
   C. 温水润软　　D. 蒸汽蒸软
   E. 冷水淋洗

B 型题

（10~14 题共用选项）
　A. 泡法　　　B. 漂法　　　C. 润法
　D. 淋法　　　E. 抢水洗法

10. 全草类、叶类、果皮类和有效成分易随水流失的药材宜采用（　　）
11. 川乌、天南星、肉苁蓉、昆布、紫河车宜用（　　）
12. 含少量泥沙的五加皮、白鲜皮、南沙参、防风宜用（　　）
13. 其他水处理方法处理后仍未软化，可采用（　　）
14. 动物骨甲类药材去除残肉筋膜可采用（　　）

（15~19 题共用选项）
　A. 丝　B. 段　C. 厚片　D. 薄片　E. 极薄片

15. 白芍、槟榔、天麻宜切（　　）
16. 茯苓、山药、天花粉、泽泻、大黄宜切（　　）
17. 黄柏、厚朴、陈皮宜切（　　）
18. 麻黄、芦根、益母草宜切（　　）
19. 羚羊角、水牛角可镑成（　　）

（20~23 题共用选项）
　A. 刨法　B. 切法　C. 劈法　D. 锉法　E. 镑法

20. 黄连、天麻、当归宜用（　　）
21. 檀香、苏木宜用（　　）
22. 羚羊角、水牛角制成粉末宜用（　　）
23. 狗骨宜用（　　）

X 型题

24. 切制黄芪时出现连刀是由于（　　）

A. 软化时外部含水量过多　　B. 内部含水量过多
C. 刀具不锋利　　　　　　　D. 干燥方法不当
E. 操作技术欠佳

25. 药材切制的目的是（　　）
A. 便于有效成分的煎出　　B. 便于鉴别
C. 便于炮制　　　　　　　D. 便于制剂、调剂
E. 便于贮藏

26. 药材切制前水处理方法有（　　）
A. 泡法　　　B. 抢水洗法　　　C. 漂法
D. 润法　　　E. 淋法

27. 药材软化程度检查的方法有（　　）
A. 弯曲法　　B. 指掐法　　　C. 穿刺法
D. 手捏法　　E. 劈裂法

28. 下列哪些药材宜切丝（　　）
A. 桑枝、枇杷叶　　　B. 合欢皮、陈皮
C. 薄荷、麻黄　　　　D. 黄柏、厚朴
E. 桑白皮、桂枝

29. 切制前水处理中的漂法，多适用于（　　）
A. 毒性药材　　　　　　B. 盐腌制过的药材
C. 具腥臭异常气味的药材　D. 质地疏松药材
E. 质地坚硬药材

二、问答题

1. 饮片切制的目的是什么？
2. 药材常用的水处理方法有哪些？并请各举几味药材加以说明。
3. 饮片类型的选择原则有哪些？请举例说明。

（孙如宁）

第8章

炒　法

第1节　概　述

一、炒法的含义

中药材经净制、切制后，大部分还需要做进一步的炮制加工处理，炒制是重要的炮制方法之一。炒法是指将净选或切制后的药物，置预热容器内，用不同火力连续加热，并不断搅拌或翻动至一定程度的炮制方法。

二、炒法的分类

根据操作时是否加入辅料，炒法可分为清炒法和加固体辅料炒法（以下简称为加辅料炒法）。清炒法按炒制的程度不同分为炒黄、炒焦、炒炭；加辅料炒法按辅料不同分为麸炒、米炒、土炒、砂炒、蛤粉炒和滑石粉炒等。

> **链接**
>
> 炒法属于火制法的一种。《五十二病方》中有"罂盐令黄"的记载，汉代称为"熬"。隋唐以后得到了广泛应用，先后出现了微炒、炒出汗、炒香、炒黄、炒熟、炒焦等多种规格要求。同时加辅料炒法也开始出现，如《外台秘要》有杏仁麸炒，《雷公炮炙论》有斑蝥米炒，《仙授理伤续断秘方》有米炒乌头、石灰炒南星等内容的记载。宋代以后炒法成为火制法中最常见、最普遍使用的一种，并且不断发展。

火力就是指火的大小、强弱及火温度的高低。火力是炒法中的重要因素，在操作时必须严格掌握。一般说来，炒黄多用文火（小火），炒焦多用中火（中等火力），炒炭多用武火（强火）。加辅料炒多用中火或武火。相对而言炒制的时间长度：炒炭＞炒焦＞炒黄，砂炒＞滑石粉炒、蛤粉炒、米炒＞土炒＞麸炒。

火候原指古代道家炼丹时火力文武大小久暂的节制，现在指药物炮制的时间和程度。

> **链接**
>
> 炮制时看火候可以用"观、嗅、听、看"四个字来概括。"观"就是指通过观察药物表面、断面及内部的颜色变化判断炮制程度。注意从炒制容器内取出少量药物，在日光下或白色衬物上观察，如黄色或深黄色，焦黑色或棕褐色等。"嗅"就是指通过炒制后药物透出固有气味或辅料的气味来判断炮制程度，如辛辣气味、土香气等。"听"就是指通过某些果实种子类药材的外皮受热后有无爆裂声出现来判断炮制程度。"看"就是指通过有些药物炒制后与生品对比看，根据表面发生明显的形状变化来判断炮制程度，如膨胀、裂隙、爆开白花。

炮制药物时，只有掌握好火力、控制好火候，才能做到"制药贵在适中"，以防药物炮制程度"太过"或"不及"。

三、主要目的

1. 增强药效　通过加热，使种子或果实类药物爆裂，易于煎出有效物质，如王不留行等。

2. 缓和或改变药性　有些药物作用峻烈，炒后药性缓和，减少刺激性，免伤正气，如牵牛子等。

3. 降低毒性或副作用　有些药物生用有一定毒性，经加热炒后能降低毒性或减少副作用，如白果等。

4. 矫臭矫味　有些药物有特殊不良气味，患者服用后易出现恶心、呕吐、心烦等反应，经加热炒后可矫正不良气味，利于服用，如鸡内金等。

5. 利于贮存和制剂　药物经炒制后，水分含量降低，不易霉变，或还能杀死虫卵，不易发生虫蛀。有些含苷类成分的药物，经炒制后可破坏酶的活性，从而保存苷类成分，如芥子等。

6. 增强或产生止血作用　某些药物炒炭后止血作用比生品强，如槐花等。有些药物本身无止血作用，炒炭后产生止血作用，如荆芥等。

四、操 作 方 法

炒法分人工操作和机械操作。

（一）人工操作

1. 概述　人工操作器械有炒制容器、铲、筛、刷、盛装容器等，多将炒制容器倾斜 30°～45°，便于搅拌和翻动，炒制时将炒制容器预热至所需程度，投入待炒的净选药物，用不同火力加热、翻动、出锅。人工操作设备简单，适合小量药物的炮制，但存在劳动强度大、费工费时、产量较低、不宜控制炮制品质量等缺陷。

2. 操作步骤

（1）预热：将炒制容器放在火上加热。将其烧热或烧烫后应用。

（2）投药：将炒制容器烧至一定程度时，再投入药物，药物投入的多少，要根据炒制容器的大小、炒制的程度而定。如需炒裂、炒爆的要少放。加辅料炒法应先投辅料，加热至一定程度后再投入药物拌炒。

（3）翻炒：翻动要勤、要快，要有规律和技巧，使药物受热均匀，并要求每次翻动时要"亮锅底"，避免少量药材停留于锅底而焦糊。

（4）出锅：当药物炒至所要求的程度时，立即将药物取出并晾凉。加辅料炒的药物，出锅后应该及时筛去辅料并晾凉。

（二）机械操作

常用的有平锅式炒药机、滚筒式炒药机及微机程控炒药机等。利用机器炒制药材质量容易控制，节省人力，适合工业化生产使用。

1. 平锅式炒药机　由平底炒锅、加热装置、活动炒板及电动机、吸风罩及机架组成。操作时，接通电源，启动炒板电动机，从炒锅上方投入药物，炒板连续旋转翻炒药物，使锅内药物受热均匀不存在死角。待药物炒好后，打开锅体侧面的卸料活门，药物被刮到锅外。本机具有结构简单、操作及维修方便、出料迅速等特点，并可安装不同类型的炒板以适应不同类型的药物，该机适用于清炒、加辅料炒和炙法等，不宜用于蜜炙药物的炮制。由于该机为敞口操作，油烟气难于用吸内罩吸净，对环境会造成一定污染。

2. 滚筒式炒药机　由炒药滚筒、动力系统及热源等部件组成，有的还附有加料装置和出料装置，见图 8-1。操作时，将药材通过上料口加入，盖上盖板（为了散热常在盖板上留有散热孔）。加热后，开动滚筒，借动力装置滚筒做顺时针方向转动，使筒壁均匀受热。当药材炒到规定程度时，打开盖板，按动按钮，使滚筒反向旋转，即可使药材由出料口倾出。滚筒式炒药机的热源用炉火、电炉、煤气炉均可。

滚筒式炒药机的温度可根据不同的药材及不同的炒制方法进行调节。此设备应用范围较广，以炒焦、炒炭、麸炒、土炒及烫制各种药材最为常用。

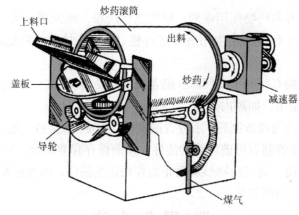

图 8-1　滚筒式炒药机

3. 微机程控炒药机　本机型具有烘烤加热和锅底加热双给热功能,使炒药机由机械化转向了自动化。采用手动控制和自动控制两套操作系统的多功能微机程控炒药机,主要由炒制机主体、操作控制台和微机系统三大部分组成。其质量均一、稳定,适用于大量生产(图 8-2、图 8-3)。

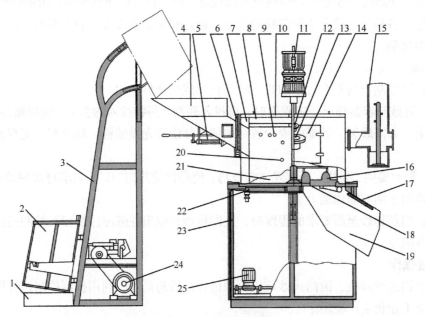

图 8-2　微机程控炒药机

1. 电子秤;2. 料斗;3. 料斗提升架;4. 进料槽;5. 进料推动杆;6. 进料门;7. 炒药锅;8. 烘烤加热器;9. 液体辅料喷嘴;10. 炒药机顶盖;11. 搅拌电机;12. 观察照明灯;13. 观察取样口;14. 锅体前门;15. 排烟装置;16. 犁式搅拌叶片;17. 出药喷水管;18. 出药门;19. 出药滑道;20. 测温电偶;21. 浆式搅拌叶片;22. 锅底加热器;23. 锅体机架;24. 料斗提升电机;25. 液体辅料供给装置

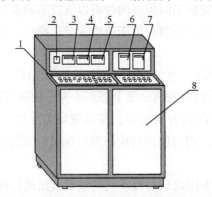

图 8-3　中药微机程控炒药机手动控制柜示意图

1. 操作板面;2. 数显时间继电器;3. 底锅数字温度显示调节器;4. 烘烤数字温度显示调节器;5. 药物数字温度显示调节器;6. 蜜流量数字定量控制仪;7. 液体辅料流量数字定量控制仪;8. 控制柜前门

第2节 清 炒 法

清炒法是指药物不加辅料炒制的操作方法。根据其炒制程度可分为炒黄、炒焦、炒炭。

> **链接**
>
> 清炒药类籽核多，中药三十编成歌。栀子芥子牛蒡子，谷麦稻芽草决明。槐花槐米白扁豆，槟榔山楂王不留。内金荆芥苍耳子，去皮再炒桃杏仁。白术蒲黄炒神曲，芦巴亭力和枣仁。筛土拣杂准备好，放在锅内文火炒。籽实鼓起有香味，呈显火色均为好。

清炒的目的是：

（1）增强药物疗效，如山楂等。

（2）缓和或改变药物的性能，如葶苈子等。

（3）降低毒性及副作用，减少刺激性，如牵牛子等。

（4）增强或产生止血作用，如干姜等。

（5）便于制剂和利于贮存，如槐花等。

（6）便于调剂和制剂，如苍耳子等。

清炒的注意事项如下。

（1）炒制前应将炒制容器清洗干净，并将炒制容器预热至一定程度时才能投入药物，以免造成种子类药物"僵子"或药物粘锅。

（2）炒前应除去药物中的杂质，并将药物大小分档，分批次炒制，以免生熟不匀。

（3）依据药物的种类和操作要求选择适当的火力和加热时间，以免炒黄的药物焦化，炒焦的药物炭化，炒炭的药物灰化。

（4）翻炒药物时要有规律，使药物受热均匀，出锅要迅速，及时晾凉。

一、炒黄（炒爆）

将净制或切制的药物，置预热好的炒制容器内，用文火或中火加热，并不断翻炒或转动，使药物表面呈黄色或颜色加深，或发泡鼓起，或爆裂，并溢出固有气味的方法，称为炒黄。

炒黄的药物一般多为果实、种子类，传统有"逢子必炒"之说。炒制程度的标准不尽相同，一般炒至药物表面黄色或较原色加深，或发泡、膨胀、鼓起，或种（果）皮开裂，或爆裂开花或有爆裂声，或透出固有香气。

芥 子

【处方用名】 芥子 白芥子 炒芥子 炒白芥子

【来源】 本品为十字花科植物白芥 *Sinapis alba* L.或芥 *Brassica juncea*（L.）Czern. et Coss.的干燥成熟种子。前者习称"白芥子"，后者习称"黄芥子"。夏末秋初果实成熟时割取植株，晒干，打下种子，除去杂质。

【炮制方法】

1. **芥子** 取原药材，除去杂质，洗净，干燥。用时捣碎。

2. **炒芥子** 取净药材，置预热炒制容器内，用文火加热，炒至淡黄色至深黄色（炒白芥子）或深黄色至棕褐色（炒黄芥子），有香辣气，用时捣碎。

【炮制要求】 白芥子呈球形，表面灰白色至淡黄色。具细微的网纹，有明显的点状种脐。种皮薄而脆，破开后内有白色折叠的子叶，有油性。气微，味辛辣。黄芥子较小，表面黄色至棕黄色，少数呈暗红棕色。研碎后加水浸湿，则产生辛烈的特异臭气。

炒芥子形如芥子，表面淡黄色至深黄色（炒白芥子）或深黄色至棕褐色（炒黄芥子），偶有焦斑，有香辣气。

【炮制作用】   辛,温。归肺经。

生芥子温肺豁痰利气,散结通络止痛。用于寒痰咳嗽,胸胁胀痛,痰滞经络,关节麻木,疼痛,痰湿流注,阴疽肿毒。

炒芥子辛散走窜之性缓和,长于顺气豁痰。且质脆易碎,易于煎出药效成分,同时可破坏芥子酶,利于芥子苷的保存。常用于咳嗽气喘,食结成痞。

【贮藏】   置通风干燥处,防潮。

葶 苈 子

【处方用名】   葶苈子   炒葶苈子

【来源】   本品为十字花科植物播娘蒿 *Descurainia sophia*(L.) Webb. ex Prantl.或独行菜 *Lepidium apetalum* Willd.的干燥成熟种子。前者习称"南葶苈子",后者习称"北葶苈子"。夏季果实成熟时采割植株,晒干,搓出种子,除去杂质。

【炮制方法】

1. 葶苈子   取原药材,除去杂质,筛去灰屑。用时捣碎。

2. 炒葶苈子   取净葶苈子,置预热炒制容器内,用文火炒至有爆裂声,微鼓起时,取出,放凉。

【炮制要求】   南葶苈子呈长圆形,略扁,表面棕色或红棕色,微有光泽,具纵沟22条,其中1条较明显。一端钝圆,另一端微凹或较平截,中央凹入。气微,味微辛、苦,略带黏性。北葶苈子呈扁卵形,表面黄棕色或红棕色,微有光泽,一端钝圆,另一端渐尖而微凹。味微辛辣,黏性较强。

炒葶苈子形如葶苈子,微鼓起,表面棕黄色。有油香气,无黏性。

【炮制作用】   辛、苦,大寒。归肺、膀胱经。

生葶苈子泄肺平喘,行水消肿,用于痰涎壅肺,喘咳痰多,胸胁胀满,不得平卧,胸腹水肿,小便不利。

炒制后苦寒药性缓和,用于实中夹虚的患者。用于痰饮咳喘、肺痈等。

【贮藏】   置干燥处。

花   椒

【处方用名】   花椒   川椒   蜀椒   炒川椒   点红椒

【来源】   本品为芸香科植物青椒 *Zanthoxylum schinifolium* Sieb.et Zucc.或花椒 *Zanthoxylum bungeanum* Maxim.的干燥成熟果皮。秋季采收成熟果实,晒干,除去种子(椒目)和杂质。

【炮制方法】

1. 花椒   取原药材,除去种子(椒目)、果柄等杂质。

2. 炒花椒   取净花椒,置预热炒制容器内,用文火炒至颜色加深,有香气逸出,呈油亮光泽时,取出,晾凉。

【炮制要求】   青椒多为2~3个上部离生的小蓇葖果,集生于小果梗上,略呈球形,裂开为两瓣状。外表面灰绿色或暗绿色,散有多数油点及细密网状隆起的皱纹,内表面类白色,光滑。气香,味微甜而辛;花椒蓇葖果多单生,或外表紫红色至棕红色,散有多数疣状突起的油点,内表面淡黄色,香气浓,味麻辣而持久。

炒花椒颜色加深,具油亮光泽,偶见焦斑。

【炮制作用】   辛,温。归脾、胃、肾经。

生花椒辛热之性强,温中止痛,杀虫止痒。用于脘腹冷痛,呕吐泄泻,虫积腹痛;外治湿疹,阴痒。

炒后可减毒,辛散作用稍缓,用于脘腹寒痛,寒湿泄泻,虫积腹痛或吐蛔。

【贮藏】   置通风干燥处。

王 不 留 行

【处方用名】   王不留行   王不留   炒王不留行   炒王不留   炒不留   留行子

【来源】 本品为石竹科植物麦蓝菜 *Vaccaria segetalis*（Neck.）Garcke 的干燥成熟种子。夏季果实成熟、果皮尚未开裂时采割植株，晒干，打下种子，除去杂质，晒干。

【炮制方法】

1. **王不留行** 取原药材，除去杂质。

2. **炒王不留行** 取净王不留行投入预热炒制容器内，用中火加热，炒至大部分爆成白花，取出，放凉。

【炮制要求】 王不留行呈球形。表面黑色，少数红棕色，略有光泽，有细密颗粒状突起，一侧有一条凹陷的纵沟。质硬，胚乳白色，胚弯曲成环，子叶二。气微，味微涩、苦。

炒王不留行大部分呈类球形爆花状，表面白色，质地松脆。

【炮制作用】 性平，味苦。入肝、胃经。

王不留行生用长于消痈肿，疗乳痈或其他疮痈肿毒。

炒后体泡，易于煎出有效成分，且走散力强，长于活血通经、下乳消肿、利尿通淋。多用于产后乳汁不下，经闭，痛经，淋证涩痛，乳痈肿痛。

【贮藏】 置干燥处。

紫 苏 子

【处方用名】 苏子 紫苏子 黑苏子 炒苏子 炙苏子

【来源】 本品为唇形科植物紫苏 *Perilla frutescens*（L.）Britt.的干燥成熟果实。秋季果实成熟时采收，除去杂质，晒干。

【炮制方法】

1. **紫苏子** 取原药材，除去杂质，干燥。

2. **炒紫苏子** 取净紫苏子，置预热炒制容器内，用文火加热，炒至有爆裂声，表面颜色加深，断面浅黄色，并逸出香气时，取出，放凉。

【炮制要求】 紫苏子呈卵圆形或类球形。表面灰棕色或灰褐色，有微隆起的暗紫色网纹，基部稍尖，有灰白色点状果梗痕。果皮薄而脆，易压碎。种子黄白色。压碎有香气，味微辛。

炒紫苏子形如紫苏子，表面灰褐色，有细裂口，有焦香气。

【炮制作用】 辛，温。归肺经。

生紫苏子降气化痰，止咳平喘，润肠通便。用于痰壅气逆，咳嗽气喘，肠燥便秘。

炒后辛散之性缓和，质脆易碎，利于有效成分溶出。

【贮藏】 置通风干燥处，防蛀。

火 麻 仁

【处方用名】 火麻仁 麻子仁 麻仁 生麻仁 炒麻仁 冬麻子 大麻仁

【来源】 本品为桑科植物大麻 *Cannabis sativa* L.的干燥成熟果实。秋季果实成熟时采收，除去杂质，晒干。

【炮制方法】

1. **火麻仁** 取原药材，除净杂质及果皮。

2. **炒火麻仁** 取净火麻仁，置预热炒制容器内，用文火加热，炒至微黄色，有香气逸出，取出，放凉。

【炮制要求】 火麻仁呈卵圆形。表面灰绿色至灰黄色，有微细的白色或棕色网状纹理，两侧边有棱线，顶端略尖，基部有1圆形果柄痕。果皮薄而脆，易破碎。种皮绿色。气微，味淡。

炒火麻仁形如火麻仁，表面颜色加深，微具焦香气。

【炮制作用】 甘，平。归脾、胃、大肠经。

生火麻仁润肠通便。用于血虚津亏，肠燥便秘。

炒制后可提高煎出效果。

【贮藏】 置阴凉干燥处，防热，防蛀。

槐　花

【处方用名】 槐花　炒槐花　槐花炭

【来源】 本品为豆科植物槐 *Sophora japonica* L.的干燥花及花蕾。夏季花开放或花蕾形成时采收，及时干燥，除去枝、梗及杂质。前者习称"槐花"，后者习称"槐米"。

【炮制方法】

1. **槐花** 取原药材，除去杂质及枝梗，筛去灰屑。

2. **炒槐花** 取净槐花，置预热炒制容器内，用文火加热，炒至深黄色，取出，放凉。

3. **槐花炭** 取净槐花，置预热炒制容器内，用中火加热，炒至焦褐色，喷洒少许清水，灭尽火星，炒干，取出，凉透。

【炮制要求】 槐花皱缩而卷曲，花瓣多散落，完整者花萼钟状，黄绿色，花瓣黄色或黄白色，体轻。味微苦。槐米卵圆形或椭圆形，花萼黄绿色，上方为未开放的黄白色花瓣，内呈黄褐色。体轻，手捻即碎。味微苦涩。

炒槐花外表深黄色。槐花炭外表焦褐色。

【炮制作用】 苦，微寒。归肝、大肠经。

生槐花凉血止血，清肝泻火。多用于血热妄行，肝热目赤，头痛眩晕等。

炒槐花缓和苦寒之性，有杀酶保苷之功。清热凉血作用弱于生品。

槐花炭清热凉血作用极弱，具涩性，以止血力胜。用于咯血、衄血、便血、痔血、崩漏下血等多种出血证。

【贮藏】 置干燥处，防潮，防蛀。

苍　耳　子

【处方用名】 苍耳子　炒苍耳子

【来源】 本品为菊科植物苍耳 *Xanthium sibiricum* Patr.的干燥成熟带总苞的果实。秋季果实成熟时采收，干燥，除去梗、叶等杂质。

【炮制方法】

1. **苍耳子** 取原药材，除去杂质。用时捣碎。

2. **炒苍耳子** 取净苍耳子，置预热炒制容器内，用中火加热，炒至表面黄褐色，碾去刺，筛净。用时捣碎。

【炮制要求】 苍耳子呈纺锤形或卵圆形。表面黄棕色或黄绿色，全体有钩刺，质硬而韧。破开后内有双仁。有油性。气微，味微苦。

炒苍耳子形如苍耳子，表面黄褐色，有刺痕。微有香气。

【炮制作用】 辛、苦，温；有毒。归肺经。

苍耳子具有散风寒、通鼻窍、祛风湿功能。生苍耳子以消风止痒力强。常用于皮肤痒疹、疥癣及其他皮肤病。

炒苍耳子炮制后毒性降低，长于通鼻窍，祛风湿止痛。多用于鼻渊头痛，风湿痹痛，风寒头痛。

【贮藏】 置干燥处。

决　明　子

【处方用名】 决明子　草决明　炒决明子

【来源】 本品为豆科植物钝叶决明 *Cassia obtusifolia* L.或决明（小决明）*Cassia tora* L.的干燥成熟种子。秋季采收成熟果实，晒干，打下种子，除去杂质。

【炮制方法】

1. **决明子**　取原药材，除去杂质，干燥。用时捣碎。

2. **炒决明子**　取净决明子，置预热炒制容器内，用文火加热，炒至颜色加深，微鼓起，并逸出香气时，取出，放凉。用时捣碎。

【炮制要求】　决明子两端平行倾斜，形似马蹄。表面绿棕色或暗棕色，平滑有光泽，一端较平坦，另端斜尖，背腹两侧各有一条突起的线形凸纹。质坚硬。味微苦。小决明子为短圆柱形，较小，两端平行倾斜。

炒决明子形如决明子，微鼓起，表面绿褐色或暗棕色，偶有焦斑，微有香气。

【炮制作用】　甘、苦、咸，微寒。归肝、大肠经。

生决明子长于清热明目，润肠燥。用于目赤涩痛，畏光多泪，目暗不明，大便秘结。

决明子炒后可缓和寒泻之性，平肝养肾。可用于头痛眩晕。

【贮藏】　置干燥处。

牛 蒡 子

【处方用名】　牛蒡子　大力子　炒牛蒡子　炒大力子

【来源】　本品为菊科植物牛蒡 *Arctium lappa* L.的干燥成熟果实。秋季果实成熟时采收果序，晒干，打下果实，除去杂质，再晒干。

【炮制方法】

1. **牛蒡子**　取原药材，筛去灰屑及杂质。用时捣碎。

2. **炒牛蒡子**　取净牛蒡子，置预热炒制容器内，用文火加热，炒至微鼓起，有爆裂声，微有香气逸出时，取出，放凉。用时捣碎。

【炮制要求】　牛蒡子呈长倒卵形，略扁，微弯曲。表面灰褐色，带紫黑色斑点，有数条纵棱。果皮较硬，富油性。味苦后微辛而稍麻舌。

炒牛蒡子微鼓起，色泽加深，略具香气。

【炮制作用】　辛、苦，寒。归肺、胃经。

生牛蒡子长于疏散风热，宣肺透疹，解毒利咽。常用于风热感冒，痄腮肿痛，痈毒疮疡。

炒后能缓和寒滑之性，以免伤中，并且气香，宣散作用更佳，长于解毒透疹，利咽散结，化痰止咳。用于麻疹不透，咽喉肿痛，咳嗽气喘。

【贮藏】　置通风干燥处。

牵 牛 子

【处方用名】　牵牛子　黑丑　白丑　二丑　草金铃　炒牵牛子　炒二丑

【来源】　本品为旋花科植物裂叶牵牛 *Pharbitis nil*（L.）Choisy 或圆叶牵牛 *Pharbitis purpurea*（L.）Voigt 的干燥成熟种子。秋末果实成熟，果壳未开裂时采割植株，晒干，打下种子，除去杂质。

【炮制方法】

1. **牵牛子**　取原药材，除去杂质，干燥。用时捣碎。

2. **炒牵牛子**　取净牵牛子，置预热炒制容器内，用文火加热，炒至有爆裂声，微鼓起，颜色加深，断面浅黄色，微有香气，取出，摊晾。用时捣碎。

【炮制要求】　牵牛子似橘瓣状，表面灰黑色（黑牵牛）或淡黄白色（白牵牛），背面有1条浅纵沟，微凹。气微，味辛、苦，有麻舌感。

炒牵牛子形如牵牛子，表面黑褐色或黄棕色，稍鼓起，微具香气。

【炮制作用】　苦、寒，有毒。归肺、肾、大肠经。

牵牛子具有泻水通便、消痰涤饮、杀虫攻积功能。生牵牛子长于泻水通便，杀虫攻积。用于水肿胀满，二便不通，虫积腹痛。

炒后可降低毒性，缓和药性，以涤痰饮，消积滞见长。用于痰饮喘咳，饮食积滞、水肿胀满而体质较差者。

【贮藏】　置干燥处。

莱菔子

【处方用名】　莱菔子　萝卜子　炒莱菔子

【来源】　本品为十字花科植物萝卜 *Raphanus sativus* L.的干燥成熟种子。夏季果实成熟时采割植株，晒干，搓出种子，除去杂质，再晒干。

【炮制方法】

1. 莱菔子　取原药材，除去杂质。用时捣碎。

2. 炒莱菔子　取净莱菔子，置预热炒制容器内，用文火加热，炒至微鼓起，取出，放凉。用时捣碎。

【炮制要求】　莱菔子呈类卵圆形或椭圆形，稍扁，表面黄棕、红棕或灰棕色。气微，味淡，微苦辛。

炒莱菔子表面微鼓起，色泽加深，质酥脆，气微香。

【炮制作用】　辛、甘、平。归肺、脾、胃经。

生莱菔子能升能散，长于涌吐风痰。

莱菔子炒后变升为降，长于消食除胀，降气化痰。多用于饮食停滞，脘腹胀痛，大便秘结，积滞泻痢，痰壅喘咳。

【贮藏】　置通风干燥处，防蛀。

栀　子

【处方用名】　栀子　山栀　黄栀子　炒栀子　焦栀子　栀子炭

【来源】　本品为茜草科植物栀子 *Gardenia jasminoides* Ellis 的干燥成熟果实。9～11 月果实成熟呈红黄色时采收，除去果梗及杂质，蒸至上汽或置沸水中略烫，取出，干燥。

【炮制方法】

1. 栀子　取原药材，除去杂质，碾碎。

2. 炒栀子　取栀子碎块，置预热炒制容器内，用文火加热，炒至黄褐色时，取出，放凉。

3. 焦栀子　取栀子或栀子碎块，置预热炒制容器内，用中火加热，炒至表面焦褐色或焦黑色，果皮内表面及种子表面黄棕色或棕褐色时，取出，放凉。

【炮制要求】　栀子为不规则碎块状。果皮表面红黄色或棕红色。种子多数，扁卵圆形，集结成团，深红色或红黄色，表面密具细小疣状突起。味微酸而苦。

炒栀子形如栀子碎块，黄褐色。

焦栀子形如栀子或不规则碎块，表面焦褐色或焦黑色，果皮内表面棕色，种子表面黄棕色或棕褐色，气微，味微酸而苦。

【炮制作用】　苦，寒。归心、肺、三焦经。

栀子生品苦寒之性强，长于泻火除烦，清热利湿，凉血解毒。外用消肿止痛。常用于热病心烦，湿热黄疸，淋症涩痛，血热吐衄，目赤肿痛，火毒疮疡；外治扭挫伤病。

炒栀子缓和苦寒之性，长于清热除烦。常用于热郁心烦，肝热目赤。

焦栀子长于凉血止血。用于血热吐血，衄血，尿血，崩漏。

【贮藏】　置通风干燥处。

酸　枣　仁

【处方用名】　酸枣仁　炒酸枣仁

【来源】　本品为鼠李科植物酸枣 *Ziziphus jujuba* Mill.var.*spinosa*（Bunge）Hu ex H.F.Chou 的干燥

成熟种子。秋末冬初果实成熟时采收，除去果肉及核壳，收集种子，晒干。

【炮制方法】

1. **酸枣仁**　取原药材，除去残留核壳。用时捣碎。

2. **炒酸枣仁**　取净酸枣仁，置预热炒制容器内，用文火加热，炒至鼓起，色微变深时取出。用时捣碎。本品不宜久炒，否则油枯失效。

【炮制要求】　酸枣仁呈扁圆形或扁椭圆形。表面紫红色或紫褐色，平滑有光泽，有的有裂纹。一面较平坦，中间有一条隆起的纵线纹；另一面稍突起。一端凹陷。种皮硬脆，富油性。味微苦。

炒酸枣仁的种皮稍鼓起，色泽较深，偶有焦斑，具香气。

【炮制作用】　甘、酸，平。归肝、胆、心经。

生酸枣仁宜入清剂，具有养心补肝、宁心安神、敛汗、生津的作用。用于心阴不足和肝肾亏损的虚烦不眠，惊悸多梦，健忘，眩晕，耳鸣和胆热不眠。

酸枣仁炒后性偏温补，宜入温剂，长于养心敛汗，安神作用强于生品。用于心血不足或心气不足的惊悸，健忘，盗汗，自汗及胆虚不眠。

【贮藏】　置阴凉干燥处，防蛀。

二、炒　焦

将净选或切制后的药物，置炒制容器内，用中火或武火加热，炒至药物表面呈焦黄色或焦褐色，内部颜色加深，并有焦香气味。主要用于消食健脾、止泻的药物。

山　楂

【处方用名】　山楂　炒山楂　焦山楂　焦楂　山楂炭

【来源】　本品为蔷薇科植物山里红 *Crataegus pinnatifida* Bge.var.*major*　N. E. Br. 或山楂 *Crataegus pinnatifida* Bge.的干燥成熟果实。秋季果实成熟时采收，切片，干燥。

【炮制方法】

1. **山楂**　取原药材，除去杂质及脱落的核及果柄，筛去碎屑。

2. **焦山楂**　取净山楂，置预热炒制容器内，用中火加热，炒至颜色加深时，取出，放凉，筛去碎屑。

3. **炒山楂**　取净山楂，置预热炒制容器内，用中火加热，炒至表面色泽加深时，果肉呈黄褐色，取出，放凉，筛去碎屑。

【炮制要求】　山楂为圆片状，皱缩不平。外皮红色，具皱纹。中部横切片具 5 粒浅黄色果核，但核多脱落而中空。气微清香，味酸，微甜。

焦山楂形如山楂片，表面焦褐色，内部黄褐色，有焦香气。

炒山楂形如山楂片，果肉黄褐色，偶见焦斑，气清香，味酸，微甜。

【炮制作用】　酸、甘，微温。归脾、胃、肝经。

生山楂长于消食健胃，行气散瘀，化浊降脂。常用于肉食积滞，胃脘胀满，瘀血经闭、产后瘀阻、心血瘀阻、心腹刺痛、疝气疼痛以及冠心病、高血压、心绞痛、高脂血症等。

焦山楂酸味减弱，消食导滞作用增强。多用于肉食停滞，泻痢不爽。

炒山楂酸味减弱，药性缓和，减少对脾胃刺激，长于消食化积。

【贮藏】　置通风干燥处，防蛀。

槟　榔

【处方用名】　槟榔　大白　焦槟榔　槟榔炭

【来源】　本品为棕榈科植物槟榔 *Areca catechu* L.的干燥成熟种子。春末至秋初采收成熟果实，用水煮后，干燥，除去果皮，取出种子，干燥。

【炮制方法】

1. 槟榔　取原药材，除去杂质，用水浸泡，润透，切薄片，阴干，筛去碎屑。

2. 炒槟榔　取净槟榔片，置预热炒制容器内，用文火加热，炒至微黄色时，取出，放凉。筛去碎屑。

3. 焦槟榔　取净槟榔片，置预热炒制容器内，用文火加热，炒至焦黄色时，取出，放凉。筛去碎屑。

【炮制要求】　槟榔为类圆形薄片。切面呈棕色种皮与白色胚乳相间的大理石样花纹。气微，味涩，微苦。

炒槟榔形如槟榔片，表面微黄色，可见大理石样花纹。

焦槟榔形如槟榔片，表面焦黄色，可见大理石样花纹，质脆，易碎，气微，味涩，微苦。

【炮制作用】　苦、辛，温。归胃、大肠经。

生槟榔力峻，以杀虫、消积、行气、利水、截疟力胜。常用于肠道寄生虫病，积滞泻痢，里急后重，水肿脚气、疟疾。

炒槟榔药性缓和，避免克伐太过，耗伤正气。长于消食导滞，用于食积不消，痢疾里急后重。

焦槟榔长于消食导滞，用于食积不消，泻痢后重。

一般体虚患者用焦槟榔，体质较强患者用炒槟榔。

【贮藏】　置通风干燥处，防蛀。

川　楝　子

【处方用名】　川楝子　金铃子　炒川楝子

【来源】　本品为楝科植物川楝 *Melia toosendan* Sieb.et Zucc.的干燥成熟果实。冬季果实成熟时采收，除去杂质，干燥。

【炮制方法】

1. 川楝子　取原药材，除去杂质，用时捣碎。

2. 炒川楝子　取净川楝子，切厚片或碾碎，置预热炒制容器内，用中火加热，炒至表面焦黄色时，取出，放凉。筛去灰屑。

【炮制要求】　川楝子呈类球形，表面金黄色或棕黄色，微有光泽，具深棕色小点。外果皮革质，与果肉间常成空隙，果肉松软，淡黄色，遇水湿润有黏性。果核球形或卵圆形，质坚硬。气特异，味酸苦。

焦川楝子呈半球状、厚片或不规则碎块，表面焦黄色，偶见焦斑。气焦香，味酸、苦。

【炮制作用】　苦、寒；有小毒。归肝、小肠、膀胱经。

生川楝子有毒且滑肠，疏肝泻热，行气止痛，杀虫。用于肝郁化火，胸胁、脘腹胀痛，疝气疼痛，虫积腹痛。

川楝子炒焦后可缓和苦寒之性，降低毒性，减少滑肠之弊，以疏肝理气止痛力胜。用于胁肋疼痛及胃脘疼痛。

【贮藏】　置通风干燥处，防蛀。

三、炒　炭

炒炭是将净选或切制后的药物，置预热炒制容器内，用武火或中火加热，炒至药物表面焦黑色，内部呈焦黑色或焦褐色。炒炭要求存性，防止太过或不及。"存性"是指炒炭药物只能部分炭化，更不能灰化，未炭化部分仍应保存药物的固有气味；花、叶、草等炒炭后仍可清晰辨别药物原形，如槐花、菊花、侧柏叶、荆芥之类。操作时要适当掌握好火力，质地坚实的药物宜用武火，质地疏松的片、花、花粉、叶、全草类药物可用中火，视具体药物灵活掌握。在炒炭过程中，药物炒至一定程度时，因温度很高，易出现火星，特别是质地疏松的药物，须喷淋适量清水熄灭，以免引起燃烧。取出后必须摊开晾凉，经检查确无余热后再收贮，避免复燃。

大　蓟

【处方用名】　大蓟　大蓟炭

【来源】　本品为菊科植物蓟 *Cirsium japonicum* Fisch. ex DC.的干燥地上部分。夏、秋二季花开时采割地上部分，除去杂质，晒干。

【炮制方法】

1. **大蓟**　取原药材，除去杂质，抢水洗或润软后，切段，低温干燥。

2. **大蓟炭**　取净大蓟段，置预热炒制容器内，用武火加热翻炒至表面焦黑色，内部焦黄色，喷淋少许清水，灭尽火星，微炒干，取出，放凉。

【炮制要求】　大蓟为不规则的段。茎呈圆柱形，表面绿褐色或棕褐色，有数条纵棱，被丝状毛；断面灰白色，髓部疏松或中空。叶皱缩，多破碎，边缘具不等长的针刺；上表面灰绿色或黄棕色，下表面色较浅，两面均具灰白色丝状毛。头状花序多破碎。气微，味淡。

大蓟炭形如大蓟，表面黑褐色。质地疏脆，断面棕黑色，气焦香。

【炮制作用】　甘、苦，凉。归心、肝经。

生大蓟长于凉血止血，散瘀解毒消痈。用于衄血，吐血，尿血，便血，崩漏，外伤出血，痈肿疮毒。

大蓟炒炭后凉性减弱，收敛止血作用增强，用于衄血，吐血，尿血，便血，崩漏，外伤出血。

【贮藏】　置阴凉干燥处。

地　榆

【处方用名】　地榆　地榆炭

【来源】　本品为蔷薇科植物地榆 *Sanguisorba officinalis* L. 或长叶地榆 *Sanguisorba officinalis* L.var. *longifolia*（Bert.）Yü et Li 的干燥根。后者习称"绵地榆"。春季将发芽时或秋季植株枯萎后采挖，除去须根，洗净，干燥。或趁鲜切片，干燥。

【炮制方法】

1. **地榆**　取原药材，除去杂质；未切片者，洗净，除去残茎，润透，切厚片，干燥。

2. **地榆炭**　取净地榆片，置预热炒制容器内，用武火加热，炒至表面焦黑色、内部棕褐色时，取出，放凉。筛去碎屑。

【炮制要求】　地榆呈不规则纺锤形或圆柱形。切片者为类圆形片或斜切片。表面灰褐色至暗棕色，粗糙，有纵纹。质坚。味微苦涩。

地榆炭表面焦黑色，内部棕褐色。具焦香气，味微苦涩。

【炮制作用】　苦、酸、涩，微寒。归肝、大肠经。

生地榆以凉血止血，解毒敛疮力胜。用于便血，痔血，崩漏，血痢，水火烫伤，痈肿疮毒等。

地榆炒炭后长于收敛止血，用于各种出血证。

【贮藏】　置通风干燥处，防蛀。

蒲　黄

【处方用名】　蒲黄　生蒲黄　炒蒲黄　蒲黄炭

【来源】　本品为香蒲科植物水烛香蒲 *Typha angustifolia* L.、东方香蒲 *Typha orientalis* Presl 或同属植物的干燥花粉。夏季采收蒲棒上部的黄色雄花序，晒干后碾轧，筛取花粉。

【炮制方法】

1. **蒲黄**　取原药材，揉碎结块，过筛，除去花丝及杂质。

2. **蒲黄炭**　取净蒲黄，置预热炒制容器内，用中火加热，炒至棕褐色，喷淋少许清水，灭尽火星，取出，放凉。炮制注意火力与复燃。

【炮制】　蒲黄为黄色粉末。体轻，放水中漂浮水面。手捻有滑腻感，易附着手指。气微，味淡。蒲黄炭形如蒲黄，表面棕褐色或黑褐色。具焦香气，味微苦、涩。

【炮制作用】　甘，平。归肝、心包经。

生蒲黄性滑，以行血化瘀，利尿通淋力胜。多用于瘀血阻滞的胸腹刺痛，经闭痛经，产后瘀痛，跌扑肿痛，血淋涩痛。

蒲黄炭性涩，能增强止血作用。常用于各种出血证。

【贮藏】　置通风干燥处，防潮，防蛀。

荆　芥

【处方用名】　荆芥　荆芥炭

【来源】　本品为唇形科植物荆芥 *Schizonepeta tenuifolia* Briq. 的干燥地上部分。夏、秋二季花开到顶、穗绿时采割，除去杂质，晒干。

【炮制方法】

1. **荆芥**　取原药材，除去杂质，喷淋清水，洗净，润透，于 50℃烘 1 小时，切断，干燥，筛去碎屑。

2. **荆芥炭**　取净荆芥段，置预热炒制容器内，用武火加热，炒至表面焦黑色，内部焦黄色时，喷淋少量清水，灭尽火星。取出。晾干凉透。

【炮制要求】　荆芥为不规则的段。茎呈方柱形，表面黄绿色至紫棕色，被短柔毛，断面类白色。叶对生，叶片呈不规则碎片。穗状轮伞花序多破碎，花冠多脱落。小坚果棕黑色。气芳香。

荆芥炭形如荆芥，表面黑褐色，断面焦褐色，略具焦香气，味苦而辛。

【炮制作用】　辛，微温。归肺、肝经。

生荆芥解表散风、透疹，消疮。多用于感冒，头痛，麻疹，风疹，疮疡初起。

荆芥炭辛散作用极弱，具有收涩止血作用。常用于便血、崩漏，产后血晕等。

【贮藏】　置阴凉干燥处。

干　姜

【处方用名】　干姜　炮姜　姜炭

【来源】　本品为姜科植物姜 *Zingiber officinale* Rosc.的干燥根茎。冬季采挖，除去须根及泥沙，晒干或低温干燥。趁鲜切片晒干或低温干燥者称为"干姜片"。

【炮制方法】

1. **干姜**　取原药材，除去杂质，略泡，洗净，润透，切厚片或块，干燥，筛去碎屑。

2. **姜炭**　取净干姜块，置预热炒制容器内，用武火加热，炒至干姜鼓起，表面焦黑色，内部棕褐色，喷淋少许清水，灭尽火星，略炒，取出晾干，筛去碎屑。

【炮制要求】　干姜为不规则的片块状。表面灰黄色或浅黄棕色。切面黄白色，显粉性，有特异香气，味辛辣。

姜炭形如干姜片，表面焦黑色，内部棕褐色，体轻，质松脆。味微苦，微辣。

【炮制作用】　干姜辛，热。归脾、胃、肾、心、肺经。

生品具温中散寒，回阳通脉，温肺化饮的功效，能守能走，常用于脘腹冷痛，呕吐泄泻，肢冷脉微，痰饮咳喘。

姜炭辛味消失，守而不走，长于止血温经。可用于各种虚寒性出血，且出血较急、出血量较多者。

【贮藏】　置阴凉干燥处，防蛀。

藕　节

【处方用名】　藕节　藕节炭

【来源】　为睡莲科植物莲 *Nelumbo nucifera* Gaertn.的干燥根茎节部。秋、冬二季采挖根茎（藕），切取其节部，洗净，晒干，除去须根。

【炮制方法】

1. **藕节**　取原药材，除去杂质，剪去藕头及须毛，洗净，干燥。

2. **藕节炭**　取净藕节，置预热炒制容器内，用武火加热炒至外面呈黑褐色或焦黑色，内部呈黄褐色或棕褐色，喷淋清水少许，熄灭火星，取出，干燥，放凉。

【炮制要求】　藕节呈圆柱形。表面灰黄色或灰棕色，节部膨大，有多数须根或根痕，偶见鳞叶残茎。体轻而质硬，不易折断，横断面有多数类圆形孔，大小不等，气微，味甘，涩。

藕节炭形如藕节，表面黑褐色或焦黑色，内部黄褐色或棕褐色，味微甘、涩。

【炮制作用】　甘、涩，平；归肝、肺、胃经。

生品具有收敛止血、化瘀的功效。用于吐血、咯血、衄血、尿血、崩漏等出血证。

炒炭后收涩止血之功更佳。

【贮藏】　置干燥处，防潮，防蛀。

第 3 节　加辅料炒法

将某些固体辅料放入炒制容器内加热至一定程度，然后投入净制或切制后的药物共同拌炒的炮制方法，称为加辅料炒法。根据所加固体辅料的不同分为麸炒、米炒、土炒、砂炒（砂烫）、蛤粉炒和滑石粉炒等方法。

炮制辅料是指具有辅助作用的附加物料，它对主药起到增强疗效或降低毒性，或影响主药理化性质等作用。在加辅料炒中，河砂、滑石粉均有中间传热体作用，土、蛤粉既有中间传热体作用，又可协同增效。

链接

中间传热体作用主要是利用辅料的温度使药物受热均匀，质地酥脆，易于粉碎，利于有效成分煎出。协同增效主要是利用辅料的药性影响药物的作用。

加辅料炒所用火力一般要求用中火（麸炒、米炒、土炒、蛤粉炒、滑石粉炒），砂炒法一般要求用武火。

加辅料炒法的注意事项如下。

（1）炒前应除去药物中的杂质，并将药物大小分档，分批次炒制，以免生熟不匀。

（2）炒前药物需充分干燥，否则药物表面易粘辅料，影响药物质量，不能保证炒制品洁净度。

（3）加辅料炒时，一般先将辅料炒至一定程度时再投入药物共炒，如麸炒时要炒至冒烟；土炒时要炒至灵活状态。

（4）选择适宜的火力，控制好火候，以免药物炒制"太过"或"不及"。

（5）药物炒至所需程度后，应立即出锅，并及时筛去辅料，否则温度过高引起药物焦化。

一、麸　　炒

将净制或切制后的药物用麦麸熏炒的方法，称为麸炒法，又称"麦麸炒"或"麸皮炒"。

链接

炒制药物时所用麦麸未制者称为净麸炒或清麸炒；麦麸经用蜂蜜或红糖制过者则称蜜麸炒或糖麸炒。

麸炒法适用于补脾胃、作用强烈或有腥味的药物。

1. 麸炒的目的

（1）增强疗效：白术、山药等药物经麦麸炒制后，可以增强健脾作用。

（2）缓和药性：某些作用强烈的药物，如枳实具强烈的破气作用、苍术药性燥烈，经麸炒后药性缓和，不致耗气伤阴。

（3）矫臭矫味：如僵蚕，生品气味腥臭，经麸炒后，矫正其气味，便于服用。

2. 麸炒的操作方法　先用中火或武火将炒制容器烧热，再将麦麸均匀撒入容器内，至起烟时投入已净药物与麦麸翻炒，控制火力，炒至药物表面呈黄色至深黄色时，出锅，立即筛去麦麸，放凉。

麦麸一般用量：净药物每 100kg，用麦麸 10kg。

3. 麸炒的注意事项

（1）麸炒药物要求干燥并大小分档，以免药物黏附焦化的麦麸和生熟不匀。

（2）注意火力适当。麸炒一般用中火加热。要求麦麸均匀撒入锅中，待起浓烟后投药。锅温过低则不易起烟，可用少量麦麸投锅试投。

（3）辅料用量要适当。麸炒时借烟气将药物熏黄，过少烟气不足，达不到熏炒要求；过多发烟不均，翻炒不匀，并造成浪费。

（4）出锅应迅速并筛去残留的麦麸，以免造成炮制品发黑、火斑过重等现象。

> **链接**
>
> 麸炒之类火色匀，山药芡实薏米仁。白术白芍椿根皮，枳实枳壳和天虫。以上九种用辅料，百分之百用麸皮。持麸冒烟再倒货，炒至微黄便相宜。

苍　术

【处方用名】　苍术　麸炒苍术　炒苍术　焦苍术

【来源】　本品为菊科植物茅苍术 *Atractylodes lancea*（Thunb.）DC.或北苍术 *Atractylodes chinensis*（DC.）Koidz.的干燥根茎。春、秋二季采挖，除去泥沙，晒干，撞去须根。

【炮制方法】

1. 苍术　取原药材，除去杂质，洗净，润透，切厚片，干燥，筛去碎屑。

2. 麸炒苍术　先将炒制容器烧热，撒入麦麸，用中火加热，待冒烟时投入净制苍术片，不断翻动，炒至深黄色时取出，筛去麦麸，放凉。

净苍术片每 100kg，用麦麸 10kg。

【炮制要求】　苍术为不规则的圆形或条形厚片，外表面灰棕色至黄棕色，有皱纹，有时可见根痕。切面黄白色或灰白色，散有多数橙黄色或棕红色的油点（俗称"朱砂点"），可析出白色细针状结晶（习称"起霜"）。质坚实，气香特异，味微甘、辛、苦。

麸炒苍术形如苍术片，表面深黄色，散有多数棕褐色油室。有焦香气。

【炮制作用】　辛、苦，温。归脾、胃、肝经。

苍术具有燥湿健脾、祛风散寒的功能。生苍术温燥而辛烈，化湿和胃之力较强。且走表祛风湿，用于湿阻中焦，脘腹胀满，泄泻，水肿，风湿痹痛，感冒夹湿，脚膝疼痛，夜盲，眼目昏涩。

麸炒苍术辛味减弱，燥性缓和，气变芳香，健脾和胃作用增强。

【贮藏】　置阴凉干燥处。

枳　壳

【处方用名】　枳壳　炒枳壳

【来源】　本品为芸香科植物酸橙 *Citrus aurantium* L.及其栽培变种的干燥未成熟果实。7 月份果皮尚绿时采收，自中部横切为两半，晒干或低温干燥。

【炮制方法】

1. **枳壳** 取原药材，除去杂质，洗净，润透，去瓤，切薄片，干燥后筛去碎落的瓤核。

2. **麸炒枳壳** 先将炒制容器烧热，均匀撒入定量麦麸，用中火加热，待烟起投入净枳壳片，不断翻动，炒至颜色加深时取出，筛去麦麸，放凉。

净枳壳片每100kg，用麦麸10kg。

【炮制要求】 枳壳为不规则弧状条形薄片，周边外果皮棕褐色或褐色，中果皮黄白色至黄棕色，近外缘散有1~2列油室。质坚硬，不易折断。气香，味苦、微酸。

麸炒枳壳表面颜色加深，偶有焦斑，质脆，气香，酸味减弱。

【炮制作用】 苦、辛、酸，微寒。归脾、胃经。

生枳壳辛燥之性较强，长于理气宽中，行滞消胀。用于胸胁气滞，胀满疼痛，食积不化，痰饮内停，脏器下垂。

麸炒后减低其刺激性，缓和燥性和酸性，增强健胃消胀的作用。用于宿食停滞，呕逆嗳气。

【贮藏】 置阴凉干燥处，防蛀。

僵 蚕

【处方用名】 僵蚕 白僵蚕 炒僵蚕

【来源】 本品为蚕蛾科昆虫家蚕 *Bombyx mori* Linnaeus 4~5龄的幼虫感染（或人工接种）白僵菌 *Beauveria bassiana*（Bals.）Vuillant 而致死的干燥体。多于春、秋季生产，将感染白僵菌病死的蚕干燥。

【炮制方法】

1. **僵蚕** 取原药材，除去杂质，筛去灰屑、残丝，洗净，干燥。

2. **麸炒僵蚕** 先将炒制容器烧热，均匀撒入定量麦麸，用中火加热，待烟起投入净僵蚕，中火加热炒至表面黄色时，取出，筛去麦麸，放凉。

净僵蚕每100kg，用麦麸10kg。

【炮制要求】 僵蚕呈圆柱形，多弯曲皱缩。表面灰黄色，被有白色粉霜。质硬而脆，易折断，断面平坦，外层白色，中间有亮棕色或亮黑色的丝腺环4个。气微腥。味微咸。

麸炒僵蚕表面黄棕色或黄白色，偶有焦斑，气微腥，有焦麸气，味微咸。

【炮制作用】 咸、辛，平。归肝、肺、胃经。

僵蚕具有息风止痉、祛风止痛、化痰散结作用。生品辛散力强，以祛风定惊力胜。用于肝风夹痰，惊痫抽搐，小儿急惊风，破伤风，中风口喁，风热头痛，目赤咽痛，风疹瘙痒等。

麸炒后疏风走表之力稍减，长于化痰散结，用于瘰疬痰核、中风失音等。

【贮藏】 置干燥处，防蛀。

薏 苡 仁

【处方用名】 薏苡仁 苡仁 苡米 炒苡仁 炒苡米 麸苡仁 麸炒薏苡仁

【来源】 本品为禾本科植物薏苡 *Coix lacryma-jobi* L.var.*mayuen*（Roman.）Stapf 的干燥成熟种仁。秋季果实成熟时采割植株，晒干，打下果实，再晒干，除去外壳、黄褐色种皮及杂质，收集种仁。

【炮制方法】

1. **薏苡仁** 取原药材，除去杂质，筛去灰屑。

2. **麸炒薏苡仁** 取麸皮适量均匀撒在已预热炒制容器内，用中火加热至冒烟时，加入净薏苡仁，迅速翻动，炒至微黄色，取出，筛去麸皮，放凉。

净薏苡仁每100kg，用麸皮10kg。

【炮制要求】 本品呈宽卵形或长椭圆形。表面乳白色，光滑，偶有残存的黄褐色种皮。一端钝圆，另端较宽而微凹。背面圆凸，腹面有一条较宽而深的纵沟。质坚实，断面白色，粉性。气微，味微甜。

麸炒薏苡仁形如薏苡仁，微鼓起，表面微黄色。

【炮制作用】　性味甘、淡，凉。入脾、胃、肺经。

生品薏苡仁偏寒凉，长于利水渗湿，除痹，排脓，解毒散结。用于水肿，脚气，小便不利，湿痹拘挛，脾虚泄泻，肺痈，肠痈，赘疣等。

麸炒薏苡仁性偏平和，长于健脾止泻。

【贮藏】　置通风干燥处。防蛀。

二、米　　炒

将净制或切制后的药物与适量的米共同拌炒的方法，称为米炒法。多用于炮制一些补益脾胃药和某些有毒性昆虫类药物的炮制。

1. 米炒的目的

（1）增强药物的健脾止泻作用。如党参经米炒后，产生焦香气，且增强药物健脾和中的功效。

（2）降低药物的毒性。如红娘子、斑蝥经米炒后，部分毒性成分受热升华而挥散，部分被米吸附，毒性降低。

（3）矫正不良气味。昆虫类药物具腥臭气味，米炒后能矫正不良气味，便于服用。

2. 米炒的操作方法

（1）将米置预热炒制容器中加热至起烟，投入净药物，中火加热拌炒至一定程度，取出，筛去米，放凉。

（2）先将炒制容器预热，撒入浸湿的米，使其平贴于锅上，中火加热至起烟时，投入净制或切制的药物，轻轻翻动米上的药物至所需程度，取出，筛取米，放凉。

米一般用量：净药物每100kg，用米20kg。

3. 米炒的注意事项

（1）某些昆虫类药物的外表颜色较深，不容易通过色泽的变化判断炮制程度，可以借助米的颜色变化观察火候，一般炒至米呈焦黄或焦褐色为度。

（2）炮制植物类药物时，观察药物色泽变化，一般炒至药物变黄色为度。

（3）炮制红娘子、斑蝥等有毒药物时，操作人员要加强劳动保护，戴好手套、口罩、眼罩等，宜站在上风处，以免吸入有毒物质；炮制后的米需妥善处理，以免发生意外中毒。

党　　参

【处方用名】　党参　炒党参　炙党参

【来源】　本品为桔梗科植物党参 *Codonopsis pilosula*（Franch.）Nannf.、素花党参 *Codonopsis pilosula* Nannf. var.*modesta*（Nannf.）L.T.Shen 或川党参 *Codonopsis tangshen* Oliv.的根。秋季采挖，洗净，晒干。

【炮制方法】

1. 党参　取原药材，除去杂质，洗净，润透，切厚片，干燥。

2. 米炒党参　将米置预热容器内，用中火加热炒至冒烟时投入净党参拌炒，至党参呈深黄色，筛去米，放凉。

净党参片每100kg，用米20 kg。

3. 蜜炙党参　取炼蜜加适量开水稀释后，淋入净党参片中拌匀，稍微闷润，置炒制容器内，用文火加热，炒至黄棕色、不粘手时，取出晾凉。

每100kg党参片，用炼蜜20kg。

【炮制要求】　党参呈类圆形的厚片，外表皮灰黄色、黄棕色至灰棕色。切面皮部淡黄棕色至黄棕色，木质部淡黄色至黄色，有裂隙或菊花纹。有特殊香气，味微甜。

米炒党参形如党参片，表面深黄色，偶有焦斑。

蜜炙党参黄棕色，显光泽，味甜。

【炮制作用】　甘，平。归脾、肺经。

党参生品长于健脾益肺，养血生津。用于脾肺气虚，食少倦怠，咳嗽虚喘，气血不足，面色萎黄，心悸气短，津伤口渴，内热消渴。

米炒党参气味焦香，增强健脾止泻的作用。用于脾胃虚弱，泄泻，脱肛等。

蜜炙党参甘缓，增强补中益气作用，又可润燥养阴。用于气血两虚之证。

> **链　接**
>
> 　用党参 15g 切成薄片或打成粗粉，生姜 15g 捣烂取汁，大米或小米 60g，加水适量煮粥，空腹食用。作用：补气，生津，止呕，提神。适用于病后体弱或神经衰弱导致的头昏乏力、反胃吐酸等症。

【贮藏】　置通风干燥处，防蛀。

斑　蝥

【处方用名】　斑蝥　炒斑蝥　米炒斑蝥

【来源】　本品为芫青科昆虫南方大斑蝥 *Mylabris phalerata* Pallas 或黄黑小斑蝥 *Mylabris cichorii* Linnaeus 的干燥体。夏、秋两季捕捉，闷死或烫死，晒干。

【炮制方法】

1. **斑蝥**　取原药材，除去杂质。

2. **米炒斑蝥**　将米置预热炒制容器内，用中火加热炒至冒烟，投入净斑蝥拌炒，至米呈黄棕色、微挂火色时，取出，除去头、翅、足。

净斑蝥每 100kg，用米 20kg。

【炮制要求】　斑蝥呈长圆形。头及口器向下垂，有较大的复眼及触角各 1 对，触角多已脱落。背部具革质鞘翅 1 对，黑色，有 3 条黄色或棕黄色的横纹；鞘翅下面有棕褐色薄膜状透明的内翅 2 片。胸腹部乌黑色，胸部有足 3 对。有特殊的臭气。

米炒斑蝥头、足、翅形如生斑蝥，微挂火色，显光泽。质脆。具轻微臭味。

【炮制作用】　性热、味辛；有大毒。归肝、胃、肾经。

生斑蝥有大毒，气味奇臭，一般外用，以攻毒蚀疮为主；用于瘰疬恶疮，痈疽肿毒，顽癣瘙痒等。

斑蝥经米炒后降低毒性、矫正不良气味，可供内服。以破血逐瘀，散结消癥，攻毒蚀疮为主。用于癥瘕，经闭，顽癣，瘰疬等。

【贮藏】　置通风干燥处，防蛀。按毒剧药品管理。

三、土　炒

将净制或切制后的药物与适量灶心土（伏龙肝）拌炒的方法称为土炒法。土炒法常用于炮制补脾止泻的药物。

土炒的目的是温中补脾，止呕止泻。用作治疗脾胃疾病的药物，经土炒后，能增强其固脾止泄的功效。

1. **土炒的操作方法**　将灶心土细粉置预热炒制容器内，用中火加热至灵活状态，投入净药物，翻炒至药物表面均匀挂一层土粉（挂土色），并透出土香气时，取出，筛去土，放凉。

灶心土一般用量：净药物每 100kg，用灶心土 25～30kg。

2. **土炒的注意事项**

（1）灶心土在使用前需碾细过筛，土块过大则传热不均匀。

（2）灶心土预先加热至灵活状态，保证土温均匀一致，使药物内部的水分和汁液外渗，与土接触，在药物表面均匀挂一层土粉。若温度较低，则水分和汁液渗出较少，挂不住土粉或过筛即掉。

（3）药物投入炒制容器中后应调整火力，防止温度过高药物被烫焦，温度过低则药物内部水分及汁液渗出较少，粘不住灶心土。

（4）土炒同种药物时，土可以反复使用，若土色变深时应及时更换。

白　术

【处方用名】　白术　土炒白术　炒白术　麸炒白术

【来源】　本品为菊科植物白术 *Atractylodes macrocephala* Koidz.的干燥根茎。冬季下部叶枯黄、上部叶变脆时采挖，除去泥沙，烘干或晒干，再除去须根。

【炮制方法】

1. 白术　取原药材，除去杂质，洗净，润透，切厚片，干燥。筛去碎屑。

2. 麸炒白术　先将炒制容器烧热，撒入蜜炙麸皮，用中火加热，待冒烟时投入净白术片，不断翻动，炒至药物呈黄棕色、逸出焦香气，取出，筛去蜜炙麸皮。

净白术片每100kg，用蜜炙麸皮10kg。

3. 土炒白术　先将土粉置预热炒制容器内，用中火加热，炒至灵活状态时，投入净白术片，炒至白术表面均匀挂土粉时取出，筛去土粉，放凉。

净白术片每100kg，用灶心土25kg。

【炮制要求】　白术为不规则厚片。切面不平坦，黄白色至淡棕色，散在棕黄色的点状油室，木部具放射状纹理；烘干者断面角质样，色较深或有裂隙。气清香，味甘、微辛，嚼之略带黏性。

麸炒白术形如白术片，表面黄棕色，偶见焦斑，略有焦香气。

土炒白术表面土色，附有细土末，质脆。

【炮制作用】　苦、甘、温。归脾、胃经。

白术具有健脾益气、燥湿利水、止汗、安胎作用。生白术健脾燥湿，利水消肿力胜。用于脾虚食少、腹胀泄泻，痰饮，水肿，风湿痹痛。

麸炒白术气味芳香，燥性缓和，健脾益气作用强。常用于脾虚不思饮食，中气下陷。

土炒白术缓和燥性，补脾止泻力强，常用于脾虚腹泻。

【贮藏】　置阴凉干燥处，防蛀。

山　药

【处方用名】　山药　淮山药　土炒山药　炒山药

【来源】　本品为薯蓣科植物薯蓣 *Dioscorea opposita* Thunb. 的干燥根茎。冬季茎叶枯萎后采挖，切去根头，洗净，除去外皮及须根，干燥，习称"毛山药"；或除去外皮，趁鲜切厚片，干燥，称为"山药片"；也有选择肥大顺直的干燥山药，置清水中，浸至无干心，闷透，切齐两端，用木板搓成圆柱状，晒干，打光，习称"光山药"。

【炮制方法】

1. 山药　取毛山药或光山药，除去杂质，分开大小个，泡润至透，切厚片，干燥。

2. 麸炒山药　先将炒制容器烧热，撒入麦麸，冒烟时投入净山药片，不断翻动，炒至黄色取出，筛去麦麸，放凉。

每100kg净山药片，用麦麸10kg。

3. 土炒山药　先将土粉置预热炒制容器内，用中火加热至灵活状态，再投入净山药片拌炒，至表面均匀挂土粉时，取出，筛去土粉，放凉。

每100kg净山药片，用灶心土30kg。

【炮制要求】　本品为类圆形的厚片。切面黄白色或淡黄色。质坚脆，粉性。气微，味淡、微酸。

麸炒后形如山药片，切面黄白色或微黄色，偶见焦斑，略有焦香气。

土炒后呈土色，具土香气。

【炮制作用】　甘、平。归脾、肺、肾经。

生山药补脾养胃，生津益肺，补肾涩精。用于脾虚食少，久泻不止，肺虚喘咳，肾虚遗精，带下，尿频，虚热消渴。

麸炒山药补脾健胃，用于脾虚食少，泄泻便溏，白带过多。

土炒山药增强补脾止泻的作用，用于脾虚久泻。

【贮藏】　置通风干燥处，防蛀。

四、砂　炒

将净制或切制后的药物与热砂共同拌炒的方法称砂炒，亦称砂烫。适合炮制质地坚硬的药物。

1. 砂炒的目的

（1）增强疗效，便于调剂和制剂：砂炒使药物质地酥脆，便于粉碎和煎煮，如龟甲、鳖甲、狗脊等。

（2）降低毒性：毒性药材经砂炒后，部分毒性成分被破坏，降低了毒性，如马钱子等。

（3）便于净制去毛：有些药物长有绒毛，属非药用部位，经砂炒后使之变脆容易除去，如骨碎补、狗脊、马钱子等。

（4）矫臭矫味：某些气味不良的药材，经砂炒后，其气味得到一定程度的矫正，如鸡内金、刺猬皮等。

2. 砂炒的操作方法

（1）制砂方法

1）制普通砂：取河砂，筛去石子，选取颗粒均匀的中粗河砂，用清水洗净泥土，去除杂质，干燥，备用。

2）油砂的制备：筛取中等粗河砂，置炒制容器内加热，加入 1%~2% 的食用植物油拌炒，炒至油烟散尽，砂的色泽均匀加深并显油亮光泽时，取出，放凉，备用。

油砂特点：黑亮，滑利，不易粘药和粘锅，温度高，易使药物色泽均匀。

（2）砂炒方法：取制备好的砂置预热炒制容器内，用武火加热至灵活状态，投入净制分档的药物，不断用热砂掩埋、翻炒，至药物质地酥脆或膨胀鼓起，或边缘卷曲，外表黄色或加深时，取出，筛去砂，放凉；或趁热将药物投入醋液中略浸，取出，干燥。砂的用量以能掩盖所加药物为度。

3. 砂炒的注意事项

（1）河砂可以反复使用，但需将其中残留的杂质除去。炒过毒性药材的砂不可再炒其他药物。

（2）每次使用油砂前还需添加食用油拌炒后再用。

（3）砂温过高易使药物焦糊，应添加冷砂或调小火力以控制砂温。

（4）砂炒的温度高，需勤加翻动，及时出锅并立刻筛去热砂；需要醋浸淬的药物应趁热投入醋液。

骨　碎　补

【处方用名】　骨碎补　制骨碎补

【来源】　本品为水龙骨科植物槲蕨 *Drynaria fortunei*（Kunze）J. Sm. 的干燥根茎。全年均可采挖，除去泥沙，干燥或再燎去茸毛（鳞片）。

【炮制方法】

1. 骨碎补　取原药材，除去杂质，洗净，润透，切厚片，干燥。

2. 砂烫骨碎补　将砂置预热炒制容器内，用武火加热，炒至砂呈灵活状态时加入净制的骨碎补，烫炒至鼓起，毛呈焦黄色，迅速取出，筛去砂，撞去毛。

【炮制要求】　骨碎补为不规则厚片。表面深棕色至棕褐色，常残留细小棕色的鳞片。切面红棕色，维管束呈黄色点状，排列成环。味淡，微涩。

砂炒后为扁圆状鼓起的厚片，呈黄棕色至深棕色，质轻、酥松。

【炮制作用】　苦、温。归肝、肾经。

骨碎补具有补肾强骨、疗伤止痛作用；外用消风祛斑。生品密被绒毛，不易除净，质地坚硬，难以粉碎和煎出有效成分，临床多炮制后应用。

砂炒后，易于除去绒毛，利于调剂和制剂。用于跌扑闪挫，肾虚腰痛，筋骨痿软，耳鸣耳聋，牙齿松动，筋骨折伤；外治斑秃、白癜风等。

【贮藏】　置干燥处。

马　钱　子

【处方用名】　马钱子　制马钱子

【来源】　本品为马钱科植物马钱 *Strychnos nux-vomica* L.的干燥成熟种子。冬季采收成熟果实，取出种子，晒干。

【炮制方法】

1. 马钱子　取原药材，除去杂质。

2. 制马钱子　将砂置预热炒制容器内，用武火加热至滑利容易翻动时，投入大小一致的净马钱子，不断翻动，至药物外表呈棕褐色或深棕色时，取出，筛去砂，放凉，除去绒毛。

3. 马钱子粉　取制马钱子，粉碎成细粉，测定士的宁含量后，加适量淀粉，使士的宁含量为 0.78～0.82%，马钱子碱含量不得少于 0.50%。

【炮制要求】　马钱子呈纽扣状圆板形，常一面隆起，一面稍凹下，表面密被灰棕或灰绿色绢状茸毛，自中间向四周呈辐射状排列，有丝样光泽。边缘稍隆起，较厚。质坚硬。气微，味极苦。

制马钱子形如马钱子，两面均膨胀鼓起，边缘较厚。表面棕褐色或深棕色，质坚脆。气微香，味极苦。

马钱子粉呈黄褐色粉末，气微香，味极苦。

【炮制作用】　苦，温；有大毒。归肝、脾经。

马钱子通络止痛，散结消肿，生品有大毒，且质地坚硬，外覆大量细绒毛，不易加工，多外用。用于痈疽初起，关节肿痛，外伤瘀血肿痛。

制马钱子毒性降低，质地酥脆，易于粉碎，便于内服，一般入丸散剂。多用于风湿痹痛，跌打损伤，瘀血疼痛。

马钱子粉控制毒性，通络止痛，散结消肿，用于跌打损伤，骨折肿痛，风湿顽痹，麻木瘫痪，痈疽疮毒，咽喉肿痛。

【贮藏】　密闭保存，置干燥处。

鳖　甲

【处方用名】　鳖甲　炙鳖甲　制鳖甲　酥鳖甲　醋鳖甲

【来源】　本品为鳖科动物鳖 *Trionyx sinensis* Wiegmann 的背甲。全年均可捕捉，以秋、冬二季为多，捕捉后杀死，置沸水中烫至背甲上的硬皮能剥落时，取出，剥取背甲，除去残肉，晒干。

【炮制方法】

1. 鳖甲　取原药材，置蒸制容器内，沸水蒸 45 分钟，取出，放入热水中，立即用硬刷除去皮肉，洗净，晒干。

2. 醋鳖甲　将砂置预热炒制容器内，用武火加热至滑利容易翻动时，投入大小一致的净鳖甲，拌炒至表面淡黄色，质地酥脆时，取出，趁热投入醋液中稍浸，捞出，干燥。用时捣碎。

每 100kg 净鳖甲，用醋 20kg。

【炮制要求】　鳖甲为不规则碎片。外表面黑褐色或墨绿色，略有光泽，内表面类白色。质坚硬，气微腥，味淡。

醋鳖甲形如鳖甲，淡黄色，质酥脆，略具醋气。

【炮制作用】　咸，微寒。归肝、肾经。

鳖甲具有滋阴潜阳、退热除蒸、软坚散结作用。生鳖甲养阴清热，潜阳息风，多用于热病伤阴或内伤虚热，虚风内动。

醋鳖甲质地酥脆，利于粉碎、煎出有效成分，增强药物入肝消积、软坚散结的作用。常用于闭经、癥瘕肿块。

【贮藏】　置干燥处，防蛀。

龟　甲

【处方用名】　龟甲　龟板　炙龟板　制龟板　酥龟板　醋龟甲　醋龟板

【来源】　本品为龟科动物乌龟 *Chinemys reevesii*（Gray）的背甲及腹甲。全年均可捕捉，以秋、冬二季为多，捕捉后杀死，或用沸水烫死，剥取背甲或腹甲，除去残肉，晒干。

【炮制方法】

1. **龟甲**　取原药材，置蒸制容器内，沸水蒸 45 分钟，取出，放入热水中，立即用硬刷除去皮肉，洗净，晒干。

2. **醋龟甲**　将砂置预热炒制容器内，用武火加热至滑利容易翻动时，投入大小一致的净龟甲，拌炒至表面淡黄色，质地酥脆时，取出，趁热投入醋液中稍浸，捞出，干燥。用时捣碎。

每 100kg 净鳖甲，用醋 20kg。

【炮制要求】　龟甲为不规则的小碎片，外表面棕褐色或黑褐色（背甲）、黄棕色或棕黑色（腹甲）。有放射状纹理，内表面黄白色至灰白色，边缘呈锯齿状。质坚硬。气微腥，味微咸。

醋龟甲形如龟甲，表面黄色或棕褐色。质酥脆，略有醋气。

【炮制作用】　咸、甘，微寒。归肝、肾、心经。

龟甲具有滋阴潜阳、益肾强骨、养血补心、固精止崩作用。生龟甲质坚，滋阴潜阳力强，多用于肝风内动、肝阳上亢。

醋龟甲质地酥脆，利于煎出有效成分，补肾健骨，滋阴止血，固精止崩力强，多用于劳热咯血，筋骨痿软，潮热盗汗，崩漏经多，心虚健忘。

【贮藏】　置干燥处，防蛀。

鸡　内　金

【处方用名】　鸡内金　内金　鸡肫皮　炒鸡内金　醋鸡内金

【来源】　本品为雉科动物家鸡 *Gallus gallus domesticus* Brisson 的干燥沙囊内壁。杀鸡后，取出鸡肫，立即剥取内壁，洗净，干燥。

【炮制方法】

1. **鸡内金**　取原药材，除去杂质，洗净，干燥。

2. **炒鸡内金**　将大小一致的净鸡内金置预热炒制容器内，用中火加热，炒至鼓起，取出，放凉。

3. **砂烫鸡内金**　将砂置预热炒制容器内，用中火加热至滑利容易翻动时，投入大小一致的净鸡内金，不断翻动，炒至鼓起卷曲、酥脆，呈黄色或焦黄色时取出，筛去砂子，放凉。

4. **醋鸡内金**　将大小一致的净鸡内金，置预热炒制容器内，用文火加热，炒至鼓起、卷曲时，喷醋，取出，干燥。

每 100kg 净鸡内金，用醋 15kg。

【炮制要求】　本品为不规则卷片。表面黄色、黄绿色或黄褐色，薄而半透明，具明显的条状皱纹。质脆，易碎，断面角质样，有光泽。气微腥，味微苦。

炒鸡内金和砂烫鸡内金发泡卷曲，表面暗黄褐色或焦黄色，质松脆，易碎，有香气。

醋鸡内金表面黄褐色，鼓起，略有醋气。

【炮制作用】　甘、平。归脾、胃、小肠、膀胱经。

鸡内金具有健胃消食、涩精止遗、通淋化石作用。生鸡内金长于攻积，通淋化石，用于石淋涩痛、胆胀胁痛等泌尿系统和胆道结石。

炒鸡内金和砂炒鸡内金质地酥脆，利于粉碎和煎出有效成分，增强健脾消积的作用，多用于食积不消、肝虚泄泻、小儿疳积等。

醋鸡内金增强疏肝助脾的作用，多用于脾胃虚弱、肝脾失调之脘腹胀满，胆胀胁痛等。

【贮藏】　置干燥处。防蛀。

五、蛤　粉　炒

将净制或切制后的药物与适量蛤粉共同拌炒的方法称蛤粉炒，又称蛤粉烫。适用于烫制动物胶类药物。

1．蛤粉炒的目的

（1）使药物质地酥脆，便于粉碎和制剂。胶类物质经蛤粉炒后，质地酥脆，失去胶性，易于粉碎和煎煮。

（2）降低药物滋腻之性，矫正不良气味。胶类药物经蛤粉炒后，黏滞性降低，利于服用。

（3）提高疗效。阿胶经蛤粉炒后产生协同作用，增强清热化痰作用。

2．蛤粉炒的操作方法　将研细过筛的蛤粉置预热炒制容器内，中火加热至滑利易翻动时，投入净制药物，不断翻埋烫炒至膨胀鼓起，内部酥松时取出，筛去蛤粉，放凉。

蛤粉一般用量：净药物每 100kg，用蛤粉 30～50kg。

3．蛤粉炒的注意事项

（1）胶块切成丁状，大小分档，分别炒制。

（2）蛤粉炒时应适当控制火力，防止焦糊或烫僵，温度过高可加入适量冷蛤粉调节温度。

（3）胶丁下锅后应快速翻炒，防止粘连造成不圆整而影响外观质量。

（4）炒制同种药物，蛤粉可反复使用，颜色加深后应及时更换。

阿　胶

【处方用名】　阿胶　阿胶珠　胶珠　炒阿胶

【来源】　本品为马科动物驴 *Equus asinus* L.的干燥皮或鲜皮经煎煮、浓缩制成的固体胶。

链　接

阿胶始载于《神农本草经》，列为上品。《名医别录》载："阿胶生东平郡（今山东东平县），煮牛皮作之，出东阿县。"陶弘景又曰："今东都下亦能作之。用皮亦有老少，胶则有清浊。"《本草图经》曰："今郓州皆能作之。以阿县城北井水作煮为真。造之，阿井水煎乌驴皮，如常煎胶法。其井官禁，真胶极难得。……大抵以驴皮得阿井水乃佳耳……"《本草纲目》云："凡造诸胶，自十月至二、三月间，用牸牛、水牛、驴皮者为上，猪、马、骡、驼皮者次之，其旧皮、鞋、履等物者为下。俱取生皮，水浸四五日，洗刮极净。"根据上述记载可知古代阿胶原料用牛皮、驴皮及其他多种动物皮类，但以驴皮用阿井水煎成者为最佳。

【炮制方法】

1．阿胶丁　取原药材，置文火上烘软，捣成碎块。

2．蛤粉炒阿胶　将蛤粉置预热炒制容器内，用中火加热至灵活状态时，投入 1cm 左右阿胶丁，不断翻埋，烫至鼓起呈圆球状，内无溏心时，取出，筛去蛤粉，放凉。

阿胶每 100kg，用蛤粉 30～50kg。

【炮制要求】　本品为长方形、方形块或丁状。棕色至黑褐色，有光泽。质硬而脆，断面光亮，碎片对光照视呈棕色半透明。气微，味微甘。

阿胶珠类圆球形，灰白色或棕黄色，附有白色粉末，体轻，质酥，易碎，断面中空或多孔状，淡黄色至棕色，气微香，味微甘。

【炮制作用】　甘、平。归肺、肝、肾经。

生阿胶长于补血滋阴，润燥，止血。用于血虚萎黄，眩晕心悸，肌痿无力，心烦失眠，虚风内动，肺燥咳嗽，劳嗽咯血，吐血尿血，便血崩漏，妊娠胎漏。

蛤粉炒阿胶降低滋腻之性，质地酥脆，宜入丸散。长于补肺润燥，用于阴虚咳嗽，久咳少痰或痰中带血。

【贮藏】　密闭保存。

鹿 角 胶

【处方用名】　鹿角胶　鹿角胶珠

【来源】　本品为鹿科动物马鹿 *Cervus elaphus* Linnaeus.或梅花鹿 *Cervus nippon* Temminck 已骨化的角或锯茸后翌年春季脱落的角基，分别习称"马鹿角"、"梅花鹿角"、"鹿角脱盘"。经水煎煮、浓缩制成的固体胶。

【炮制方法】

1. 鹿角胶　取原药材，除去杂质，捣成碎块，或烘软后，切成小方块。

2. 鹿角胶珠　将蛤粉置预热炒制容器内，用中火加热至灵活状态时，投入大小一致的鹿角胶块，不断翻埋，烫至鼓起呈圆球状，内无溏心时，取出，筛去蛤粉。

鹿角胶每 100kg，用蛤粉 30～50kg。

【炮制要求】　本品为扁方块。黄棕色或红棕色，半透明，有的上部有黄白色泡沫层。质脆，易碎，断面光亮。气微，味微甜。

鹿角胶珠呈类圆形，表面黄白色或淡黄色，较光滑，附有蛤粉。质松泡易碎。气微，味微甘。

【炮制作用】　咸，温。归肝、肾经。

生鹿角胶温肾阳，强筋骨，行血消肿。用于肝肾亏损所致阳痿遗精，腰脊冷痛，阴疽疮疡，乳痈初起，瘀血肿痛。

蛤粉炒后降低其滋腻之性，并矫正不良气味，使质地酥脆，利于粉碎与服用，可入丸、散剂。

【贮藏】　置干燥处。

六、滑 石 粉 炒

将净制或切制后的药物与适量的滑石粉共同拌炒的方法称滑石粉炒，又称滑石粉烫。适用于炮制韧性大的动物类药物。

1. 滑石粉炒的目的

（1）使药物质地酥脆，便于粉碎和煎煮，如象皮、黄狗肾等韧性大的药物，经滑石粉炒后，质地松泡酥脆，利于粉碎和煎煮。

（2）降低毒性：如水蛭生品有毒性，经滑石粉炒后毒性降低。

（3）矫正不良气味：一些动物类药物具有腥臭气味，滑石粉炒后能矫正其不良气味。

2. 滑石粉炒的操作方法　将滑石粉置预热炒制容器内，用中火加热至灵活状态，投入大小一致的药物翻炒至质地酥脆、鼓起、颜色加深、刺卷曲时，取出，筛去辅料。

滑石粉一般用量：净药物每 100kg，用滑石粉 40kg。

3. 滑石粉炒的注意事项

（1）操作时，要适当调节火力，防止药物生熟不均或烫焦，若温度过高可添加适量冷滑石粉调节温度。

（2）滑石粉可反复使用，如颜色加深应及时更换。

水 蛭

【处方用名】　水蛭　制水蛭　炒水蛭

【来源】　本品为水蛭科动物蚂蟥 *Whitmania pigra* Whitman、水蛭 *Hirudo nipponica* Whitman 或柳叶蚂蟥 *Whitmania acranulata* Whitman 的干燥全体。夏、秋二季捕捉，用沸水烫死，晒干或低温干燥。

【炮制方法】

1. 水蛭　取原药材，洗净，切断，干燥。

2. 烫水蛭　将滑石粉置预热炒制容器内，用中火加热，炒至灵活状态时投入大小一致的净水蛭，不断翻埋烫炒至微鼓起，黑棕色有腥臭气时，取出，筛去滑石粉，放凉。

【炮制要求】　呈不规则小段，有多数环节。背部黑褐色或黑棕色，稍隆起；腹面平坦，棕黄色。质脆，易折断，断面胶质状。气微腥。

滑石粉炒后微鼓起，背部黑褐色，腹面棕黄色至棕褐色，附有少量滑石粉。断面松泡，灰白色至焦黄色。气微腥。

【炮制作用】　咸、苦，平；有小毒。归肝经。

生水蛭破血通经，逐瘀消癥。用于瘀血经闭、癥瘕痞块、中风偏瘫，跌扑损伤。

烫水蛭毒性降低，质地酥脆，利于粉碎，并矫正不良气味和杀死虫卵，便于贮存，用于内损瘀血，心腹疼痛，跌打损伤。

【贮藏】　置干燥处，防蛀。

自 测 题

一、填空题

1. 一般说来，炒黄多用＿＿＿＿火，炒焦多用＿＿＿＿＿火，炒炭多用＿＿＿＿＿＿火。加辅料炒多用＿＿＿＿＿＿火或＿＿＿＿＿火。

2. 药物炒制前需＿＿＿＿＿＿，分次炒制，以免＿＿＿＿＿造成药物生熟不匀。

3. 清炒法按炒制的程度不同分为＿＿＿＿＿＿、＿＿＿＿＿＿、＿＿＿＿＿＿。

4. 炒焦的目的是增强药物＿＿＿＿＿＿的功效或减少药物的＿＿＿＿＿＿。

5. 炒黄时一般炒至药物表面＿＿＿＿＿色或较原色加深，或＿＿＿＿＿、膨胀、鼓起，或＿＿＿＿＿，或爆裂开花或有爆裂声，或透出＿＿＿＿＿。

6. 大蓟生品长于＿＿＿＿＿。大蓟炒炭后凉性减弱，＿＿＿＿＿作用增强。

7. 米炒斑蝥时，一般每 100kg 净斑蝥，用米＿＿＿＿＿＿。

8. 滑石粉炒适用于＿＿＿＿＿＿较大的动物类药物。

9. 由于蛤粉传热缓慢，颗粒细小，适用于烫制＿＿＿＿＿药物。

二、选择题

A 型题

1. "方言熬者，即今之炒也"出自（　　　）

　A.《金匮玉函经》　　　　B.《用药法象》
　C.《汤液本草》　　　　　D.《新修本草》
　E.《太平圣惠方》

2. 下列选项除（　　　）外均用炒黄法炮制。

　A. 黑芝麻　　B. 葶苈子　　C. 花椒
　D. 苍耳子　　E. 苍术

3. 炒后缓和寒滑之性的是（　　　）

　A. 王不留行　　B. 牵牛子　　C. 牛蒡子
　D. 酸枣仁　　　E. 蔓荆子

4. 荆芥的常用炮制方法是（　　　）

　A. 炒黄法　　B. 炒焦法　　C. 麸炒法
　D. 炒炭法　　E. 砂炒法

5. 生用善于泻火，制后可以缓和苦寒之性的药材是（　　　）

　A. 栀子　　　B. 槟榔　　　C. 山楂
　D. 川楝子　　E. 党参

6. 砂炒马钱子最佳条件是（　　　）

　A. 200～250℃，3～4 分钟
　B. 200～250℃，5～12 分钟
　C. 230～240℃，3～4 分钟
　D. 230～240℃，5～12 分钟
　E. 240～260℃，3～4 分钟

7. 米炒斑蝥能降低药物的毒性，其原理是（　　　）

　A. 斑蝥素分解　　　　B. 斑蝥素氧化
　C. 斑蝥素还原　　　　D. 斑蝥素升华
　E. 斑蝥素中和

8. 苍术中对人体有明显的副作用，中医称为"燥性"的成分是过量的（　　　）

　A. 苷类　　B. 生物碱类　　C. 挥发油类
　D. 鞣质类　　E. 有机酸类

9. 山药常见的炮制方法有（　　　）

　A. 土炒、麸炒　　　　B. 土炒、砂炒
　C. 滑石粉炒、麸炒　　D. 米炒、麸炒

E. 蛤粉炒、砂炒

10. 党参常见的炮制方法有（　　）

　　A. 麸炒　　　　B. 土炒　　　　C. 滑石粉炒

　　D. 米炒　　　　E. 蛤粉炒

11. 麸炒法将麦麸均匀撒入热锅中，投入药物的标准是（　　）

　　A. 麦麸微热　　B. 麦麸烫手　　C. 麦麸起烟

　　D. 麦麸稍黑　　E. 麦麸炭化

12. 荆芥炒后具有（　　）作用。

　　A. 补血　　　　B. 活血化瘀　　C. 利于粉碎

　　D. 收涩止血　　E. 质地酥脆

13. 焦苍术的作用为（　　）

　　A. 健脾燥湿　　B. 化湿和胃　　C. 固肠止泻

　　D. 行气宽中　　E. 消食健胃

14. 蒲黄的炮制方法是（　　）

　　A. 炒黄法　　　B. 炒焦法　　　C. 麸炒法

　　D. 炒炭法　　　E. 米炒法

15. 如用于暖脾胃、回阳救逆，则选用（　　）

　　A. 生姜　　　　B. 干姜　　　　C. 炮姜

　　D. 姜炭　　　　E. 姜汁

16. 炒后缓和寒滑之性的是（　　）

　　A. 王不留行　　B. 牵牛子　　　C. 决明子

　　D. 酸枣仁　　　E. 苍术

17. 不用麸炒法炮制的药物是（　　）

　　A. 苍术　　　　B. 山楂　　　　C. 白术

　　D. 山药　　　　E. 僵蚕

18. 白术的哪种炮制品气味芳香、健脾益气作用强（　　）

　　A. 生白术　　　B. 土炒白术　　C. 炒白术炭

　　D. 麸炒白术　　E. 焦白术

19. 米炒斑蝥能降低药物的毒性，其原理是（　　）

　　A. 斑蝥素分解　　　B. 斑蝥素氧化

　　C. 斑蝥素还原　　　D. 斑蝥素升华

　　E. 斑蝥素合成

20. 阿胶的炮制方法宜选用（　　）

　　A. 炒炭法　　　B. 砂炒法　　　C. 蛤粉炒法

　　D. 滑石粉炒法　E. 米炒法

B 型题

（21～23 题共用选项）

　　A. 炒焦法　　　B. 砂炒法　　　C. 土炒法

　　D. 麸炒法　　　E. 蛤粉炒法

21. 山楂的炮制方法宜选用（　　）

22. 阿胶的炮制方法宜选用（　　）

23. 马钱子的炮制方法宜选用（　　）

（24～28 题共用选项）

　　A. 炒酸枣仁　　B. 炒决明子　　C. 炒白果仁

　　D. 炒槐花　　　E. 炒牵牛子

24. 增强止血作用的是（　　）

25. 缓和峻下之性的是（　　）

26. 养心敛汗的是（　　）

27. 缓和寒泻之性的是（　　）

28. 降低毒性的是（　　）

（29～33 题共用选项）

　　A. 炒黄法　　　B. 炒焦法　　　C. 炒炭法

　　D. 麸炒法　　　E. 米炒法

29. 荆芥的炮制宜用（　　）

30. 苍耳子的炮制宜用（　　）

31. 党参的炮制宜用（　　）

32. 白芥子常用的炮制方法是（　　）

33. 僵蚕常用的炮制方法是（　　）

（34～37 题共用选项）

　　A. 消食化积　　B. 消食止泻　　C. 止血止泻

　　D. 活血化瘀　　E. 健脾和胃

34. 炒山楂长于（　　）

35. 生山楂长于（　　）

36. 焦山楂长于（　　）

37. 山楂炭长于（　　）

X 型题

38. 既可炒黄又可麸炒的是（　　）

　　A. 白芥子　　　B. 薏苡仁　　　C. 芜蔚子

　　D. 紫苏子　　　E. 芡实

39. 中药炮制时常用的液体辅料有（　　）

　　A. 醋　　　　　B. 蜂蜜　　　　C. 盐水

　　D. 姜汁　　　　E. 麻油

40. 炒后易于粉碎的有（　　）

　　A. 王不留行　　B. 穿山甲　　　C. 白芥子

　　D. 牵牛子　　　E. 葶苈子

41. 炮制后去小毒的有（　　）

　　A. 花椒　　　　B. 薏苡仁　　　C. 苍耳子

　　D. 牵牛子　　　E. 白果

42. 下列既可以炒焦又可以炒炭的药材是（　　）

　　A. 槟榔　　　　B. 栀子　　　　C. 川楝子

　　D. 山楂　　　　E. 槐米

43. 下列哪些是麸炒的目的（　　）

　　A. 增强疗效　　　　　B. 缓和药性

　　C. 破坏酶　　　　　　D. 矫臭矫味

　　E. 便于服用

44. 哪些是阿胶珠的成品性状（　　）

　　A. 圆球形　　　　　　B. 质松脆

　　C. 外表灰白色　　　　D. 外表焦褐色

　　E. 内部蜂窝状

45. 哪些是滑石粉炒的目的（　　）

　　A. 降低毒性　　　　　B. 矫正不良气味

　　C. 引药归经　　　　　D. 利于药物粉碎

　　E. 引药入肝

46. 清炒法的目的在于（　　）

　　A. 利于美观

　　B. 增强疗效

　　C. 降低毒性或消除副作用

D. 缓和或改变药性

E. 增强或产生止血作用

47. 哪些药物宜进行砂炒加工炮制（　　）

A. 山药　　　　B. 鸡内金　　　C. 马钱子

D. 象皮　　　　E. 穿山甲

三、问答题

1. 什么是"逢子必炒"？

2. 苍术生品、麸炒品和焦苍术各有何作用？麸炒苍术能缓和燥性的原理是什么？

3. 简述斑蝥的炮制方法。米炒斑蝥能降低毒性的原理是什么？

（邵　芸）

第 1 节 概 述

一、炙法的含义

将净选或切制后的药物，加入一定量的液体辅料拌炒，使辅料逐渐渗入药物组织内部的炮制方法称为炙法。

二、炙法的分类

炙法根据所用液体辅料的不同，可分为酒炙、醋炙、盐炙、姜炙、蜜炙、油炙等法。

三、主 要 目 的

药物经炙法加工后在性味、归经、功效、作用趋向和理化性质方面均能发生某些变化，有减毒抑偏、增强疗效、矫臭矫味等作用，从而在临床上达到安全有效。

四、操 作 方 法

炙法与加辅料炒法在操作方法上既有共同点，又有区别。炙法用的是液体辅料，辅料渗入药物内部，对药物只起辅助作用；操作时可以先拌辅料后炒药或者先炒药后加辅料；炙法所用温度较低，一般用文火，在锅内翻炒时间稍长，以药物炒干为宜。

链接

加辅料炒法使用固体辅料，辅料除对药物起辅助作用外，还有中间传热体作用；操作时一般先预热辅料后投药；加辅料炒的温度较高，一般用中火或武火，在锅内翻炒时间较短，药物表面颜色变黄或加深。

第 2 节 酒 炙 法

将净选或切制后的药物，加入一定量酒拌炒的方法称为酒炙法。多用于活血散瘀、祛风通络药物及动物类药物。

一、主 要 目 的

1. **增强活血通络功效** 当归、川芎等一些活血祛瘀通络药常用酒炙，一方面使药物有效成分易于溶出而增强疗效，另一方面使酒与药物共同发挥作用。

2. **改变、缓和药性，引药上行** 大黄、龙胆等苦寒药，性本沉降下行，多用于清中、下焦湿热。酒炙后能缓和寒性、免伤中焦阳气，又能引药上行，清上焦邪热。

3. **矫味矫臭** 乌梢蛇、蕲蛇、金钱白花蛇等一些具有腥气的动物类药，经酒炙后可减弱腥臭气味，便于服用。

4. **增强温肾助阳作用** 仙茅酒炙增强其温肾助阳作用。

二、操 作 方 法

1. **先拌酒后炒药** 将净制或切制后的药物与一定量的酒拌匀，稍闷润，待酒被吸尽后，置炒制容器内，用文火炒干，取出晾凉。一般多采用此法，本法适用于质地较坚实的根及根茎类药物，如续断、川芎、丹参等。

2. 先炒药后加酒　先将净制或切制后的药物置炒制容器内，加热至一定程度，再喷洒一定量的酒炒干，取出晾凉。因为此法不易使酒渗入药物内部，加热翻炒时，酒易迅速挥发，所以一般少用，只有个别药物采用此法，本法适用于质地疏松的药物，如五灵脂。

酒炙法所用的酒以黄酒为主。酒的用量：一般为每100kg药物，用黄酒10~20kg。

三、注 意 事 项

1. 酒炙前药物要大小分档。

2. 注意药物与酒的比例，闷润过程中容器上面应加盖密闭，以防酒迅速挥发，并且润透后再加热。

3. 如酒的用量较少，不易与药物拌匀时，可先将酒加适量水稀释后，再与药物拌润。

4. 酒炙一般用文火加热，勤翻动，要亮锅底，使药物受热均匀。

黄 连

【处方用名】　黄连　酒黄连　姜黄连　吴萸连　萸黄连

【来源】　本品为毛茛科植物黄连 *Coptis chinensis* Franch.、三角叶黄连 *Coptis deltoidea* C. Y. Cheng et Hsiao 或云连 *Coptis teeta* Wall.的干燥根茎。以上三种分别习称"味连""雅连""云连"，其中"味连"，又叫"鸡爪连"。秋季采挖，除去须根和泥沙，干燥，撞去残留须根。

【炮制方法】

1. 黄连　取原药材，除去杂质，抢水洗净，润透，切薄片，晾干，筛去碎屑；或用时捣碎。

2. 酒黄连　取净黄连片，加入定量黄酒拌匀，稍闷润，待酒被吸尽后，置炒制容器内，用文火加热，炒干，取出晾凉，筛去碎屑。

每100kg黄连片，用黄酒12.5kg。

3. 姜黄连　取净黄连片，用姜汁拌匀，稍闷润，待姜汁被吸尽后，置炒制容器内，用文火加热，炒干，取出晾凉，筛去碎屑。

每100kg黄连片，用生姜12.5kg（若用干姜则用量为生姜的1/3）。

4. 萸黄连　取吴茱萸加适量水煎煮，取汁去渣，煎液与净黄连片拌匀，稍闷润，待药液被吸尽后，置炒制容器内，用文火炒至近干，取出晾凉，筛去碎屑。

每100kg黄连片，用吴茱萸10kg。

【炮制要求】　黄连呈不规则的薄片，外表皮灰黄色或黄褐色，粗糙，有细小的须根，切面或碎断面鲜黄色或红黄色，具放射状纹理，气微，味极苦。

酒黄连色泽较生片加深，略有酒香气。

姜黄连表面棕黄色，味苦，有姜的辛辣味。

萸黄连表面棕黄色，味苦，有吴茱萸的辛辣味。

【炮制作用】　苦，寒。归心、脾、胃、肝、胆、大肠经。

生黄连苦寒之性强，清热燥湿、泻火解毒，善清心火，用于湿热痞满，呕吐吞酸，泻痢，黄疸，高热神昏，心火亢盛，心烦不寐，心悸不宁，血热吐衄，目赤，牙痛，消渴，痈肿疔疮；外治湿疹，湿疮，耳道流脓。

酒炙黄连缓其寒性，借酒力引药上行，善于清上焦火热，用于目赤、口疮。

姜炙黄连缓其寒性，止呕作用增强，善于清胃和胃止呕，用于寒热互结，湿热中阻，痞满呕吐。

吴茱萸制黄连抑制其苦寒之性，使其寒而不滞，善于舒肝和胃止呕。用于肝胃不和，呕吐吞酸。

【贮藏】　置通风干燥处。

大 黄

【处方用名】　大黄　酒大黄　醋大黄　熟大黄　大黄炭

【来源】　本品为蓼科植物掌叶大黄 *Rheum palmatum* L.、唐古特大黄 *Rheum tanguticum* Maxim. ex Balf. 或药用大黄 *Rheum officinale* Baill. 的干燥根及根茎。秋末茎叶枯萎或次春发芽前采挖,除去细根,刮去外皮,切瓣或段,绳穿成串干燥或直接干燥。

【炮制方法】

1. **大黄**　取原药材,除去杂质,大小分开,洗净,捞出,润透,切厚片或块,晾干或低温干燥,筛去碎屑。

2. **酒大黄**　取净大黄片或块,用黄酒喷淋拌匀,稍闷润,待酒被吸尽后,置炒制容器内,用文火炒干,色泽加深,取出晾凉,筛去碎屑。

每 100kg 大黄片或块,用黄酒 10kg。

3. **熟大黄**(除了酒炖,还有酒蒸的操作方法)　取净大黄片或块,用黄酒拌匀,闷 1～2 小时至酒被吸尽,装入炖药罐内或适宜容器内,密闭,隔水炖 24～32 小时至大黄内外均呈黑色时,取出,干燥。

每 100kg 大黄,用黄酒 30kg。

4. **大黄炭**　取净大黄片或块,置炒制容器内,用武火加热,炒至外表呈焦黑色、内部焦褐色时,取出晾凉。

5. **醋大黄**　取净大黄片或块,用米醋拌匀,稍闷润,待醋被吸尽后,置炒制容器内,用文火加热,炒干,取出,晾凉,筛去碎屑。

每 100kg 大黄片或块,用米醋 15kg。

【炮制要求】　大黄为不规则厚片或块,表面黄棕色或棕褐色,有的可见类白色网状纹理及星点(异型维管束)散在,残留的外皮棕褐色,多具绳孔及粗皱纹。质坚实,有的中心稍松软,气清香,味苦而微涩,嚼之粘牙,有砂粒感。

酒大黄表面深棕黄色,有的可见焦斑,微有酒香气。

熟大黄呈不规则的块片,表面黑色,断面中间隐约可见放射状纹理。质坚硬,气微香。

大黄炭表面焦黑色,内部深棕色或焦褐色,具焦香气,味微苦。

醋大黄表面深棕色或棕褐色,断面浅棕色,略有醋香气。

【炮制作用】　苦,寒。归脾、胃、大肠、肝、心包经。

生大黄苦寒沉降,泻下作用峻烈,能泻下攻积,清热泻火,凉血解毒,逐瘀通经,利湿退黄。用于实热积滞便秘,血热吐衄,黄疸尿赤,目赤咽肿,痈肿疔疮,肠痈腹痛,跌打损伤,瘀血经闭,产后瘀阻,湿热痢疾,淋证,水肿,外治烧烫伤。

酒炙大黄泻下作用缓和,借酒力引药上行,善清上焦血分热毒。用于目赤咽肿,齿龈肿痛。

熟大黄泻下力缓、泻火解毒,腹痛之副作用减轻,活血祛瘀之功增强。用于火毒疮疡。

大黄炭泻下作用极微,长于凉血化瘀止血。多用于血热有瘀出血证。

醋大黄泻下作用缓和,长于消积化瘀,散瘀止痛功能较强。用于食积痞满,产后瘀停。

【贮藏】　置通风干燥处,防蛀。

乌 梢 蛇

【处方用名】　乌梢蛇　乌梢蛇肉　酒乌梢蛇

【来源】　本品为游蛇科乌梢蛇 *Zaocys dhumnades*(Cantor)的干燥体。多于夏、秋二季捕捉,剖开蛇腹或剥去蛇皮留头尾,除去内脏,盘成圆盘状,干燥。

【炮制方法】

1. **乌梢蛇**　取原药材,除去头、鳞片及灰屑,切段,筛去碎屑。

2. **乌梢蛇肉**　取净乌梢蛇,去头、鳞片后,用定量黄酒闷透,除去皮骨,切段,干燥,筛去碎屑。

每 100kg 乌梢蛇,用黄酒 20kg。

3. **酒乌梢蛇**　取净乌梢蛇段,加入定量黄酒拌匀,稍闷润,用文火加热,炒至微黄色,取出晾凉,筛去碎屑。

每 100kg 乌梢蛇段，用黄酒 20kg。

【炮制要求】 乌梢蛇呈段状，表皮乌黑色或黑褐色，无光泽，切面黄白色或灰棕色。质坚硬，气腥，味淡。

乌梢蛇肉，呈段片状，无皮骨，肉厚柔软，淡黄色至黄褐色。质脆，气腥，略有酒气。

酒乌梢蛇呈段状，棕褐色至黑色，质脆，气腥，略有酒气。

【炮制作用】 甘，平。归肝经。

生乌梢蛇长于祛风，通络，止痉，腥臭气重，用于湿疹、瘙痒等。

酒乌梢蛇能增强祛风、通络、止痉作用，并能矫臭、防腐，利于服用和贮存。多用于风湿顽痹，麻木拘挛，中风，口眼㖞斜，半身不遂，皮肤顽癣等。

【贮藏】 置干燥处，防霉，防蛀。

蕲 蛇

【处方用名】 蕲蛇　蕲蛇肉　酒蕲蛇

【来源】 本品为蝰科动物五步蛇 *Agkistrodon acutus*（Guenther）的干燥体。多于夏、秋二季捕捉，剖开蛇腹，除去内脏，洗净，用竹片撑开腹部，盘成圆盘状，干燥后拆除竹片。

【炮制方法】

1. **蕲蛇** 取原药材，除去头、鳞，切成寸段，筛去碎屑。

2. **蕲蛇肉** 取蕲蛇段，用定量黄酒润透后，除去鳞、骨，取净肉，干燥，筛去碎屑。

每 100kg 蕲蛇，用黄酒 20kg。

3. **酒蕲蛇** 取蕲蛇段，加入定量黄酒拌匀，稍闷润，待酒被吸尽后，置炒制容器内，用文火加热，炒至黄色，取出晾凉，筛去碎屑。

每 100kg 蕲蛇段，用黄酒 20kg。

【炮制要求】 蕲蛇呈小段状，背部黑褐色，表皮光滑，有明显的鳞斑，可见不完整的方胜纹，腹部可见白色肋骨，呈黄白色、淡黄色或黄色。气腥，味微咸。

蕲蛇肉呈小段块状，深黄色肉条及黑褐色皮，略有酒气，味微咸。

酒蕲蛇呈段状，表面棕褐色或黑色色泽加深，略有酒气，气腥，味微咸。

【炮制作用】 甘、咸。温；有毒。归肝经。

蕲蛇生品气腥，不利于服用和粉碎，临床较少应用。除去头、鳞，可除去毒性。

蕲蛇肉与酒蕲蛇功能相同，具有祛风、通络、止痉功效。酒制后归肝经，能增强祛风、通络、止痉的功效，并可矫臭、矫味。用于风湿顽痹，麻木拘挛，中风，口眼㖞斜，半身不遂，抽搐痉挛，疥癣等。

【贮藏】 置干燥处，防霉，防蛀。

地 龙

【处方用名】 地龙　酒地龙

【来源】 本品为钜蚓科动物参环毛蚓 *Pheretima aspergillum*（E. Perrier）、通俗环毛蚓 *Pheretima vulgaris* Chen、威廉环毛蚓 *Pheretima guillelmi*（Michaelsen）或栉盲环毛蚓 *Pheretima pectinifera* Michaelsen 的干燥体。前一种习称"广地龙"，后三种习称"沪地龙"。广地龙春季至秋季捕捉，沪地龙夏季捕捉，及时剖开腹部，除去内脏和泥沙，洗净，晒干或低温干燥。

【炮制方法】

1. **地龙** 取原药材，除去杂质，洗净，切段，干燥，筛去碎屑。

2. **酒地龙** 取净地龙段，加入定量黄酒拌匀，稍闷润，待酒被吸尽后，置炒制容器内用文火加热，炒至表面呈棕色时，取出晾凉。

每 100kg 地龙段，用黄酒 12.5kg。

【炮制要求】 广地龙为薄片状小段，边缘略卷，具环节，背部棕褐色至紫灰色，腹部浅黄棕色，生殖环较光亮。体轻，略呈革质，质韧不易折断。气腥，味微咸。沪地龙为不规则碎段，表面棕褐色至黄褐色，多皱缩不平，生殖环带多不明显。体轻，质脆易折断，肉薄。

酒地龙表面色泽加深，偶见焦斑，略具酒气。

【炮制作用】 咸，寒。归肝、脾、膀胱经。

生地龙清热定惊，通络，平喘，利尿。用于高热神昏，惊痫抽搐，关节痹痛，肢体麻木，半身不遂，肺热喘咳，水肿尿少等。

酒炙后质地酥脆，利于粉碎和矫味，便于内服外用，又可增强通经活络、祛瘀止痛作用，用于偏正头痛，寒湿痹痛，骨折肿痛等。

【贮藏】 置通风干燥处，防霉，防蛀。

龙　胆

【处方用名】 龙胆　酒龙胆

【来源】 本品为龙胆科植物条叶龙胆 *Gentiana manshurica* Kitag.、龙胆 *Gentiana scabra* Bge.、三花龙胆 *Gentiana triflora* Pall. 或滇龙胆 *Gentiana rigescens* Franch.的干燥根和根茎。前三种习称"龙胆"，后一种习称"坚龙胆"。春、秋二季采挖，洗净，干燥。

【炮制方法】

1. **龙胆** 取原药材，除去杂质及残茎，洗净，闷润至透，切段，干燥，筛去碎屑。

2. **酒龙胆** 取净龙胆段，喷淋定量黄酒拌匀，稍闷润，待酒被吸尽后，置炒制容器内，用文火加热，炒干，取出晾凉，筛去碎屑。

每 100kg 龙胆，用黄酒 10kg。

【炮制要求】 龙胆为不规则的段，根圆柱形，表面淡黄色至黄棕色，有的有横皱纹，具纵皱纹。切面皮部黄白色至棕黄色，木质部色较浅。气微，味甚苦。

酒龙胆色泽加深，表面黄棕色至深棕色，略有酒气。

【炮制作用】 苦，寒。归肝、胆经。

龙胆具有清热燥湿、泻肝胆火功能。生龙胆苦寒之性强，长于清热泻火燥湿、泻肝胆火，用于湿热黄疸，阴肿阴痒，带下，湿疹瘙痒，肝火目赤，惊风抽搐。

酒龙胆苦寒之性缓和，酒制后，升提药力，引药上行。用于肝胆实火所致的头胀头痛，耳鸣耳聋，以及风热目赤肿痛等。

【贮藏】 置干燥处。

丹　参

【处方用名】 丹参　酒丹参

【来源】 本品为唇形科植物丹参 *Salvia miltiorrhiza* Bge. 的干燥根及根茎。春、秋二季采挖，除去泥沙，干燥。

【炮制方法】

1. **丹参** 取原药材，除去杂质及残茎，洗净，润透，切厚片，干燥。

2. **酒丹参** 取净丹参片，加入定量黄酒拌匀，稍闷润，待酒被吸尽后，置炒制容器内，用文火加热，炒干，取出晾凉。筛去碎屑。

每 100kg 丹参片，用黄酒 10kg。

【炮制要求】 丹参为类圆形或椭圆形的厚片，片面红黄色或黄棕色，有散在的黄白色筋脉点，呈放射状排列，中心略黄，周边外皮暗红棕色。气微，味微苦涩。

酒丹参表面红褐色，略具酒香气。

【炮制作用】 苦，微寒。归心、肝经。

临床丹参多生用，生品偏寒凉，具有活血祛瘀、清心除烦、通经止痛、凉血消痈的功能。用于胸痹心痛，脘腹胁痛，癥瘕积聚，热痹疼痛，心烦不眠，月经不调，痛经经闭，疮疡肿痛等。

丹参酒炙，寒凉之性缓和，活血祛瘀、通经止痛之功增强。多用于月经不调，痛经，心胸疼痛，风湿痹痛。

【贮藏】　置于干燥处。

益　母　草

【处方用名】　益母草　酒益母草

【来源】　本品为唇形科植物益母草 *Leonurus japonicus* Houtt. 的新鲜或干燥地上部分。鲜品春季幼苗期至初夏花前期采割；干品夏季茎叶茂盛、花未开或初开时采割，晒干，或切段晒干。

【炮制方法】

1. **鲜益母草**　除去杂质，迅速洗净。

2. **干益母草**　取原药材，除去杂质，切去残根，洗净，润透，切段，干燥。

3. **酒益母草**　取净益母草段，喷洒定量黄酒拌匀，稍闷润，待酒被吸尽后，置炒制容器内，用文火加热，炒干，取出晾凉。

每 100kg 益母草段，用黄酒 15kg。

【炮制要求】　益母草为不规则的段状，茎、叶、花混合。茎方形，黄绿色（鲜品）或灰绿色（干品），断面中部有髓。叶青绿色（鲜品）或灰绿色（干品），交互对生，有柄。轮伞花序腋生，小花淡紫色。气微，味微苦。

酒益母草表面色泽加深，偶见焦斑，略具酒气。

【炮制作用】　苦、辛，归肝、心包、膀胱经。

生益母草活血调经，利尿消肿，清热解毒。用于月经不调，痛经、经闭，恶露不尽，水肿尿少，疮疡肿毒。

酒益母草寒性缓和，活血祛瘀、调经止痛的作用增强。多用于月经不调，恶露不尽，瘀滞作痛及跌打伤痛等。

【贮藏】　干益母草置干燥处，鲜益母草置阴凉潮湿处。

川　芎

【处方用名】　川芎　酒川芎

【来源】　本品为伞形科植物川芎 *Ligusticum Chuanxiong* Hort. 的干燥根茎。夏季当茎上的节盘显著突出，并略带紫色时采挖，除去泥沙，晒后烘干，再去须根。

【炮制方法】

1. **川芎**　取原药材，除去杂质，大小分开，略泡，洗净，润透，切厚片，干燥。筛去碎屑。

2. **酒川芎**　取净川芎片，加入定量黄酒拌匀，稍闷润，待酒被吸尽后，置炒制容器内用文火加热，炒至棕黄色时，取出晾凉。筛去碎屑。

每 100kg 川芎片，用黄酒 10kg。

【炮制要求】　川芎为不规则的薄厚片，外表皮灰褐色或褐色，有皱缩纹，切面表面黄白色或灰黄色，片面可见波状环纹或不规则多角形的纹理，散有黄棕色的小油点（油室），切面光滑，周边粗糙不整齐。质坚韧。气浓香，味苦辛，稍有麻舌感，微回甜。

酒川芎色泽加深，偶见焦斑，质坚脆，略有酒气。

【炮制作用】　辛，温。归肝、胆、心包经。

生川芎气厚味薄，辛香走窜，长于活血行气，祛风止痛，用于胸痹心痛，胸胁刺痛，月经不调，经闭痛经，癥瘕腹痛，跌打肿痛，头痛，风湿痹痛。

酒川芎酒制后，能引药上行，增强活血、行气、止痛作用。多用于血瘀头痛，偏头痛，风寒湿痛，产后瘀阻腹痛等。

【贮藏】 置阴凉干燥处。防蛀。

白 芍

【处方用名】 白芍 炒白芍 酒白芍 醋白芍 土炒白芍

【来源】 本品为毛茛科植物芍药 *Paeonia lactiflora* Pall. 的干燥根。夏、秋二季采挖，洗净，除去头尾及细根，置沸水中煮后除去外皮或去皮后再煮，晒干。

【炮制方法】

1. **白芍** 取原药材，除去杂质，大小条分开，洗净，润透，切薄片，干燥，筛去碎屑。

2. **酒白芍** 取净白芍片，加入定量黄酒拌匀，稍闷润，待酒被吸尽后，置炒制容器内，用文火加热，炒干，取出晾凉，筛去碎屑。

每100kg白芍片，用黄酒10kg。

3. **炒白芍** 取净白芍片，置炒制容器内，用文火加热，炒至表面微黄色，取出晾凉，筛去碎屑。

4. **醋白芍** 取净白芍片，加入定量醋拌匀闷润，待醋被吸尽后，置炒制容器内，用文火加热，炒干，取出晾凉，筛去碎屑。

每100kg白芍片，用醋15kg。

5. **土炒白芍** 取定量灶心土细粉，置炒制容器内，用中火加热，炒至土呈灵活状态，加入净白芍片，炒至表面挂土色，微显焦黄色时，取出，筛去土粉，摊开放凉。

每100kg白芍片，用灶心土粉20kg。

【炮制要求】 白芍为近圆形或椭圆形的薄片，表面类白色或淡棕红色,切面微带棕红色或类白色，有明显的形成层环，可见稍隆起的筋脉纹呈放射状排列；气微，味微苦，酸。

酒白芍表面微黄色或淡棕黄色，有的可见焦斑，微有酒香气。

炒白芍表面微黄色或淡棕黄色，有的可见焦斑，气微香。

醋白芍表面微黄色，微有醋气。

土炒白芍表面土黄色，微有焦土气。

【炮制作用】 苦、酸，微寒。归肝、脾经。

白芍具有养血调经、敛阴止汗、柔肝止痛、平抑肝阳作用。生白芍长于泻肝火，平抑肝阳，养阴除烦，多用于血虚萎黄，月经不调，自汗，盗汗，胁痛，腹痛，头痛眩晕。

酒白芍降低寒性，善于调经止血，柔肝止痛，用于肝郁血虚，胁痛腹痛，月经不调。

炒白芍寒性缓和，以养血敛阴为主。用于腹痛泄泻，自汗盗汗。

醋白芍炙后入肝，疏肝解郁、止血作用增强。用于肝郁乳汁不通，尿血等。

土炒白芍借土气入脾，增强柔肝和脾、止泻的作用，适用于肝旺脾虚，腹痛腹泻。

【贮藏】 置干燥处，防蛀。

当 归

【处方用名】 当归 酒当归 土炒当归 当归炭

【来源】 本品为伞形科植物当归 *Angelica sinensis*（Oliv.）Diels 的干燥根。秋末采挖，除去须根及泥沙，待水分稍蒸发后，捆成小把，上棚，用烟火慢慢熏干。

【炮制方法】

1. **当归（全当归）** 取原药材，除去杂质，洗净，稍润，切薄片，晒干或低温干燥。筛去碎屑。

2. **酒当归** 取净当归片，加入定量黄酒拌匀，稍闷润，待酒被吸尽后，置炒制容器内，用文火加热，炒至深黄色，取出晾凉。

每100kg当归片，用黄酒10kg。

3.**土炒当归** 将灶心土粉置炒制容器内，中火炒至灵活状态，倒入净当归片，炒至当归片上挂上土粉时，取出。筛去土，摊凉。

每 100kg 当归片，用灶心土粉 30kg。

4. 当归炭　取净当归片，置炒制容器内，用中火加热，炒至微黑色，取出晾凉。

【炮制要求】　当归为椭圆形、或类圆形或不规则薄片，外表皮浅棕色至棕褐色。切面浅棕黄色或黄白色，片面平坦，有裂隙，中间有浅棕色的形成层环，并有多数棕色的油点。质柔韧，香气浓郁，味甘辛，微苦。

酒当归表面深黄色或浅棕黄色，偶见焦斑，香气浓郁，并略有酒香气。

土炒当归表面土黄色，具土香气。

当归炭表面黑褐色，断面灰棕色，质枯脆，气味减弱，并带涩味。

【炮制作用】　甘、辛，温。归肝、心、脾经。

当归生品质润，长于补血活血，调经止痛，润肠通便。用于血虚萎黄，眩晕心悸，月经不调，经闭痛经，虚寒腹痛，风湿痹痛，跌扑损伤，肠燥便秘，痈疽疮疡。

酒炙后增强活血通经、祛瘀止痛作用。用于经闭痛经，风湿痹痛，跌扑损伤。

土炒后，既补血，又不致滑肠。用于血虚便溏，中焦虚寒。

炒炭后，以止血和血为主。用于月经过多及血虚出血。

【贮藏】　置阴凉干燥处，防潮、防蛀。

牛　膝

【处方用名】　牛膝　怀牛膝　酒牛膝　盐牛膝

【来源】　本品为苋科植物牛膝 *Achyranthes bidentata* Bl. 的干燥根。冬季茎叶枯萎时采挖，除去须根及泥沙，捆成小把，晒至干皱后，将顶端切齐，晒干。

【炮制方法】

1. 牛膝　取原药材，除去杂质，洗净，润透，除去芦头，切段，干燥。

2. 酒牛膝　取净牛膝段，加入定量黄酒拌匀，稍闷润，待酒被吸尽后，置炒制容器内，用文火加热，炒干，取出晾凉。

每 100kg 牛膝段，用黄酒 10kg。

3. 盐牛膝　取净牛膝段，加入定量食盐水拌匀，闷润，待盐水被吸尽后，置炒制容器，用文火加热，炒干，取出晾凉。

每 100kg 牛膝段，用食盐 2kg。

【炮制要求】　牛膝为类圆形小段，切面淡棕色，平坦，略呈角质样油润，中心黄白色，外周散有多数筋脉点（维管束），排列成 2～4 轮，周边外皮有细纵皱纹。质坚脆。气微，味微甜涩，嚼之略粘牙。

酒牛膝表面色略深，偶见焦斑，微有酒香气。

盐牛膝表面淡黄色，多有焦斑，微有咸味。

【炮制作用】　苦、酸，平。归肝、肾经。

生牛膝长于逐瘀通经，引血下行，用于腰膝酸痛，筋骨无力，淋证，经闭、痛经，胎衣不下，肝阳眩晕，火热上逆。

酒牛膝逐瘀通经的作用增强。用于风湿痹痛，腰膝酸痛，经闭癥瘕。

盐牛膝引药入肾，增强补肝肾、强筋骨、利尿通淋的作用。用于肾虚腰痛，经闭，痛经，小便淋沥涩痛，尿血。

【贮藏】　置阴凉干燥处贮存，防潮。

续　断

【处方用名】　续断　川断　酒续断　盐续断

【来源】 本品为川续断科植物川续断 Dipsacus asper Wall. et Henry 的干燥根。秋季采挖，除去根头及须根，用微火烘至半干。堆至"发汗"内部变绿色时，再烘干。

【炮制方法】

1. 续断 取原药材，除去杂质，洗净，润透，切厚片，筛去碎屑。

2. 酒续断 取净续断片，加入定量黄酒拌匀，稍闷润，待酒被吸尽后，置炒制容器内，用文火加热，炒至微带黑色时，取出晾凉，筛去碎屑。

每 100kg 续断片，用黄酒 10kg。

3. 盐续断 取净续断片，用盐水拌匀，稍闷润，待盐水被吸尽后，置炒制容器内，用文火加热，炒干，取出晾凉，筛去碎屑。

每 100kg 续断片，用食盐 2kg。

【炮制要求】 续断片为类圆形或椭圆形薄片，表面皮部墨绿色或棕褐色，木质部灰黄色或黄褐色，导管束呈放射状排列。周边黄褐色或灰褐色，有皱纹。气微香，味苦，微甜而后涩。

酒续断表面微带黑色，略有酒香气。

盐续断表面黑褐色，有焦斑，味微咸。

【炮制作用】 苦、辛，微温。归肝、肾经。

生续断补肝肾，强筋骨，续折伤，止崩漏。用于肝肾不足，腰膝酸软，风湿痹痛，跌扑损伤，筋伤骨折，崩漏，胎漏。

酒炙后能增强通血脉、续强筋骨作用。用于风湿痹痛，跌扑损伤，筋伤骨折。

盐炙后引药下行，补肝肾、强筋骨作用增强，用于肝肾不足的腰膝酸软或胎动漏血。

【贮藏】 置干燥处，防蛀。

常 山

【处方用名】 常山 黄常山 炒常山 酒常山

【来源】 本品为虎耳草科植物常山 Dichroa febrifuga Lour. 的干燥根。秋季采挖，除去须根，洗净，晒干。

【炮制方法】

1. 常山 取原药材，除去杂质及残茎，分开大小，浸泡润透，切薄片，干燥，取出晾凉，筛去碎屑。

2. 炒常山 取净常山片，置炒制容器内，用文火加热，翻炒至常山色变深，取出晾凉。

3. 酒常山 取净常山片，加定量黄酒拌匀，稍闷润，待酒被吸尽后，置炒制容器内，用文火加热，炒干，取出晾凉，筛去碎屑。

每 100kg 常山片，用黄酒 10kg。

【炮制要求】 常山为不规则的薄片，外表皮淡黄色，切面黄白色，有放射状纹理，质硬，气微，味苦。

炒常山表面黄色。

酒常山呈深黄色，略有酒气。

【炮制作用】 苦、辛，寒；有毒。归肺、肝、心经。

常山具有涌吐痰涎、截疟作用。生常山劫痰涌吐力强，多用于胸膈痰饮积聚，胸膈痞满，疟疾。

炒黄或酒炙后可降低毒性和呕吐副作用，长于截疟。用于疟疾。

【贮藏】 置通风干燥处。

第 3 节 醋 炙 法

将净选或切制后的药物，加入定量的米醋拌炒至规定程度的方法称为醋炙法。多用于疏肝解郁、化瘀止痛、攻下峻下逐水的药物。

一、主 要 目 的

1. 引药入肝，增强活血止痛的作用   延胡索、莪术、三棱、乳香、没药等醋炙后可增强活血散瘀止痛作用；柴胡、香附、青皮等醋制后可增强疏肝行气作用。

2. 降低毒性，缓和药性   甘遂、芫花、商陆等峻下逐水药，生用毒性很大，经醋炙后，可降低毒性，缓和其峻泻作用。

3. 矫味矫臭   乳香、没药、五灵脂等有特殊气味的药物，经醋炙后，能矫味矫臭。

二、操 作 方 法

1. 先拌醋后炒药   将净制或切制后的药物，加入定量的米醋拌匀，闷润，待醋被吸尽后，置于炒制容器内，用文火炒至一定程度，取出晾凉，即得。此法适用于大多数植物类药材，如柴胡、香附等。

除另有规定外，一般为每100kg药物，用米醋20kg。

2. 先炒药后喷醋   将净选后的药物，置炒制容器内，炒至表面熔化发亮（树脂类）或炒至表面颜色改变，有腥气逸出（动物粪便类）时，喷洒定量米醋，炒至微干，晾凉。此法适用于树脂类、动物粪便类药材，如乳香、没药、五灵脂等。

除另有规定外，一般为每100kg药物，用米醋5kg。

三、注 意 事 项

1. 醋炙前药材应大小分档。

2. 若醋的用量较少，难与药材拌匀时，可加适量水稀释后，再与药材拌匀。

3. 树脂类及动物粪便类药物不能用醋拌润，以免黏结成团块。应采用先炒药后喷醋的方法；而且要出锅快，以防熔化粘锅，摊晾时也应勤翻动。

4. 一般用文火炒制，勤加翻动，要亮锅底，使之受热均匀。

柴 胡

【处方用名】   柴胡   炙酒柴胡   醋柴胡   鳖血柴胡

【来源】   本品为伞形科植物柴胡 *Bupleurum chinense* DC. 或狭叶柴胡 *Bupleurum scorzonerifolium* Willd.的干燥根，按性状不同，分别习称"北柴胡"及"南柴胡"。春、秋二季采挖，除去茎叶及泥沙，干燥。

【炮制方法】

1. **柴胡**   取原药材，除去杂质及残茎，洗净，润透，切厚片，干燥。

2. **醋柴胡**   取净柴胡片，加入定量的米醋拌匀，闷润至醋被吸尽，置炒制容器内，用文火加热，炒干，取出晾凉。

每100kg柴胡，用米醋20kg。

3. **鳖血柴胡**   取净柴胡片，加入定量洁净的新鲜鳖血及适量清冷开水拌匀，闷润至鳖血液被吸尽，置炒制容器内，用文火加热，炒干，取出晾凉。

每100kg柴胡片，用鳖血12.5kg。

【炮制要求】   柴胡为不规则厚片，北柴胡切面皮部浅棕色，木质部黄白色，显纤维性。周边黑褐色或浅棕色，具纵向皱纹及支根痕。质坚硬，不易折断。气微香，味微苦。南柴胡周边红棕色或黑棕色，质稍软，易折断，断面略平坦，不显纤维性。具败油气。

醋柴胡色泽加深，具醋气。

鳖血柴胡色泽加深，有血腥气。

【炮制作用】   辛、苦，微寒。归肝、胆、肺经。

柴胡具有疏散退热、疏肝解郁、升举阳气的功能。柴胡生品升散作用较强，长于解表退热。多用于寒热往来之少阳证，感冒发热，胸胁胀痛，月经不调，子宫脱垂，脱肛。

醋炙后缓和升散之性，增强疏肝解郁止痛的作用。多用于肝郁气滞的胸胁胀痛，腹痛，月经不调。

鳖血炙品柴胡能抑制升浮之性，增强清退肝热的功效。可用于热入血室，骨蒸劳热。

【贮藏】　置于通风干燥处，防蛀。

延　胡　索

【处方用名】　延胡索　元胡　醋延胡索　酒延胡索

【来源】　本品为罂粟科植物延胡索 *Corydalis yanhusuo* W. T. Wang 的干燥块茎。夏初茎叶枯萎时采挖，除去须根，洗净，置沸水中煮至恰无白心时，取出，干燥。

【炮制方法】

1. 延胡索　取原药材，大小分开，洗净，稍浸，润透，切厚片，干燥。或用时捣碎。

2. 醋延胡索

（1）醋炙：取净延胡索或延胡索片，加入定量的米醋拌匀，闷润至醋被吸尽后，置炒制容器内，用文火加热，炒干，取出晾凉。筛去碎屑。

（2）醋煮蒸：取净延胡索，加入定量的米醋与适量清水（以平药面为宜），置煮制容器内，用文火加热煮至透心，醋液被吸尽时，取出，晾至六成干，切厚片，晒干。筛去碎屑，或干后捣碎。

每 100kg 延胡索，用米醋 20kg。

3. 酒延胡索　取延胡索片，加入定量的黄酒拌匀，闷润至酒被吸尽后，置炒制容器内，用文火加热，炒干，取出晾凉。筛去碎屑。

每 100kg 延胡索片，用黄酒 15kg。

【炮制要求】　延胡索为不规则的圆形厚片，外表皮黄色或黄褐色，有不规则网状皱纹。切面或断面黄色，角质样，具蜡样光泽。气微，味苦。

醋延胡索表面和切面黄褐色，质较硬，微具醋香气。

酒延胡索略具酒气。

【炮制作用】　辛，苦，温。归肝、脾经。

生品具有活血、行气、止痛的功能。但有效成分不易煎出，影响疗效，临床多用醋炙品。

醋延胡索有效成分煎出率提高，行气止痛作用增强。用于胸胁、脘腹疼痛，胸痹心痛，经闭痛经，产后瘀阻，跌扑肿痛等身体各部位的多种疼痛证候。

酒延胡索以增强活血、祛瘀、止痛为主。用于心血瘀滞所致的胸痛、胸闷、心悸；也可用于跌打损伤，瘀血疼痛。

【贮藏】　置干燥处，防蛀。

香　附

【处方用名】　香附　炙香附　醋香附　四制香附　酒香附　香附炭

【来源】　本品为莎草科植物莎草 *Cyperus rotundus* L. 的干燥根茎。秋季采挖，燎去毛须，置沸水中略煮或蒸透后晒干，或燎后直接干燥。

【炮制方法】

1. 香附　取原药材，除去毛须及杂质，碾碎或润透，切厚片或碾碎，干燥。筛去碎屑。

2. 醋香附

（1）醋炙：取净香附颗粒或片，加定量的米醋拌匀，闷润至醋被吸尽后，置炒制容器中，用文火加热炒干，取出晾凉。筛去碎屑。

每 100kg 香附，用米醋 20kg。

（2）醋煮蒸：取净香附，加入定量的米醋，再加与米醋等量的水，文火共煮至醋液基本吸尽，再蒸 5 小时，闷片刻，取出微晾，切薄片，干燥，筛去碎屑；或取出干燥后，碾成绿豆大颗粒。

每 100kg 香附颗粒或片，用米醋 20kg。

3. 酒香附　取净香附颗粒或片，加入定量的黄酒拌匀，闷润至黄酒被吸尽，置炒制容器内，用文火加热炒干，取出晾凉。筛去碎屑。

每 100kg 香附颗粒或片，用黄酒 20kg。

4. 香附炭　取净香附，大小分档，置炒制容器内，用中火加热，炒至表面焦黑色、内部焦褐色，喷淋清水少许，灭尽火星，取出晾凉。筛去碎屑。

5. 四制香附　取净香附颗粒或片，加入定量的生姜汁、米醋、黄酒、食盐水拌匀，闷润至汁液被吸尽后，用文火加热炒干，取出晾凉。筛去碎屑。

每 100kg 香附颗粒或片，用生姜 5kg，米醋、黄酒各 10kg，食盐 2kg。

【炮制要求】　香附为不规则颗粒或厚片，外表皮棕褐色或黑褐色，有时可见环节，切面白色或黄棕色，内皮层环纹明显，质硬，气香，味微苦。

醋香附表面黑褐色，微有焦斑，角质样，略有醋气。

酒香附表面红紫色，略具酒气。

香附炭表面焦黑色，内部焦褐色。质脆，易碎。

四制香附表面深棕褐色，内部呈黄褐色，具有清香气。

【炮制作用】　辛、微苦、微甘，平。归肝、脾、三焦经。

香附具有疏肝解郁、理气宽中、调经止痛作用。生品上行胸膈，外达肌肤，长于理气宽中，疏肝解郁，用于肝郁气滞，乳房胀痛，脾胃气滞，月经不调，经闭痛经，胁肋胀痛等。

醋香附，专入肝经，增强疏肝止痛作用，并能消积化滞。用于伤食腹痛，血中气滞，寒凝气滞，胃脘疼痛。

酒香附，能通经脉，散结滞，多用于治寒疝腹痛。

香附炭，多用于治妇女崩漏等。

四制香附，以行气解郁、调经散结为主，多用于治疗胁痛、月经不调等。

【贮藏】　置阴凉干燥处，防蛀。

青　皮

【处方用名】　青皮　醋青皮　麸炒青皮

【来源】　本品为芸香科植物橘 *Citrus reticulata* Blanco 及其栽培变种的干燥幼果或未成熟果实的果皮。5～6 月份收集自落的幼果，晒干，习称"个青皮"；7～8 月份采收未成熟的果实，在果皮上纵剖成四瓣至基部，除尽瓤瓣，晒干，习称"四花青皮"。

【炮制方法】

1. 青皮　取原药材，除去杂质，洗净，闷润，切厚片或丝，晒干。筛去碎屑。

2. 醋青皮　取净青皮片或丝，加入定量米醋拌匀，闷润至醋被吸尽后，置炒制容器内，用文火加热，炒干，取出晾凉。筛去碎屑。

每 100kg 青皮片或丝，用米醋 15kg。

【炮制要求】　青皮为类圆形厚片或不规则丝状，外表皮灰绿色或墨绿色，切面果皮黄白色或淡黄棕色，外缘有油点 1～2 列。质硬。气清香，味苦、辛。

醋青皮色泽加深，微有醋气。

【炮制作用】　苦、辛，温。归肝、胆、胃经。

青皮生品性烈，辛散力强，长于破气消积，用于食积气滞。

醋青皮能缓和辛烈之性，避免克伐正气，并引药入肝，增强疏肝破气、消积化滞的作用，用于胸胁胀痛，疝气疼痛，乳癖，乳痈，食积气滞。

【贮藏】　置阴凉干燥处。

甘　遂

【处方用名】　甘遂　炙甘遂　醋甘遂

【来源】　本品为大戟科植物甘遂 *Euphorbia kansui* T.N. Liou ex T.P. Wang 的块根。春季开花前或秋末茎叶枯萎后采挖，撞去外皮，晒干。

【炮制方法】

1. **甘遂**　取原药材，除去杂质，洗净，干燥，大小分档。

2. **醋甘遂**　取净甘遂，加入定量的米醋拌匀，闷润至醋被吸尽后，置炒制容器内，用文火加热，炒至微干，取出晾干。用时捣碎。

每 100kg 甘遂，用米醋 30kg。

【炮制要求】　本品为椭圆形、长圆柱形或连珠形，表面类白色或黄白色，凹陷处有棕色外皮残留。质脆，易折断，断面粉性，类白色，木质部微显放射状纹理。气微，味微甘而辣。

醋甘遂形如甘遂，表面黄色至棕黄色，偶有焦斑。略有醋气，味酸而辣。

【炮制作用】　苦，寒；有毒。归肺、肾、大肠经。

甘遂具有泻水逐饮、消肿散结作用。生甘遂有毒，药力峻烈，临床多入丸、散剂用，具有泻水逐饮的功能。可用于痈疽疮毒，胸腹积水，二便不通。

醋甘遂毒性减低，峻泻作用缓和。用于腹水胀满，痰饮积聚，气逆喘咳，二便不利。

【贮藏】　置通风干燥处，防蛀。

莪　术

【处方用名】　莪术　醋莪术

【来源】　本品为姜科植物蓬莪术 *Curcuma phaeocaulis* Val.、广西莪术 *Curcuma kwangsiensis* S. G. Lee et C. F. Liang 或温郁金 *Curcuma wenyujin* Y. H. Chen et C. Ling 的干燥根茎。后者习称"温莪术"。冬季茎叶枯萎后采挖，洗净，蒸或煮至透心，晒干或低温干燥后除去须根及杂质。

【炮制方法】

1. **莪术**　取原药材，除去杂质，大小分档，浸泡 2 小时，洗净，润透切厚片；或洗净后置蒸笼内蒸至上气，趁热切厚片，干燥，筛去碎屑。

2. **醋莪术**

（1）醋炙：取净莪术片，加入定量的米醋拌匀，闷润至醋被吸尽后，置炒制容器内，用文火加热，炒至微黄色，略带焦斑时，取出晾凉，筛去碎屑。

（2）醋煮：取净莪术，置煮制容器内，加入定量的米醋与适量水浸没药面，煮至醋液被吸尽、内无白心时，取出，稍晾，切厚片，干燥，筛去碎屑。

每 100kg 莪术，用米醋 20kg。

【炮制要求】　莪术为类圆形或椭圆形厚片，表面灰黄色或灰棕色，切面黄绿色、黄棕色或棕褐色，内皮层环纹明显，散在筋脉小点（点状维管束），边缘角质样，有光泽。气微香，味微苦而辛。

醋莪术，色泽加深，角质状，微有醋香气。

【炮制作用】　辛、苦，温。归肝、脾经。

生莪术长于行气破血，消积止痛。用于癥瘕痞块，瘀血经闭，胸痹心痛，食积胀痛。

醋莪术主入肝经血分，破血消癥作用增强。用于瘀滞经闭，心腹疼痛。

【贮藏】　置干燥处，防蛀。

商　陆

【处方用名】　生商陆　醋商陆

【来源】　本品为商陆科植物商陆 *Phytolacca acinosa* Roxb.或垂序商陆 *Phytolacca americana* L. 的干燥根。秋季至次春采挖，除去须根及泥沙，切成块或片，晒干或阴干。

【炮制方法】

1. **商陆**　取原药材，除去杂质，洗净，润透，切厚片或块，干燥。

2. **醋商陆**　取净商陆片，加入定量的米醋拌匀，闷润至醋被吸尽，置炒制容器内，用文火加热，炒干，取出放凉。

每 100kg 商陆片，用米醋 30kg。

【炮制要求】　生商陆片为不规则的厚片，周边外皮灰黄色或灰棕色，边缘皱缩。横切面浅黄棕色或黄白色，木部隆起，形成数个突起的棕色同心性环纹；纵切面木部呈平行条状突起。质硬。气微，味稍甜，久嚼麻舌。

醋商陆表面呈黄棕色，略有醋气。

【炮制作用】　苦，寒；有毒。归肺、脾、肾、大肠经。

商陆生品有毒，擅于消肿解毒，多外用治痈疽肿毒。

醋制后毒性降低，峻泻作用缓和，以逐水消肿、通利二便为主。多用于治水肿胀满，二便不通，痰饮癫痫。

【贮藏】　置干燥处，防霉、防蛀。

芫　花

【处方用名】　芫花　炙芫花　醋芫花

【来源】　本品为瑞香科植物芫花 *Daphne genkwa* Sieb.et Zucc. 的干燥花蕾。春季花未开放时采收，除去杂质，干燥。

【炮制方法】

1. **生芫花**　取原药材，除去杂质及梗、叶。筛去灰屑。

2. **醋芫花**　取净芫花，加入定量的米醋拌匀，闷润至醋被吸尽，置炒制容器内，用文火加热，炒至微干，取出干燥。

每 100kg 芫花，加米醋 30kg。

【炮制要求】　生芫花小棒槌状，多弯曲，花被筒表面淡紫色或灰绿色，密被短柔毛，先端 4 裂。质软，味甘、微辛。

醋芫花表面微黄色，微有醋香气。

【炮制作用】　苦、辛，温；有毒。归肺、脾、肾经。

芫花生品有毒，泻水逐饮力较猛，多外用治疥癣秃疮、冻疮等。

醋炙后，能降低毒性，缓和峻泻作用和腹痛症状。多用于胸腹积水，水肿胀满，痰饮积聚，气逆喘咳，二便不利。

【贮藏】　置通风干燥处，防霉、防蛀。

艾　叶

【处方用名】　艾叶　醋艾叶　醋艾叶炭　艾叶炭

【来源】　本品为菊科植物艾 *Artemisia argyi* Lévl. et Vant. 的干燥叶。夏季花未开时采摘，除去杂质，晒干。

【炮制方法】

1. **艾叶**　取原药材，除去杂质及梗，筛去灰屑。

2. **醋艾叶**　取净艾叶，加入定量的米醋拌匀，闷润至醋被吸尽置炒制容器内，用文火加热，炒干，取出晾凉。

每 100kg 艾叶，用米醋 15kg。

3. **艾叶炭**　取净艾叶，置炒制容器内，用中火加热炒至表面焦黑色，喷淋清水少许，灭尽火星，炒至微干，取出晾凉。

4. 醋艾叶炭 取净艾叶，置炒制容器内，用中火加热，炒至表面焦黑色，喷入定量米醋，灭尽火星，炒至微干，取出晾凉。

每 100kg 艾叶，用米醋 15kg。

【炮制要求】 生艾叶多皱缩、破碎。完整叶片呈卵状椭圆形，羽状深裂，裂片椭圆状披针形，边缘有不规则的粗锯齿，上表面灰绿色或深黄绿色，有稀疏的柔毛及白色腺点，下表面密生灰白色绒毛，质柔软。气清香，味苦。

醋艾叶，形如艾叶，清香气淡，略有醋气。

艾叶炭为焦黑色，多卷曲，破碎。

醋艾叶炭呈不规则的碎片，表面黑褐色，有细条状叶柄，略有醋气。

【炮制作用】 辛、苦，温；有小毒。归肝、脾、肾经。

艾叶温经止血，散寒止痛，外用祛湿止痒。用于吐血，衄血，崩漏，月经过多，胎漏下血，经寒不调，宫冷不孕，外治皮肤瘙痒。生品芳香性燥，对胃有刺激性，制绒艾灸具有温煦气血、通达经络作用，用于各种寒证、痛证。

醋艾叶温而不燥，并能缓和对胃的刺激性，增强散寒止痛的作用，用于宫寒不孕。

艾叶炭辛散之性大减，对胃的刺激性缓和，增强温经止血的作用，用于崩漏下血、妊娠下血。

醋艾炭辛散之性大减，增强温经止血的作用，用于虚寒性出血。

【贮藏】 置阴凉干燥处。

乳 香

【处方用名】 乳香 炒乳香 炙乳香 醋乳香

【来源】 本品为橄榄科植物乳香树 *Boswellia carterii* Birdw. 及同属植物 *Boswellia bhaw-dajiana* Birdw. 树皮渗出的树脂。分为索马里乳香和埃塞俄比亚乳香，每种乳香又分为乳香珠和原乳香。春、夏二季均可采收。采收时将树干的皮部由下向上顺序切伤，使树脂从伤口渗出，数天后凝成块状即可采收。

【炮制方法】

1. 乳香 取原药材，除去杂质，捣碎。

2. 醋乳香 取净乳香，置炒制容器内，用文火加热，炒至冒烟，表面微熔，喷淋定量的米醋，边喷边炒至表面呈油亮光泽时，迅速取出，摊开放凉。

每 100kg 乳香，用米醋 5kg。

3. 炒乳香 取净乳香，置炒制容器内，用文火加热，炒至冒烟，表面熔化显油亮光泽时，迅速取出，摊开放凉。

【炮制要求】 乳香为不规则乳头状小颗粒或小团块状，表面黄棕色，稍有光泽，附有白色粉尘，质坚脆，有黏性。气香，味苦辛。

醋乳香表面深黄色，显油亮光泽，略有醋气。

炒乳香表面油亮，微透明，质坚脆，具特异香气。

【炮制作用】 辛、苦，温。归心、肝、脾经。

乳香具有活血定痛、消肿生肌作用。生品气味辛烈，对胃的刺激较强，易引起呕吐，长于活血定痛、消肿生肌。多用于瘀血肿痛或外用。

醋制后引药入肝，缓和刺激性，增强活血定痛、消肿生肌的功效。用于胸痹疼痛，胃脘疼痛，产后瘀阻，痛经、经闭，癥瘕腹痛，风湿痹痛，筋骨拘挛，跌打损伤，痈肿疮疡。

炒制后作用与醋制基本相同，偏于活血。用于产后瘀滞不尽。

【贮藏】 置阴凉干燥处。

没　药

【处方用名】　没药　炒没药　炙没药　醋没药

【来源】　本品为橄榄科植物地丁树 *Commiphora myrrha* Engl. 或哈地丁树 *Commiphora molmol* Engl.的干燥油胶树脂，多系野生，11 月至次年 2 月间，将树刺伤，树脂由创口流出，在空气中渐渐变成红棕色硬块，采用时拣去杂质。

【炮制方法】

1. **没药**　取原药材，除去杂质，砸成小块。

2. **醋没药**　取净没药块，置炒制容器内，用文火加热，炒至冒烟，表面微熔，喷淋定量的米醋，边喷边炒至表面呈油亮光泽时，迅速取出，摊开放凉。

　　每 100kg 没药块，用米醋 5kg。

3. **炒没药**　取净没药块，置炒制容器内，用文火加热，炒至冒烟，表面显油亮光泽时，迅速取出，摊开放凉。

【炮制要求】　没药呈颗粒状或不规则碎片状，红棕色或黄棕色，表面粗糙，附有粉尘。质坚脆。气特殊，味苦而微辛。

　　醋没药呈不规则小块状或类圆形颗粒状，表面棕褐色或黑褐色，有光泽，具特异香气，略有醋香气，味苦而微辛。

　　炒没药表面黑褐色或棕黑色，有光泽，气微香。

【炮制作用】　苦、辛，平。归心、肝、脾经。

　　没药具有散瘀定痛、消肿生肌的功能。生品味辛烈，对胃有强烈刺激性，容易引起呕吐，多外用治疗跌打损伤，筋骨受损作痛。

　　醋炙品能缓和刺激性，增强活血止痛、收敛生肌的作用。用于胸痹心痛，胃脘疼痛，痛经经闭，产后瘀阻，癥瘕腹痛，风湿痹痛等。

　　炒制后不良气味减弱，刺激性缓和，便于粉碎，作用与醋没药基本相同。

【贮藏】　置阴凉干燥处。

五　灵　脂

【处方用名】　五灵脂　醋五灵脂　酒五灵脂

【来源】　本品为鼯鼠科动物复齿鼯鼠 *Trogopterus xanthipes* Milne-Edwards 的干燥粪便。全年均可采收，除去杂质，干燥。

【炮制方法】

1. **五灵脂**　取原药材，除去杂质及灰屑；灵脂块，捣碎。

2. **醋五灵脂**　将大小一致的净五灵脂置炒制器具内，文火加热，炒至有腥臭气逸出，表面颜色加深时，趁热均匀喷淋定量醋，炒至微干、有光泽时，取出晾凉。

　　每 100kg 净五灵脂，用米醋 10kg。

3. **酒五灵脂**　按醋五灵脂炮制方法炒至有腥臭气逸出、色泽加深时，趁热均匀喷淋定量黄酒，炒至近干，取出晾凉。

　　每 100kg 净五灵脂，用黄酒 10kg。

【炮制要求】　长椭圆形颗粒或不规则块状，大小不一，凹凸不平。表面黑棕色、红棕色或灰棕色，微有油润性光泽，质疏松或有黏性，气腥臭。

　　醋五灵脂表面黑褐色，略有焦斑，微具醋气。

　　酒五灵脂表面黄黑色，略有焦斑，微具酒气。

【炮制作用】　咸、甘，温。归肝经。

　　五灵脂具活血止痛、化瘀止血的作用，生品因具有腥臭味，不利于内服。多外用于虫蛇咬伤。

醋五灵脂能引药入肝，增强散瘀止痛的作用，并可矫臭矫味，便于内服。用于胃脘疼痛，产后恶露不快，吐血，妇女月经过多。

酒五灵脂能增强活血止痛的作用，并可矫臭矫味。用于经闭腹痛和产后瘀阻腹痛。

【贮藏】 置于干燥容器内，密闭，防蛀。

第4节 盐 炙 法

将净选或切制后的药物，加入一定量食盐水溶液拌炒的方法称为盐炙法。多用于补肾固精、泻相火、利尿和疗疝止痛的药物。

一、主 要 目 的

1. 引药下行，增强疗效 杜仲、巴戟天等盐炙后能增强补肝肾的作用；车前子等盐炙后可增强泻热利尿的作用；小茴香、橘核等盐炙后可增强疗疝止痛的功效。

2. 增强滋阴降火作用 知母、黄柏等药用盐炙后可协同药力，增强滋阴降火、清热凉血的功效。

3. 缓和药物辛燥之性 益智仁等盐炙后可缓和辛燥之性，并能增强补肾固精的功效。

二、操 作 方 法

1. 先拌盐水后炒 将食盐加适量清水溶解，与药物拌匀，闷润，待盐水被吸尽后，置炒制容器内，用文火炒至一定程度，取出晾凉。

2. 先炒药后加盐水 先将药物置炒制容器内，用文火炒至一定程度，再喷淋盐水，炒干，取出晾凉。含黏液质较多的药物一般用此法。

食盐的用量通常是每100kg药物，用食盐2kg。

三、注 意 事 项

1. 药物盐炙前要大小分档。

2. 溶解食盐时，一定要控制水量。水的用量应视药物的吸水情况而定，一般以食盐的4～5倍量为宜。

3. 含黏液质多的车前子、知母等药物，宜先炒药后加盐水。因这类药物遇水容易发黏，盐水不易渗入，炒时又容易粘锅，故需先将药物加热炒去部分水分，并使药物质地变疏松，再喷洒盐水，以利于盐水渗入。

4. 盐炙法火力宜用文火，采用先炒药后加盐水炮制药物时更应控制火力。若火力过大，加入盐水后，水分迅速蒸发，食盐即黏附在锅上，达不到盐炙的目的。

知 母

【处方用名】 知母 知母肉 炒知母 盐知母

【来源】 本品为百合科植物知母 *Anemarrhena asphodeloides* Bge. 的干燥根茎。春、秋二季采挖，除去须根及泥沙，晒干，习称"毛知母"。或除去外皮，晒干，习称"光知母"。

【炮制方法】

1. 知母 取原药材，除去毛状物及杂质，洗净，润透，切厚片，干燥，筛去毛屑。

2. 盐知母 取净知母片，置炒制容器内，用文火加热，炒至变色，边炒边喷淋食盐水，炒至近干，取出晾凉。筛去碎屑。

每100kg知母片，用食盐2kg。

【炮制要求】 知母为不规则类圆形厚片或条状片。表面黄白色。毛知母周边棕色，知母肉黄白色。质滋润。味微甜略苦，嚼之粘牙。

盐知母色泽加深，偶有焦斑，略具咸味。

【炮制作用】 苦、甘，寒。归肺、胃、肾经。

生知母长于清热泻火、滋阴润燥。多用于外感热病，肺热燥咳，骨蒸潮热，内热消渴，肠燥便秘。
盐炙可引药下行入肾，增强滋阴降火的作用，善清虚热。常用于肝肾阴亏，骨蒸潮热，盗汗遗精。

【贮藏】　贮于干燥容器内，防潮。

杜　仲

【处方用名】　杜仲　川杜仲　炒杜仲　盐杜仲

【来源】　本品为杜仲科植物杜仲 *Eucommia ulmoides* Oliv. 的干燥树皮。4～6月份剥取，刮去粗皮，堆置"发汗"至内皮呈紫褐色，晒干。

【炮制方法】

1. **杜仲**　取原药材，刮去粗皮，洗净，润透，切丝或块，干燥，筛去碎屑。

2. **盐杜仲**　取杜仲丝或块，加盐水拌匀，稍闷，待盐水被吸尽后，置炒制容器内，用中火炒至颜色加深，丝易断丝，表面焦黑色时，取出晾凉。筛去碎屑。

每100kg杜仲块或丝，用食盐2kg。

【炮制要求】　杜仲呈小方块或丝状。外表面淡棕色或灰褐色，粗糙，内表面暗紫色，光滑。易折断，断面有细密富弹性的银白色橡胶丝相连。气微，味略苦。

盐杜仲表面黑褐色，内表面褐色，折断时橡胶丝弹性较差，略有咸味。

【炮制作用】　甘，温。归肝、肾经。

生杜仲应用少，长于补益肝肾，用于头目眩晕。

盐炙引药入肾，增强补肝肾、强筋骨、安胎的作用。常用于腰膝酸痛，筋骨无力，头晕目眩，妊娠漏血，胎动不安和高血压等。

【贮藏】　置通风干燥处。

黄　柏

【处方用名】　黄柏　川黄柏　盐黄柏　酒黄柏　黄柏炭

【来源】　本品为芸香科植物黄皮树 *Phellodendron Chinense* Schneid.的干燥树皮，习称"川黄柏"。剥取树皮后，除去粗皮，晒干。

【炮制方法】

1. **黄柏**　取原药材，除去杂质，刮去残留的粗皮，洗净，润透，切丝，干燥，筛去碎屑。

2. **盐黄柏**　取净黄柏丝或块，用盐水拌匀，稍闷，待盐水被吸尽后，置炒制容器内，用文火加热，炒干，取出晾凉，筛去碎屑。

每100kg黄柏丝或块，用食盐2kg。

3. **酒黄柏**　取净黄柏丝或块，用黄酒拌匀，稍闷，待酒被吸尽后，置炒制容器内，用文火加热，炒干，取出晾凉，筛去碎屑。

每100kg黄柏丝或块，用黄酒10kg。

4. **黄柏炭**　取净黄柏丝或块，置炒制容器内，用武文加热，炒至表面焦黑色，内部深褐色，喷淋少许清水灭尽火星，取出晾干。筛去碎屑。

【炮制要求】　黄柏为微卷曲的丝条状或小方块。外表面黄褐色或黄棕色，内表面暗黄色或淡棕色，具纵棱纹，切面深黄色。体轻，质脆，易折断。断面纤维性，呈裂片状分层。味极苦，嚼之有黏性。

盐黄柏深黄色，偶有焦斑，味苦微咸。

酒黄柏深黄色，有少量焦斑，略具酒气，味苦。

黄柏炭表面焦黑色，内部深褐色或棕黑色，体轻，质脆，易折断，味苦涩。

【炮制作用】　苦，寒。归肾、膀胱经。

黄柏具有清热燥湿、泻火除蒸、解毒疗疮作用。生黄柏苦寒长于清热燥湿、泻火解毒，多用于湿热泻痢，黄疸尿赤，带下阴痒，热淋涩痛，骨蒸劳热，盗汗，遗精，疮疡肿毒，湿疹湿疮等。

盐黄柏可缓和苦寒之性，免伤脾胃，并可引药入肾，增强滋阴降火的作用。多用于阴虚火旺，盗汗骨蒸。

酒炙后可降低苦寒之性，引药上行，清上焦血分湿热。用于热在血分。

黄柏炭清湿热兼具涩性，长于止血，多用于便血、崩漏下血。

【贮藏】　置通风干燥处，防潮。

车　前　子

【处方用名】　车前子　车前仁　盐车前子　炒车前子

【来源】　本品为车前科植物车前 *Plantago asiatica* L. 或平车前 *Plantago depressa* Willd. 的干燥成熟种子。夏、秋两季种子成熟时采收果穗，晒干，搓出种子，除去杂质。

【炮制方法】

1. **车前子**　取原药材，除去杂质，筛去灰屑。

2. **炒车前子**　取净车前子，置炒制容器中，用文火加热，炒至略有爆声，并有香气逸出时，取出晾凉。

3. **盐车前子**　取净车前子，置炒制容器中，用文火加热，炒至有爆裂声，喷淋盐水，炒干，取出晾凉。

每 100kg 车前子，用食盐 2kg。

【炮制要求】　车前子为椭圆形、不规则长圆形或三角状长圆形，略扁。表面黑褐色或黄棕色，遇水有黏滑感。质硬，味淡。

炒车前子呈黑褐色或黄棕色，有香气。

盐车前子黑褐色，气微香，味微咸。

【炮制作用】　甘，微寒。归肝、肾、肺、小肠经。

生车前子长于清热利尿通淋，渗湿止泻，祛痰，明目。用于水肿胀满，热淋涩痛，暑湿泄泻，痰热咳嗽，肝火目赤。

炒车前子寒性稍缓，煎出效果提高，长于渗湿止泻。多用于湿浊泄泻。

盐车前子引药下行入肾，增强泻热利尿、清肝明目作用。用于肾虚脚肿、目暗昏花。

【贮藏】　置通风干燥处，防潮。

八 角 茴 香

【处方用名】　八角茴香　茴香　大茴香　大八角　盐八角茴香

【来源】　本品为木兰科植物八角茴香 *Illicium verum* Hook. f. 的干燥成熟果实。秋、冬二季果实由绿变黄时采摘，置沸水中略烫后干燥或直接干燥。

【炮制方法】

1. **八角茴香**　取原药材，除去杂质，筛去灰屑，用时捣碎。

2. **盐八角茴香**　取净八角茴香，加盐水拌匀，闷润，待盐水被吸尽后，置炒制容器内，用文火加热，炒干，取出晾凉，用时捣碎。

每 100kg 八角茴香，用食盐 2kg。

【炮制要求】　八角茴香为蓇葖果，由 8 瓣聚合而成，各瓣呈小艇形，外表面红棕色，顶端呈鸟喙状，质坚脆，种子胚乳白色，富油性，味辛甜。

盐八角茴香颜色加深，略带咸味。

【炮制作用】　辛，温。归肝、肾、脾、胃经。

生八角茴香长于温阳散寒，理气止痛。用于胃寒呕吐，脘腹冷痛，寒疝腹痛。

盐八角茴香引药下行，长于温肾止痛。多用于肾虚腰痛，疝气疼痛。

【贮藏】　置阴凉干燥处。

补 骨 脂

【处方用名】　补骨脂　破故纸　盐补骨脂　盐骨脂

【来源】　本品为豆科植物补骨脂 *Psoralea corylifolia* L. 的干燥成熟果实。秋季果实成熟时采收果序，晒干，搓出果实，除去杂质。

【炮制方法】

1. **补骨脂**　取原药材，除去杂质。

2. **盐补骨脂**　取净补骨脂，加盐水拌匀，闷润，待盐水被吸尽后，置炒制容器内，用文火加热，炒至微鼓起、迸裂并有香气逸出时，取出晾凉。

每 100kg 补骨脂，用食盐 2kg。

【炮制要求】　补骨脂为肾形，略扁。表面黑褐色或灰褐色，具细微网状皱纹。质坚硬，种仁显油性。气特异，微苦。

盐补骨脂微鼓起，表面黑色或黑褐色，微鼓起，气微香，味微咸。

【炮制作用】　辛、苦，温。归肾、脾经。

生补骨脂辛热而燥，长于温肾壮阳、止泻痢，用于脾肾阳虚、五更泄泻；外用除湿止痒，治白癜风，斑秃。

盐补骨脂缓和辛燥之性，避免伤阴，还可引药入肾，增强纳气平喘、温脾止泻的作用。用于肾阳不足，阳痿遗精，遗尿尿频，腰膝冷痛，肾虚作喘，五更泄泻。

【贮藏】　置于干燥处。

小 茴 香

【处方用名】　小茴香　小茴　茴香　盐茴香

【来源】　本品为伞形科植物茴香 *Foeniculum vulgare* Mill. 的干燥成熟果实。秋季果实初熟时采割植株，晒干，打下果实，除去杂质，干燥。

【炮制方法】

1. **小茴香**　取原药材，除去杂质及残梗。筛去灰屑。

2. **盐茴香**　取净茴香，加盐水拌匀，略闷，待盐水被吸尽后，置炒制容器内，用文火炒至微黄色，有香气逸出时，取出晾凉。

每 100kg 小茴香，用食盐 2kg。

【炮制要求】　小茴香为双悬果，表面黄绿色或淡黄色，易分离成两个小分果。小分果背部有 5 条纵棱。有特殊香气，味辛微甜。

盐茴香颜色加深，微鼓起，色泽加深，偶有焦斑，味微咸。

【炮制作用】　辛，温。归肝、肾、脾、胃经。

生小茴香辛散之性较强，长于理气和胃，散寒止痛。用于寒疝腹痛，痛经，小腹冷痛，脘腹胀痛，食少吐泻。

盐小茴香缓和辛散作用，专入下焦，长于暖肾散寒止痛。用于寒疝腹痛，睾丸偏坠，经寒腹痛。

【贮藏】　置阴凉干燥处。

橘 核

【处方用名】　橘核　炒橘核　盐橘核

【来源】　本品为芸香科植物橘 *Citrus reticulata* Blanco 及其栽培变种的干燥成熟种子。果实成熟后收集，洗净，晒干。

【炮制方法】

1. **橘核**　取原药材，除去杂质，洗净，干燥。

2. **盐橘核**　取净橘核，用盐水拌匀，闷润，待盐水被吸尽后，置炒制容器内，用文火炒干，至微黄色并有香气逸出时，取出晾凉。用时捣碎。

每 100kg 橘核，用食盐 2kg。

【炮制要求】 橘核略呈卵形，一端钝圆，一端长尖。表面淡黄色或淡灰白色。气微，味苦。

盐橘核色微黄，多有裂纹，气微，味微咸、苦。

【炮制作用】 苦，平。归肝、肾经。

生橘核长于理气，散结，止痛。用于疝气疼痛，睾丸肿痛，乳痈乳癖。

盐炙后引药下行入肾，增强疗疝止痛作用。用于疝气疼痛，睾丸肿痛。

【贮藏】 置于干燥处，防霉、防蛀。

砂 仁

【处方用名】 砂仁 缩砂仁 阳春砂 盐砂仁

【来源】 本品为姜科植物阳春砂 *Amomum villosum* Lour.、绿壳砂 *Amomum villosum* Lour. var. *xanthioides* T. L. Wu et Senjen 或海南砂 *Amomum longiligulare* T. L. Wu 的干燥成熟果实。夏、秋二季果实成熟时采收，晒干或低温干燥。

【炮制方法】

1. **砂仁** 取原药材，除去杂质。用时捣碎。

2. **盐砂仁** 取净砂仁，加盐水拌匀，稍闷，待盐水被吸尽后，置炒制容器内，用文火加热炒干，取出晾凉。

每 100kg 砂仁，用食盐 2kg。

【炮制要求】 阳春砂和绿壳砂为椭圆形或卵圆形，有不明显的三棱，表面棕褐色，密生刺状突起，种子为不规则的多面体，表面棕红色或暗褐色，气芳香浓烈，味辛凉、微苦；海南砂为长椭圆形或卵圆形，有明显三棱，表面被片状、分枝的软刺，气味稍淡。

盐砂仁颜色加深，辛香气略减，味微咸。

【炮制作用】 辛，温。归脾、胃、肾经。

砂仁具有化湿开胃、温脾止泻、理气安胎功能。生品辛香，长于化湿行气，醒脾和胃。多用于湿浊中阻，脘痞不饥，脾胃虚寒，呕吐泄泻，妊娠恶阻，胎动不安。

盐砂仁辛燥之性略减，温而不燥，并能引药下行，增强温中暖肾、理气安胎作用。可用于妊娠恶阻，胎动不安，小便频数，遗尿。

【贮藏】 置阴凉干燥处。

第5节 姜 炙 法

将净选或切制后的药物，加入定量姜汁拌炒的方法，称为姜炙法。姜炙法多用于祛痰止咳、降逆止呕的药物。

一、主 要 目 的

1. **缓其寒性，增强和胃止呕作用** 黄连姜炙可制其过于苦寒之性，免伤脾阳，并增强止呕作用。姜炙竹茹则可增强降逆止呕作用。

2. **减少副作用，增强疗效** 厚朴姜炙可缓和对咽喉的刺激性，并能增强温中化湿作用。

二、操 作 方 法

将药物与一定量的姜汁拌匀，放置闷润，使姜汁逐渐深入药物内部。然后置炒制容器内，用文火炒至一定程度，取出晾凉。

生姜的用量一般为每 100kg 药物，用生姜 10kg。若无生姜，可用干姜煎汁，用量为生姜的1/3。

三、姜汁的制备方法

1. 榨汁　将适量净生姜切碎，置适宜容器内捣烂，加适量水，压榨取汁，残渣再加水共捣，压榨取汁，如此反复 2～3 次，合并姜汁。或将适量净生姜切碎，压榨取汁，将榨汁兑适量水稀释。

2. 煮汁　取净生姜片，加适量水煮（水量约为药量的 8 倍），煎煮 20～30 分钟，过滤，残渣再加 4 倍量水煮 15～20 分钟，过滤，合并两次滤液，适当浓缩。

一般 1kg 生姜制备 1kg 姜汁，1kg 干姜制备 3kg 姜汁。

四、注 意 事 项

1. 制备姜汁时，水的用量不宜过多，一般最后所得姜汁与生姜的比例以 1∶1 为宜。

2. 药物与姜汁拌匀后，需充分闷润，待姜汁完全被吸尽后，再用文火炒干，否则达不到姜炙的目的。

厚 朴

【处方用名】　厚朴　川厚朴　姜厚朴

【来源】　本品为木兰科植物厚朴 *Magnolia officinalis* Rehd. et Wils. 或凹叶厚朴 *Magnolia officinalis* Rehd. et Wils. var. *biloba* Rehd. et Wils. 的干燥干皮、根皮及枝皮。4～6 月份剥取，根皮及枝皮直接阴干；干皮置沸水中微烫后，堆置阴湿处"发汗"至内表面变紫褐色或棕褐色时，再蒸软，取出，卷成筒状，干燥。

【炮制方法】

1. **厚朴**　取原药材，刮去粗皮，洗净，润透，切丝，干燥，筛去碎屑。

2. **姜厚朴**

（1）姜炙法：取厚朴丝，加姜汁拌匀，闷润，待姜汁被吸尽后，置炒制容器内，用文火加热，炒干，取出晾凉。

（2）姜煮法：取刮净粗皮的厚朴，扎成捆，置于姜汤中，文火煮至姜汁被吸尽，取出，切丝，干燥。

每 100kg 厚朴，用生姜 10kg。

【炮制要求】　厚朴为弯曲丝条状，外表面黄棕色，内表面深紫褐色。断面纤维性，气香，味辛辣微苦。

姜厚朴表面灰褐色，偶见焦斑，略具姜的辛辣气味。

【炮制作用】　苦、辛，温。归脾、胃、肺、大肠经。

厚朴具有燥湿消痰、下气除满作用。生品辛辣峻烈，对咽喉有刺激性，故一般内服不生用。

姜制后可消除对咽喉的刺激性，并可增强宽中和胃止呕的功效。多用于湿滞伤中，脘痞吐泻，食积气滞，腹胀便秘，痰饮喘咳。

【贮藏】　置通风干燥处。

竹 茹

【处方用名】　竹茹　淡竹茹　姜竹茹

【来源】　本品为禾本科植物青秆竹 *Bambusa tuldoides* Munro、大头典竹 *Sinocalamus beecheyanus*（Munro）McClure var. *pubescens* P. F. Li 或淡竹 *Phyllostachys nigra*（Lodd.）Munro var. *henonis*（Mitf.）Stapf ex Rendle 茎秆的干燥中间层。全年均可采制。取新鲜茎，除去外皮，将稍带绿色的中间层刮成细丝条，或削成薄片，捆扎成束，阴干。

【炮制方法】

1. **竹茹**　取原药材，除去杂质和硬皮，切段或揉成小团。

2. **姜竹茹**　取净竹茹段或团，加姜汁拌匀，稍润，待姜汁被吸尽后，置炒制容器内，用文火加热，如烙饼法将两面烙至微黄色，取出晾凉。

每 100kg 竹茹，用生姜 10kg。

【炮制要求】 竹茹为弯曲丝条状小段或小团，呈浅绿色或黄绿色，体轻松，质柔软而有弹性，味淡。

姜竹茹表面黄色，有少许焦斑，微有姜香气。

【炮制作用】 甘，微寒。归肺、胃、心、胆经。

生竹茹长于清热化痰、除烦。用于痰热咳嗽，胆火挟痰，惊悸不宁，心烦失眠，中风痰迷，舌强不语，胃热呕吐，妊娠恶阻，胎动不安等。

姜制后能增加降逆止呕的作用，用于胃热、恶心、呕吐。

【贮存】 置干燥处，防霉，防蛀。

第6节 蜜 炙 法

将净选或切制后的药物，加入一定量炼蜜拌炒的方法称为蜜炙法。蜜炙法多用于止咳平喘、补脾益气的药物。

蜜炙法中所选用的蜜需先加热炼过，其药性由凉转温。炼蜜方法：将蜂蜜置锅内，加入适量水加热煮沸，除去泡沫及上浮蜡质，然后用罗筛或纱布滤去死蜂、杂质；将过滤后的蜜再倾入锅内，用文火加热熬炼，不断搅拌，防止外溢；当加热至 116～118℃，锅内出现均匀一致、有光泽的气泡（鱼眼泡），用手捻之有黏性，两手指分开尚无长白丝出现时，迅速出锅。炼蜜的含水量控制在 10%～13% 为宜。

一、主 要 目 的

1. **协同作用，使药效增强** 百部、款冬花、紫菀等药物蜜炙后能增强润肺止咳的作用；黄芪、甘草、党参等药物蜜炙后能增强补中益气作用。

2. **缓和药性** 麻黄蜜炙后能缓和辛散作用，并可增强宣肺平喘的功效。

3. **矫味和消除副作用** 马兜铃蜜炙不仅能增强其止咳作用外，还能矫味，以免引起呕吐。

二、操 作 方 法

1. **先拌蜜后炒药** 先取一定量的炼蜜，加适量开水稀释，与药物拌匀，放置闷润，使蜜被药物吸尽，然后置锅内，用文火炒至颜色加深，不粘手时，取出摊晾，凉后及时收贮。一般药物用这种方法炮制，如甘草、黄芪。

通常每 100kg 药物，用炼蜜 25kg。

2. **先炒药后加蜜** 先将药物置锅内，用文火炒至颜色加深时，再加入一定量的炼蜜，迅速翻动，使蜜与药物拌匀，炒至不粘手时，取出摊晾，凉后及时收贮。质地致密、蜜不易被吸收的药物，应采用此法炮制，如百合、槐角。

通常每 100kg 药物，用炼蜜 25kg。

三、注 意 事 项

1. 蜜炙药物所用的炼蜜不宜过老，即用手拈之甚粘手，但是能拉出白丝的老蜜不能用，否则黏性太大，不易与药物拌匀。

2. 蜜的用量应视药物的性质而定。一般质地疏松、纤维多的药物用蜜量宜大；而质地坚实、黏性较强、油分较多的药物用蜜量宜小。

3. 若蜂蜜过于浓稠，可加适量开水稀释，要严格控制水量（炼蜜量的 1/3～1/2），以蜜汁能与药物拌匀而又无剩余的蜜液为宜。若加水量过多，则药物过湿，不易炒干，成品容易发霉。

4. 炼蜜时，火力不宜过大，以免溢出锅外或焦化。

5. 蜜炙时，火力一定要小，以免焦化。炙的时间可稍长，要尽量将水分除去，避免发霉。

6. 蜜炙药物须凉后密闭贮存于阴凉通风干燥处，以免吸潮发黏或发酵变质。

<h1 style="text-align:center">甘　草</h1>

【处方用名】　甘草　炙甘草　蜜甘草

【来源】　本品为豆科植物甘草 *Glycyrrhiza uralensis* Fisch.、胀果甘草 *Glycyrrhiza inflata* Bat. 或光果甘草 *Glycyrrhiza glabra* L. 的干燥根及根茎。春、秋二季采挖，除去须根，晒干。

【炮制方法】

1. 甘草　取原药材，除去杂质，洗净，润透，切厚片，筛去碎屑。

2. 炙甘草　取炼蜜加适量开水稀释后，淋入净甘草片中拌匀，闷润至蜜汁被吸尽，置炒制容器内，用文火加热，炒至老黄色、不粘手时，取出晾凉。

每 100kg 甘草片，用炼蜜 25kg。

【炮制要求】　甘草为类圆形或椭圆形厚片。外皮红棕色或灰棕色，粗糙，具纵皱纹。中心黄白色，棕色形成层环纹明显，导管孔放射状（菊花心），具粉性。味甜特殊。

蜜炙甘草外表皮红棕色或灰棕色，微有光泽。切面黄色至深黄色，微有黏性，气焦香，味甜。

【炮制作用】　甘，平。归心、肺、脾、胃经。

甘草具有补脾益气、清热解毒、祛痰止咳、缓急止痛、调和诸药作用。生品甘平，长于泻火解毒，化痰止咳。多用于痰热咳嗽，咽喉肿痛，痈疽疮毒，食物中毒及药物中毒。

蜜炙甘草甘温，长于补脾和胃、益气复脉。常用于脾胃虚弱，倦怠乏力，心动悸，脉结代。

【贮藏】　置通风干燥处，防蛀。

<h1 style="text-align:center">黄　芪</h1>

【处方用名】　黄芪　炙黄芪　蜜黄芪

【来源】　本品为豆科植物蒙古黄芪 *Astragalus membranaceus*（Fisch.）Bge. var. *mongholicus*（Bge.）Hsiao 或膜荚黄芪 *Astragalus membranaceus*（Fisch.）Bge. 的干燥根。春、秋二季采挖，除去须根及根头，晒干。

【炮制方法】

1. 黄芪　取原药材，除去杂质，大小分开，洗净，润透，切厚片，干燥，筛去碎屑。

2. 蜜黄芪　取炼蜜，加适量开水稀释后，淋入净黄芪片中拌匀，闷润至蜜汁被吸尽，置炒制容器内，用文火加热，炒至深黄色、不粘手时，取出晾凉。

每 100kg 黄芪片，用炼蜜 25kg。

【炮制要求】　黄芪为类圆形或椭圆形厚片。外表皮黄白色至淡棕褐色，可见纵皱纹或纵沟。切面皮部黄白色，木部淡黄色，有放射状纹理及裂隙，老根中心偶有枯朽状，黑褐色或呈空洞。纤维性强，有粉性。气微，味微甜，嚼之有豆腥气味。

蜜黄芪表面深黄色，质较脆，略带黏性，有蜜香气，味甜。

【炮制作用】　甘，温。归肺、脾经。

黄芪生品长于补气升阳，固表止汗，生津养血，行滞通痹，托毒排脓，敛疮生肌，利水消肿。常用于气虚乏力，食少便溏，中气下陷，久泻脱肛，便血崩漏，表虚自汗，气虚水肿，内热消渴，血虚萎黄，半身不遂，痹痛麻木，痈疽难溃，久溃不敛等。

蜜炙黄芪甘温而偏润，长于益气补中。多用于气虚乏力，食少便溏。

【贮藏】　置通风干燥处，防潮，防蛀。

<h1 style="text-align:center">麻　黄</h1>

【处方用名】　麻黄　麻黄绒　炙麻黄　蜜麻黄　炙麻黄绒　蜜麻黄绒

【来源】　本品为麻黄科植物草麻黄 *Ephedra sinica* Stapf、中麻黄 *Ephedra intermedia* Schrenk et C. A. Mey.或木贼麻黄 *Ephedra equisetina* Bge. 的干燥草质茎。秋季采割绿色的草质茎，晒干。

【炮制方法】

1. 麻黄　取原药材，除去木质茎、残根及杂质，或洗净后稍润，切段，干燥。

2. 蜜麻黄　取炼蜜，加适量开水稀释，淋入净麻黄段中拌匀，闷润至蜜汁被吸尽，置炒制容器内，用文火加热，炒至不粘手时，取出晾凉。

每 100kg 麻黄段，用炼蜜 20kg。

3. 麻黄绒　取麻黄段，碾绒，筛去粉末。

4. 蜜麻黄绒　取炼蜜，加适量开水稀释，淋入麻黄绒内拌匀，闷润至蜜汁被吸尽，置炒制容器内，用文火加热，炒至深黄色、不粘手时，取出晾凉。

每 100kg 麻黄绒，用炼蜜 25kg。

【炮制要求】　麻黄为圆柱形短节段。表面淡黄绿色至黄绿色，粗糙，有细纵棱线。体轻，质脆，易折断。断面中心显红黄色，粉性。气微香，味苦涩。

蜜麻黄表面深黄色，微有光泽，略具黏性，有蜜香气，味甜。

麻黄绒为松散的绒团状，黄绿色，体轻。

蜜麻黄绒为黏结的绒团状，深黄色，略带黏性，味微甜。

【炮制作用】　辛、微苦，温。归肺、膀胱经。

麻黄生品发汗解表和利水消肿力强。多用于风寒感冒，胸闷咳喘，风水浮肿，风湿痹痛。

蜜麻黄性温偏润，辛散作用缓和，润肺止咳力强。多用于表证已解，气喘咳嗽。

麻黄绒辛散发汗作用缓和，适于老人、幼儿及体虚者。

蜜麻黄绒辛散发汗作用更缓和，适于表证已解而喘咳未愈的老人、幼儿及体虚患者。

【贮藏】　置通风干燥处，防潮。

紫　菀

【处方用名】　紫菀　炙紫菀　蜜紫菀

【来源】　本品为菊科植物紫菀 *Aster tataricus* L.f. 的干燥根及根茎。春、秋二季采挖，除去有节的根茎（习称"母根"）和泥沙，编成辫状晒干，或直接晒干。

【炮制方法】

1. 紫菀　取原药材，除去残茎及杂质，洗净，稍润，切厚片或段，干燥。

2. 蜜紫菀　取炼蜜，加适量开水稀释，淋入净紫菀片中拌匀，闷润至蜜汁被吸尽，置炒制容器内，用文火加热，炒至棕褐色、不粘手时，取出晾凉。

每 100kg 紫菀片，用炼蜜 25kg。

【炮制要求】　紫菀为不规则的厚片或段，根外表皮紫红色或灰红色，有纵皱纹，断面淡棕色，中心有棕黄色木心。气微香，味甜，微苦。

蜜紫菀表面棕褐色或紫棕色，略有黏性，味甜。

【炮制作用】　辛、苦，温。归肺经。

紫菀生品长于润肺下气，消痰止咳。多用于痰多咳喘，新久咳嗽，劳嗽咯血。

紫菀蜜炙后，增强润肺、止咳、祛痰作用，多用于肺虚久咳或肺虚咳血。

【贮藏】　置阴凉干燥处，防潮。

百　部

【处方用名】　百部　炙百部　蜜百部

【来源】　本品为百部科植物直立百部 *Stemona sessilifolia*（Miq.）Miq.、蔓生百部 *Stemona japonica*（Bl.）Miq. 或对叶百部 *Stemona tuberosa* Lour.的干燥块根。春、秋二季采挖，除去须根，洗净，置沸水中略烫或蒸至无白心，取出，晒干。

【炮制方法】

1. **百部**　取原药材，除去杂质，洗净，润透，切厚片，干燥，筛去碎屑。

2. **蜜百部**　取炼蜜，加少量开水稀释，淋入净百部片内拌匀，闷润至蜜汁被吸尽，置炒制容器内，用文火加热，炒至不粘手时，取出晾凉。

每 100kg 百部片，用炼蜜 12.5kg。

【炮制要求】　百部呈不规则厚片、或不规则条形斜片；表面灰白色、棕黄色，有深纵皱纹；切面灰白色、淡黄棕色或黄白色，角质样；皮部较厚、中柱扁缩。质韧软。气微、味甘、苦。

蜜百部表面棕黄色或褐棕色，略带焦斑，稍具黏性，味甜。

【炮制作用】　甘、苦，微温。归肺经。

百部具有润肺下气止咳，杀虫灭虱作用。生品长于止咳化痰，灭虱杀虫。可用于新久咳嗽，肺痨咳嗽，顿咳等，外用于疥癣，头虱，体虱，蛲虫病，阴痒等。由于生品有小毒，对胃有一定刺激性，内服用量不宜过大。

蜜炙可缓和对胃的刺激性，并增强润肺止咳的功效。用于阴虚劳嗽，百日咳等。

【贮藏】　置通风干燥处，防潮。

枇 杷 叶

【处方用名】　枇杷叶　炙枇杷叶　蜜枇杷叶

【来源】　本品为蔷薇科植物枇杷 *Eriobotrya japonica*（Thunb.）Lindl. 的干燥叶。全年均可采收，晒至七八成干，扎成小把，再晒。

【炮制方法】

1. **枇杷叶**　取原药材，除去绒毛，用水喷润，切丝，干燥。

2. **蜜枇杷叶**　取炼蜜，加适量开水稀释，淋入枇杷叶丝内拌匀，闷润至蜜汁被吸尽，置炒制容器内，用文火加热，炒至不粘手为度，取出晾凉。

每 100kg 枇杷叶丝，用炼蜜 20kg。

【炮制要求】　枇杷叶为丝条状。上表面呈灰绿色、黄棕色或红棕色，较光滑；下表面可见绒毛，主脉突起。革质而脆。味微苦。

蜜枇杷叶黄棕色或红棕色，略有光泽和黏性，具蜜香气，味甜。

【炮制作用】　苦，微寒。归肺、胃经。

生枇杷叶长于清肺止咳、降逆止呕。多用于肺热咳嗽，气逆喘急，胃热呕逆或口渴。

蜜炙能增强润肺止咳的作用，多用于肺燥咳嗽。

【贮藏】　置干燥处。

款 冬 花

【处方用名】　款冬花　冬花　炙冬花　炙款冬花　蜜冬花　蜜款冬花

【来源】　本品为菊科植物款冬 *Tussilago farfara* L. 的干燥花蕾。12 月份或地冻前花蕾尚未出土时采集采挖，除去花梗和泥沙，阴干。

【炮制方法】

1. **款冬花**　取原药材，除去杂质及残梗，筛去灰屑。

2. **蜜款冬花**　取炼蜜，加适量开水稀释，淋入净款冬花内拌匀，闷润至蜜汁被吸尽，置炒制容器内，用文火加热，炒至棕黄色或棕褐色、不粘手时，取出晾凉。

每 100kg 款冬花，用炼蜜 25kg。

【炮制要求】　款冬花为短细棒状花蕾，单生或 2～3 个基部连生，外面被多数鱼鳞状苞片，苞片外表面紫红或淡红色，内表面被白色絮状绒毛。体轻，撕开后可见白色茸毛。气微香，味微苦而辛，嚼之呈絮状。

蜜款冬花表面棕黄色或棕褐色，略有焦斑，具光泽，味微甜。

【炮制作用】　辛、微苦，温。归肺经。

款冬花生品长于散寒止咳，多用于风寒咳嗽。

蜜炙后药性温润，能增强润肺下气、止咳化痰的功用。多用于肺虚久咳或阴虚燥咳。

【贮藏】　置干燥处，防潮、防蛀。

桑　　叶

【处方用名】　桑叶　冬桑叶　霜桑叶　蜜桑叶

【来源】　本品为桑科植物桑 *Morus alba* L. 的干燥叶。初霜后采收，除去杂质，晒干。

【炮制方法】

1. **桑叶**　取原药材，除去杂质，搓碎，去柄。

2. **蜜桑叶**　取炼蜜，加适量开水稀释，淋入净桑叶内拌匀，闷润至蜜汁被吸尽，置炒制容器内，用文火加热，炒至表面深黄色、不粘手为度，取出晾凉。

每 100kg 桑叶，用炼蜜 25kg。

【炮制要求】　桑叶为碎片状。上表面黄绿色或浅黄棕色，有的有小疣状突起，下表面颜色稍浅，叶脉突出，小脉网状。质脆。气微，味淡微苦涩。

蜜桑叶表面暗黄色，微有光泽，略带黏性，味甜。

【炮制作用】　甘、苦，寒。归肺、肝经。

桑叶生品长于疏散风热，清肺润燥，清肝明目。常用于风热感冒，肺热燥咳，头晕头痛，目赤昏花。

蜜桑叶其性偏润，多用于温燥伤肺咳嗽。

【贮藏】　置干燥处。

桑　白　皮

【处方用名】　桑白皮　炙桑白皮　蜜桑白皮

【来源】　本品为桑科植物桑 *Morus alba* L. 的干燥根皮。秋末叶落时至次春发芽前采挖根部，刮去黄棕色粗皮，纵向剖开，剥取根皮，晒干。

【炮制方法】

1. **桑白皮**　取原药材，刮净粗皮，洗净，稍润，切丝，干燥。筛去碎屑。

2. **蜜桑白皮**　取炼蜜，加适量开水稀释，淋入桑白皮丝中拌匀，闷润至蜜汁被吸尽，置炒制容器内，用文火加热，炒至深黄色、不粘手时，取出晾凉。

每 100kg 桑白皮丝，用炼蜜 25kg。

【炮制要求】　桑白皮为卷曲丝条状。外表面类白色或淡黄白色，内表面黄白色或灰黄色，有细纵纹。质韧，味微甜。

蜜桑白皮深黄色或棕黄色，略有光泽，纤维性强，难折断，易纵向撕裂，气微，味甜。

【炮制作用】　甘，寒。归肺经。

桑白皮生品性寒，长于泻肺平喘，利水消肿。用于肺热喘咳，水肿胀满尿少，面目肌肤浮肿。

蜜炙后缓和寒泻之性，偏于润肺止咳，多用于肺虚喘咳。

【贮藏】　置通风干燥处，防潮，防蛀。

百　　合

【处方用名】　百合　炙百合　蜜百合

【来源】　本品为百合科植物卷丹 *Lilium lancifolium* Thunb.、百合 *Lilium brownii* F. E. Brown var. *viridulum* Baker 或细叶百合 *Lilium pumilum* DC. 的干燥肉质鳞叶。秋季采挖，洗净，剥取鳞叶，置沸水中略烫，干燥。

【炮制方法】

1. **百合**　取原药材，除去杂质，筛净灰屑。

2. **蜜百合**　取净百合，置炒制容器内，用文火加热，炒至颜色加深时，加入适量开水稀释过的炼蜜，并继续用文火炒至微黄色、不粘手时，取出晾凉。

每 100kg 百合，用炼蜜 5kg。

【炮制要求】　百合为长椭圆形鳞片，边缘薄，微向内弯曲。表面黄白色至淡黄棕色。角质样，半透明，质硬而脆，断面较平坦，气微，味微苦。

蜜炙百合表面棕黄色，偶见焦斑，略带黏性，味甜。

【炮制作用】　甘，寒。归心、肺经。

百合具有养阴润肺、清心安神作用。生品性寒，长于清心安神，用于热病后余热未清，虚烦惊悸，精神恍惚，失眠多梦。

蜜炙后润肺止咳作用增强，多用于阴虚久咳，肺痨咯血，肺阴亏损，虚火上炎等。

【贮藏】　置通风干燥处。

金 樱 子

【处方用名】　金樱子　金樱子肉　蜜金樱子

【来源】　本品为蔷薇科植物金樱子 *Rosa laevigata* Michx. 的干燥成熟果实。10～11 月份果实成熟变红时采收，干燥，除去毛刺。

【炮制方法】

1. **金樱子**　取原药材，除去杂质，洗净，干燥。

2. **金樱子肉**　取净金樱子，略浸，润透，纵切两瓣，除去毛、核、干燥。

3. **蜜金樱子**　取炼蜜，加适量开水稀释，淋入净金樱子内拌匀，闷润，置炒制容器内，用文火加热，炒至表面红棕色、不粘手时，取出晾凉。

每 100kg 金樱子，用炼蜜 20kg。

【炮制要求】　金樱子呈倒卵形纵削瓣。外表面红黄色或红棕色，有突起的棕色小点。内表面淡黄色，无核、毛。质硬。味甘，微涩。为倒卵形纵剖瓣，表面红黄色或红棕色，有突起的棕色小点，顶端有花萼残基，下部渐尖。

蜜金樱子表面暗棕色，有蜜的焦香气，味甜。

【炮制作用】　酸、甘、涩，平。归肾、膀胱、大肠经。

金樱子具有固精缩尿、固崩止带、涩肠止泻作用。生品酸涩，固涩止脱作用强，多用于遗精，滑精，遗尿，尿频，崩漏，带下，久泻久痢。

蜜炙品偏于甘涩，长于补中涩肠止泻。多用于脾虚久泻、久痢。

【贮藏】　置通风干燥处，防蛀。

旋 覆 花

【处方用名】　旋覆花　炙旋覆花　蜜旋覆花

【来源】　本品为菊科植物旋覆花 *Inula japonica* Thunb. 或欧亚旋覆花 *Inula britannica* L. 的干燥头状花序。夏、秋二季花开放时采收，除去杂质，阴干或晒干。

【炮制方法】

1. **旋覆花**　取原药材，除去梗、叶及杂质。

2. **蜜旋覆花**　取炼蜜，加适量开水稀释，淋入净旋覆花内拌匀，稍闷，置炒制容器内，用文火加热，炒至不粘手时，取出晾凉。

每 100kg 旋覆花，用炼蜜 25kg。

【炮制要求】　旋覆花呈扁球形或类球形，少有破碎，黄色或黄棕色，花蒂浅绿色，质地酥泡，气微，味微苦。

蜜旋覆花深黄色，手捻稍粘手，具蜜香气，味甜。

【炮制作用】 苦、辛、咸，微温。归肺、脾、胃、大肠经。

生品苦辛之味较强，善于降气，消痰，行水，止呕。用于风寒咳嗽，痰饮内停的胸膈满闷及胃气上逆的呕吐、喘息。

蜜旋覆花苦辛降逆止呕作用弱于生品，其性偏润，长于润肺止咳，降气平喘，用于咳嗽痰喘而兼有呕恶者。

【贮藏】 置干燥处，防潮。

第 7 节 油 炙 法

将净选或切制后的药物，与一定量的食用油脂共同加热处理的方法称为油炙法，又称酥炙法。

油炙法所用的辅料包括植物油和动物脂（习称动物油）两类。常用的有麻油（芝麻油）、羊脂油，菜油、酥油亦可采用。麻油常用以炮制质地坚硬或有毒药物，使之酥脆，降低毒性；羊脂油与药物共制后能增强补虚助阳的作用。

一、主 要 目 的

1. **增强疗效** 淫羊藿用羊脂油炙后能增强温肾助阳作用。

2. **降低毒性** 马钱子用麻油制后毒性降低。

3. **便于粉碎，利于制剂和服用** 三七、蛤蚧等药物经油炸或涂酥后，质变酥脆，易于粉碎，并可矫正不良气味。

二、操 作 方 法

油炙通常有三种操作方法，即油炒、油炸和油酥。

1. **油炒** 先将羊脂油置锅内，加热熔化，倒入净药物，用文火炒至油被吸尽，药物表面微黄色，显油亮光泽时，取出，晾凉。

2. **油炸** 取麻油置锅内，加热至沸腾时，放入净药物，用文火炸至色黄、酥脆时取出，沥去油。

3. **油酥** 将需酥炙的动物类药物，放无烟炉火上烘烤，用酥油涂布，加热烘烤，待酥油渗入药内后，再涂再烤，反复操作，直至药物质地酥脆。

三、注 意 事 项

1. 油炒时，应控制好火力和温度，以免药物炒焦。

2. 油炸时，因温度较高，操作时要控制好温度和时间，否则易将药物炸焦，致使药效降低或者丧失药效。

3. 油脂涂酥药物时，需反复操作直至酥脆为度并注意防止烤焦。

淫 羊 藿

【处方用名】 淫羊藿 羊藿 仙灵脾 炙淫羊藿 炙羊藿

【来源】 本品为小檗科植物淫羊藿 *Epimedium brevicornum* Maxim.、箭叶淫羊藿 *Epimedium sagittatum*（Sieb. et Zucc.）Maxim.、柔毛淫羊藿 *Epimedium pubescens* Maxim.或朝鲜淫羊藿 *Epimedium koreanum* Nakai 的干燥地上部分叶。夏、秋季茎叶茂盛时采制，除去粗梗及杂质，晒干或阴干。

【炮制方法】

1. **淫羊藿** 取原药材，除去杂质、枝梗，摘取叶片，喷淋清水，稍润，切丝，干燥。

2. **炙淫羊藿** 取定量羊脂油置锅内加热熔化，加入净淫羊藿丝，用文火加热，炒至油被吸尽，药物表面微黄色，均匀有光泽时，取出，晾凉。

每 100kg 淫羊藿丝，用羊脂油（炼油）20kg。

【炮制要求】　　淫羊藿为丝状片，上表面绿色、浅黄色或黄绿色，下表面灰绿色，细脉两面突起，网脉明显，边缘具黄色刺毛状细锯齿，近革质。气微，味微苦。

炙淫羊藿表面浅黄色，显油亮光泽，微有羊脂油气。

【炮制作用】　　辛、甘，温。归肝、肾经。

淫羊藿生品以祛风湿、强筋骨力胜。用于风湿痹痛，筋骨痿软，麻木拘挛，肾阳虚衰等。

羊脂油炙淫羊藿能增强温肾助阳作用，多用于阳痿、不孕、早泄。

【贮藏】　　置通风干燥处。

蛤　蚧

【处方用名】　　蛤蚧　酒蛤蚧　酥蛤蚧

【来源】　　本品为壁虎科动物蛤蚧 *Gekko gecko* Linnaeus 除去内脏的干燥体。全年均可捕捉，除去内脏，拭净，用竹片撑开，使全体扁平顺直，低温干燥。

【炮制方法】

1. **蛤蚧**　取原药材，除去竹片，洗净，除去鳞片及头足，切成小块，干燥。

2. **酒蛤蚧**　取蛤蚧块，用黄酒拌匀，闷润，待酒被吸尽后，烘干或文火炒干。取出，晾凉。

　　每 100kg 蛤蚧块，用黄酒 20kg。

3. **酥蛤蚧**　取蛤蚧，涂以麻油块。在无烟火上烤至稍黄质脆，除去鳞片及头足，切成小块。

【炮制要求】　　蛤蚧为不规则片状小块。背部呈灰黑色或银灰色，有棕黄色斑点散在，切面黄白色或灰黄色，脊椎骨及肋骨突起，质坚韧。气腥，味微咸。

酒蛤蚧色稍黄，质较脆，微有酒气。

酥蛤蚧色稍黄，质较脆，具香酥气。

【炮制作用】　　咸，平。归肺、肾经。

蛤蚧生品与酥蛤蚧功用相同，酥后易粉碎，减少腥气，长于补肺益肾，纳气定喘。用于肺虚咳嗽、肾虚作喘。

酒蛤蚧腥气减弱，质酥易碎，增强补肾壮阳作用，多用于肾阳不足，精血亏损的阳痿，遗精。

【贮藏】　　用木箱严密封装，常用花椒拌存，置阴凉干燥处，防蛀。

三　七

【处方用名】　　三七　田七　三七粉　熟三七

【来源】　　本品为五加科植物三七 *Panax notoginseng*（Burk.）F. H. Chen 的干燥根。秋季花开前采挖，洗净，干燥。支根习称"筋条"，茎基习称"剪口"。

【炮制方法】

1. **三七**　取原药材，除去杂质。用时捣碎。

2. **三七粉**　取三七，洗净，干燥，研细粉。

3. **熟三七**

（1）油炸：取净三七，打碎，分开大小块，用植物油炸至表面棕黄色，取出，沥去油，研细粉。

（2）清蒸：取三七，洗净，蒸透，取出，及时切片，干燥。

【炮制要求】　　三七呈圆锥形或圆柱形，表面灰黄色或灰褐色，有瘤状突起，体重，质坚实，断面灰白色，灰绿色或黄绿色，类角质，具光泽，中间有菊花心或裂纹，气微，味苦回甜。

三七粉为灰黄色的粉末，气微，味苦回甜。

油炸熟三七为浅黄色粉末，略有油气，味微苦。

蒸制熟三七片为类圆形薄片，表面棕黄色，角质样，有光泽，质坚硬，易折断，气微，味苦回甜。

【炮制作用】　　甘、微苦，温。归肝、胃经。

三七生品具有散瘀止血、消肿定痛的功能。用于咯血，吐血，衄血，便血，崩漏，外伤出血，胸腹刺痛，跌扑肿痛。

三七粉与三七同效，三七粉多吞服或外敷用于创伤出血。

熟三七止血化瘀作用较弱，以滋补力胜，可用于身体虚弱，气血不足。

【贮藏】　置阴凉干燥处，防蛀。

自 测 题

一、选择题

A 型题

1. 黄芪常用的炮制方法是（　　）
   A. 盐炙法　　　　B. 炒黄法　　　　C. 蜜炙法
   D. 酒炙法　　　　E. 醋炙法

2. 车前子炮制时应（　　）
   A. 先炒药后加盐水　　　　B. 先拌盐水后炒药
   C. 先炒药后加醋　　　　　D. 先炒药后加酒
   E. 先拌酒后炒药

3. 芫花的炮制目的是（　　）
   A. 降低毒性　　B. 增加利水作用　　C. 矫臭矫味
   D. 利于保存　　E. 利于粉碎

4. 酒炙法炮制药材通常辅料用量为（　　）
   A. 20%～25%　　B. 25%～30%　　C. 10%～20%
   D. 15%～25%　　E. 5%～10%

5. 盐炙时，一般用（　　）炒制。
   A. 文火　　　　B. 中火　　　　C. 武火
   D. 先文火后武火　E. 先武火后文火

6. 清气分湿热，散肝胆郁火的黄连炮制品是（　　）
   A. 酒黄连　　　B. 姜黄连　　　C. 萸黄连
   D. 醋黄连　　　E. 炒黄连

7. 醋炙延胡索的主要作用是（　　）
   A. 使之容易粉碎
   B. 使之游离出延胡索的生物碱
   C. 使之生物碱成盐，增加溶出率
   D. 使之与乙酸产生协同作用，增强疗效
   E. 利于保存

8. 若蜜不能与药物拌匀时，可以（　　）
   A. 增加蜜的用量　　B. 加开水稀释
   C. 加冷水稀释　　　D. 改用老蜜
   E. 减少蜜的用量

9. 表证已解而喘咳未愈的老人、幼儿及体虚患者，可用（　　）
   A. 生麻黄　　　B. 炙麻黄　　　C. 麻黄绒
   D. 蜜炙麻黄绒　E. 麻黄根

10. 淫羊藿中具有雄性激素样作用的成分为（　　）
    A. 苷类　　　B. 鞣质　　　C. 有机酸
    D. 生物碱　　E. 多糖

11. 下列哪个药物可用鳖血炮制（　　）
    A. 杜仲　　　B. 甘草　　　C. 大黄
    D. 柴胡　　　E. 黄芩

12. 骨蒸劳热常用黄柏的哪个炮制品（　　）
    A. 生黄柏　　　B. 盐黄柏　　　C. 酒黄柏
    D. 黄柏炭　　　E. 炒黄柏

13. 炙法常用的辅料有（　　）
    A. 麦麸　　　B. 滑石粉　　　C. 米醋
    D. 米　　　　E. 灶心土

14. 醋炙后缓和辛散、增强疏肝理气止痛作用，并能消积化滞的药物是（　　）
    A. 五灵脂　　　B. 香附　　　C. 柴胡
    D. 艾叶　　　　E. 当归

15. 醋炙乳香的作用是（　　）
    A. 行气止痛　　B. 活血止痛　　C. 疏肝解郁
    D. 活血化瘀　　E. 散瘀止痛

16. 具和中缓急作用的白芍炮制品是（　　）
    A. 酒白芍　　　B. 炒白芍　　　C. 白芍炭
    D. 醋白芍　　　E. 土炒白芍

17. 盐炙时，采用先炒药后拌盐水方法炮制的药物是（　　）
    A. 补骨脂　　　B. 益智仁　　　C. 杜仲
    D. 乳香　　　　E. 车前子

18. 治疗胃肠积滞、脘腹胀满兼痰饮咳喘宜选（　　）
    A. 苍术　　　B. 独活　　　C. 生姜
    D. 厚朴　　　E. 马兜铃

19. 竹茹采用（　　）法炮制可增强降逆止呕的作用。
    A. 姜炙　　　B. 酒炙　　　C. 蜜炙
    D. 油炙　　　E. 醋炙

20. 枇杷叶蜜炙可增强（　　）作用。
    A. 利水消肿　　B. 润肺止咳　　C. 润肠通便
    D. 活血化瘀　　E. 温肾助阳

B 型题

（21～25 题共用选项）
   A. 车前子、知母　　　　B. 厚朴、竹茹
   C. 当归、大黄　　　　　D. 甘草、麻黄
   E. 香附、延胡索

21. 指出适宜采用酒炙法加工炮制的药物组（　　）
22. 指出适宜采用醋炙法加工炮制的药物组（　　）
23. 指出适宜采用盐炙法加工炮制的药物组（　　）
24. 指出适宜采用姜炙法加工炮制的药物组（　　）
25. 指出适宜采用蜜炙法加工炮制的药物组（　　）

（26～27 题共用选项）
   A. 补脾止泻　　B. 健脾消胀　　　C. 补脾健胃
   D. 健脾燥湿　　E. 补脾益肺

26. 土炒白术长于（　　　）

27. 生白术长于（　　　）

（28～29 题共用选项）

A. 生香附　　　　B. 醋香附　　　　C. 醋柴胡

D. 吴萸制黄连　　E. 生柴胡

28. 治疗寒热往来的小柴胡汤中宜选（　　　）

29. 治疗肝气郁结的柴胡疏肝散中宜选（　　　）

（30～32 题共用选项）

A. 补血、调经、润肠通便　　　B. 止血和血

C. 活血补血调经　　　　　　　D. 凉血

E. 止血

30. 全当归（　　　）

31. 当归炭（　　　）

32. 酒当归（　　　）

（33～35 题共用选项）

A. 增强温肾助阳作用　　　B. 增强益气补中作用

C. 增强滋补气血作用　　　D. 增强润肺止咳作用

E. 增强补肾壮阳作用

33. 蛤蚧酒炙可（　　　）

34. 淫羊藿脂炙可（　　　）

35. 黄芪蜜炙可（　　　）

X 型题

36. 炙法和加固体辅料炒法的主要区别是（　　　）

A. 有液体辅料，固体辅料不同

B. 适用药物不同

C. 辅料所起作用不同

D. 加热时间不同

E. 加热温度不同

37. 酒炙法多适用于（　　　）

A. 活血化瘀，通络调经类药物

B. 祛痰止咳，降逆止呕类药物

C. 苦寒沉降，清热泻火类药物

D. 腥臭味重的动物类药物

E. 质地坚硬的矿物类药物

38. 蜜炙后增强润肺止咳的药物是（　　　）

A. 紫菀　　　　B. 黄芪　　　　C. 桑白皮

D. 枇杷叶　　　E. 款冬花

39. 醋炙可增强活血散瘀止痛作用的药物有（　　　）

A. 乳香　　　　B. 没药　　　　C. 三棱

D. 莪术　　　　E. 柴胡

40. 要求去栓皮并盐炙的药物是（　　　）

A. 知母　　　　B. 厚朴　　　　C. 黄柏

D. 肉桂　　　　E. 巴戟天

41. 油炙法的目的是（　　　）

A. 增强疗效　　B. 降低毒性　　C. 利于粉碎

D. 便于调剂　　E. 便于服用

二、问答题

1. 比较炙法与加辅料炒法的不同。

2. 当归有哪些炮制品，炮制作用如何？

3. 如何炼蜜？蜜炙该怎样操作？

4. 麻黄常用哪些炮制品？其临床功用有何不同？为什么？

（张永豪）

第10章

煅 法

第1节 概 述

一、煅法的含义

将药物直接放于无烟炉火上或适宜的耐火容器内,在有氧或缺氧的条件下煅烧至所需程度的方法,称为煅法。

二、煅法的分类

依据操作方法和要求的不同,煅法分为明煅法、煅淬法、闷煅(扣锅煅)法。

第2节 明 煅 法

药物直接放于无烟炉火上或适宜的耐火容器内不隔绝空气进行煅烧的方法称明煅法,前者又称直火煅法,后者又称间接煅法。

一、主 要 目 的

1. 使药物质地疏松,有效成分易于煎出 明煅法可使药物受热后不同药物组分在不同方向胀缩的比例产生差异,致使药粒间出现孔隙,质地变得酥脆,易于煎出有效成分。另外由于煅制温度高,使某些药物发生了化学变化,如钟乳石等含碳酸钙类的药物煅后生成氧化钙,从而改变了钙的赋存状态,使药物中的钙成分更易溶出。

2. 除去结晶水,增强收敛作用 白矾、硼砂、石膏等药物为了临床需要需除去结晶水以增强收敛等作用。

二、操 作 方 法

1. 直接煅(直火煅) 将药物直接放于无烟炉火上煅至红透,取出放凉。此法适用于质地坚硬的矿物类药。

2. 间接煅(锅煅) 将药物置适宜的耐火容器内,加热煅透,取出放凉。此法适用于含结晶水的矿物类、动物贝壳类及化石类和某些块小易碎的药物。

目前以间接煅使用较多。大量生产采用平炉煅或反射炉煅。

三、注 意 事 项

1. 将药物大小分档,分别煅制,以免煅制时生熟不均。

2. 明煅时,药物宜一次煅透,中途不得停火,以免出现夹生现象或生熟不均。

3. 煅制温度、时间应适度,要根据药材的性质而定。

4. 有些药物在煅烧时产生爆溅,可在容器上加盖(但不密闭)以防爆溅。

5. 有些含结晶水的矿物类药材,不要求煅红,但须使结晶水完全蒸发或全部呈蜂窝状固体。

白 矾

【处方用名】 白矾 明矾 枯矾 煅白矾

【来源】　本品为硫酸盐类矿物明矾石族明矾石经加工提炼制成，主含含水硫酸铝钾 [KAl（SO$_4$）$_2$·12H$_2$O]。

【炮制方法】

1. **白矾**　取原药材，除去杂质，用时捣碎或研细。

2. **枯矾**　取净白矾，敲成小块，置煅锅内，用武火加热至熔化，继续煅至松脆，呈白色蜂窝状固体，完全干燥，停火，放凉后取出，研成细粉。

【炮制要求】　白矾呈不规则结晶块状或粒状。无色，或淡黄白色。透明或半透明。表面具细密纵棱，有玻璃样光泽。质坚而脆，味酸、微甜而极涩。

枯矾为蜂窝状或块状、颗粒或细粉，白色或淡黄白色，不透明，无玻璃样光泽。体轻质松，手捻易碎，味酸涩，有颗粒感。

【炮制作用】　酸、涩、寒。归肺、脾、大肠、肝经。

生白矾外用解毒杀虫，燥湿止痒，用于湿疹，疥癣，脱肛，痔疮，聤耳流脓；内服止血止泻，祛除风痰，用于久泻不止，便血，崩漏，癫痫发狂。

枯矾寒酸之性降低，涌吐作用减弱，长于收涩敛疮、止血化腐。用于湿疹湿疮，聤耳流脓，阴痒带下，鼻衄齿衄，鼻瘜肉。

【贮藏】　置干燥处。

> **链接**
>
> 煅制白矾时应一次性煅透，中途不得停火，不要搅拌。否则搅拌后堵塞了水分挥发的通路，易形成凉后的"僵块"。制枯矾时不宜放矾过多，否则易出现煅制不透现象，原因是底层白矾先失水形成枯矾，具有较强隔热能力。

石　膏

【处方用名】　石膏　生石膏　煅石膏

【来源】　本品为硫酸盐类矿物石膏族石膏，主含含水硫酸钙（CaSO$_4$·2H$_2$O）。采挖后，除去泥沙及杂石。

【炮制方法】

1. **生石膏**　取原药材，洗净，晒干，敲成小块，除去杂石，粉碎成粗粉。

2. **煅石膏**　取净石膏块，置无烟炉火上或耐火容器内，用武火加热，煅至红透，取出，凉后碾碎。

【炮制要求】　生石膏为纤维状集合体，呈长块状、板块状或不规则块状。白色、灰色或淡黄色，有的半透明。体重，质软，纵断面有绢丝样光泽。气微，体重，质软，味淡。

煅石膏呈酥松块状或白色粉末，表面透出微红色的光泽，不透明，质地轻松，表面松脆易碎，味淡。

【炮制作用】　辛、甘，大寒。归肺、胃经。

生石膏具有清热泻火、除烦止渴的功能；用于外感热病，高热烦渴，肺热喘咳，胃火亢盛，头痛，牙痛。

煅石膏具收湿、生肌、敛疮、止血的功能。外用用于溃疡不敛，湿疹瘙痒，水火烫伤，外伤出血。

【贮藏】　置干燥处。

硼　砂

【处方用名】　硼砂　月石　煅硼砂

【来源】　本品为单斜晶系矿物硼砂经精制而成的结晶，主含含水四硼酸钠（Na$_2$B$_4$O$_7$·10H$_2$O）。

【炮制方法】

1. **硼砂**　取原药材，除去杂质，捣碎。

2. **煅硼砂**　取净硼砂适当粉碎，置煅锅内，用武火加热，煅至鼓起小泡呈雪白酥松块状，取出放凉碾碎。

【**炮制要求**】　硼砂为不规则块状，无色透明或白色半透明，有玻璃样光泽，久置空气中易风化成白色粉状。质脆易碎，味先略咸，后微甜。煅硼砂为白色粉末，体轻，不透明，无光泽。

【**炮制作用**】　甘、咸，凉。归肺、胃经。

硼砂具有清热解毒、消痰防腐作用，本品多生用、外用。外用清热解毒用于口舌生疮；内服清肺化痰，多作含化剂用于咽喉肿痛，咳嗽痰稠。

煅硼砂制后具有解毒消肿、燥湿收敛作用，对局部渗出物容易吸收，减少刺激性，同时易研成细粉，多用于喉科散药。

【**贮藏**】　贮干燥容器内，置干燥处。防潮、防尘。

云　母　石

【**处方用名**】　云母　云母石　银精石　煅云母　煅银精石

【**来源**】　本品为单斜晶系硅酸盐类矿物白云母的矿石。主要成分为含钾铝的铝硅酸盐[KAl$_2$（AlSi$_3$O$_{10}$）（OH）$_2$]采挖后，除去杂石。

【**炮制方法**】

1. **云母石**　取原药材，除去杂质，洗净，干燥，砸成薄片。
2. **煅云母石**　取净云母石，置耐火容器内，武火煅至红透，取出放凉，碾碎。

【**炮制要求**】　云母为不规则片状，薄片可层层剥离，无色或呈白色，略带浅黄棕色、淡绿色或淡灰色，具玻璃样光泽。质韧，具弹性。煅云母石为灰白色粉末，易破碎，无光泽，微有焦土气。

【**炮制作用**】　甘，平。归肺、心、肝经。

云母石临床一般不用生品，仅在特殊要求时选用。

煅云母石质地酥脆，易于粉碎和煎出有效成分，具有纳气、安神、止泻、除疟等功能，用于虚喘眩晕，久痢带下，目翳不明，寒疟，痈疽疮毒等。

【**贮藏**】　贮干燥容器内，置干燥处。

龙　齿

【**处方用名**】　龙齿　生龙齿　青龙齿　煅龙齿

【**来源**】　本品为古代哺乳动物如三趾马、犀类、鹿类、牛类、象类、羚羊类等的牙齿化石。采挖后，除去泥土，敲去牙床。

【**炮制方法**】

1. **龙齿**　取原药材，除去泥土及杂质，打碎。
2. **煅龙齿**　取净龙齿小块，置耐火容器内，用武火煅至红透，取出，放凉，碾碎。

【**炮制要求**】　龙齿为齿状或不规则的碎块，表面青灰色、暗棕色（青龙齿）或黄白色（白龙齿），有的可见具光泽的釉质层。质坚硬，断面粗糙，具吸舌性。煅龙齿呈灰白色或白色，无光泽，吸舌性较强。

【**炮制作用**】　甘、涩，凉。归心、肝经。

生龙齿具有镇惊安神、除烦解热的功能。用于惊痫、癫狂、怔忡等证。

煅后寒性降低，收敛固涩作用增强，并长于安神宁志，用于失眠多梦、心神恍惚。

【**贮藏**】　贮干燥容器内，置干燥处。

龙　骨

【**处方用名**】　龙骨　生龙骨　煅龙骨

【**来源**】　本品为古代哺乳动物如三趾马、犀类、鹿类、牛类、象类等的骨骼化石或象类门齿的化石，前者习称"龙骨"，后者习称"五花龙骨"。挖出后除去泥土及杂质。

【炮制方法】

1. **龙骨**　取原药材，除去杂质及灰屑，刷净泥土，打碎。

2. **煅龙骨**　取净龙骨小块，置耐火容器内，用武火煅至红透，取出放凉，碾碎。

【炮制要求】　龙骨为不规则的碎块，表面类白色、灰白色或浅黄色。质硬脆，气微，吸舌力很强。煅龙骨呈灰白色或灰褐色。质轻，酥脆易碎，表面显粉性，吸舌力强。

【炮制作用】　甘、涩，平。归心、肝经。

生龙骨镇惊潜阳作用较强。用于怔忡多梦，惊痫，头目眩晕。

煅后能增强收敛固涩、生肌敛疮的功能，用于盗汗，自汗，遗精，带下，崩漏，久泻，久痢，疮口不敛等。

【贮藏】　贮干燥容器内，置干燥处。防潮。

牡　　蛎

【处方用名】　牡蛎　生牡蛎　煅牡蛎

【来源】　本品为牡蛎科动物长牡蛎 *Ostrea gigas* Thunberg.、大连湾牡蛎 *Ostrea talienwhanensis* Crosse 或近江牡蛎 *Ostrea rivularis* Gould 的贝壳。全年均可采收，去肉，洗净，晒干。

【炮制方法】

1. **牡蛎**　取原药材，洗净，晒干，碾碎。

2. **煅牡蛎**　取净牡蛎，置无烟炉火上或耐火容器内，用武火煅至酥脆时，取出，放凉，碾碎。

【炮制要求】　牡蛎为不规则片状碎块。白色，质坚硬，断面层状。气微，味微咸。

煅牡蛎为不规则的碎块或粗粉，灰白色，质酥脆，断面层状。

【炮制作用】　咸，微寒。归肝、胆、肾经。

生牡蛎具有重镇安神、潜阳补阴、软坚散结的功能。用于惊悸失眠，眩晕耳鸣，瘰疬痰核，癥瘕痞块。

煅牡蛎收敛固涩，制酸止痛。并且煅后质地酥脆，利于粉碎及煎出药效。用于自汗盗汗，遗精滑精，崩漏带下，胃痛吞酸。

【贮藏】　置干燥处。

石　决　明

【处方用名】　石决明　煅石决明

【来源】　本品为鲍科动物杂色鲍 *Haliotis diversicolor* Reeve、皱纹盘鲍 *Haliotis discus hannai* Ino、羊鲍 *Haliotis ovina* Gmelin、澳洲鲍 *Haliotis ruber*（Leach）、耳鲍 *Haliotis asinina* Linnaeus 或白鲍 *Haliotis laevigata*（Donovan）的贝壳。夏、秋二季捕捉捞，去肉，洗净，干燥。

【炮制方法】

1. **石决明**　取原药材洗净，干燥，捣碎。

2. **煅石决明**　取净石决明，置于无烟炉火上或耐火容器内，用武火煅至灰色或青灰色，质地酥碎时，取出放凉，碾碎。

【炮制要求】　石决明为不规则的碎片，外表面灰白色，有珍珠样彩色光泽。质坚硬，气微，味微咸，不易破碎。

煅石决明为不规则的小碎块或粗粉，灰白色，无光泽。质地酥脆。断面呈层状。

【炮制作用】　咸，寒。归肝经。

石决明具有平肝潜阳、清肝明目的作用。生石决明偏于平肝潜阳。用于头痛眩晕，惊痫抽搐，癥瘕痞块。

煅石决明咸寒之性降低，平肝潜阳的功效缓和，增强了固涩收敛、明目作用。用于目赤翳障，视物昏花，青盲雀目。

【贮藏】　置干燥处。

瓦 楞 子

【处方用名】　瓦楞子　煅瓦楞子

【来源】　本品为蚶科动物毛蚶 *Arca subcrenata* Lischke、泥蚶 *Arca granosa* Linnaeus 或魁蚶 *Arca inflata* Reeve 的贝壳。秋、冬至次年春捕捞，洗净，置沸水中略煮，去肉，干燥。

【炮制方法】

1. **瓦楞子**　取原药材，洗净，捞出，干燥，碾碎。
2. **煅瓦楞子**　取净瓦楞子，置耐火容器内，武火煅至酥脆，取出放凉，碾碎或研粉。

【炮制要求】　瓦楞子为不规则碎片或粒状，白色或灰白色，较大碎块仍显瓦楞线，有光泽。质坚硬，研粉后呈白色无定形粉末。

煅瓦楞子呈不规则碎片或颗粒，灰白色至深灰色，光泽消失。质地酥脆，气微，味淡。

【炮制作用】　咸，平。归肺、胃、肝经。

生瓦楞子偏于消痰化瘀，软坚散结。用于瘿瘤，瘰疬，癥瘕痞块。

煅瓦楞子质地酥脆，便于粉碎，长于制酸止痛，用于胃痛泛酸。

【贮藏】　置干燥处。

蛤 壳

【处方用名】　蛤壳　海蛤壳　煅蛤壳

【来源】　本品为帘蛤科动物文蛤 *Meretrix meretrix* Linnaeus 或青蛤 *Cyclina sinensis* Gmelin 的贝壳。夏、秋二季捕捞，去肉，洗净，晒干。

【炮制方法】

1. **蛤壳**　取原药材，洗净，干燥，碾碎。
2. **煅蛤壳**　取净蛤壳，置耐火容器内，武火煅至酥脆，取出放凉，碾碎或研粉。

【炮制要求】　蛤壳为不规则的碎片。碎片外表面黄褐色或棕红色，内表面白色，质坚硬而重。断面显层状，气无味淡。

煅蛤壳为不规则碎片或粗粉，光泽消失，灰白色，质酥脆，断面有层纹。

【炮制作用】　苦、咸，寒。归肺、肾、胃经。

蛤壳具有清热化痰、软坚散结、制酸止痛作用。生蛤壳偏于软坚散结，用于咳嗽瘰疬、瘿瘤、痰核等。

煅蛤壳易于粉碎，清热化痰，制酸止痛作用增强。用于痰火咳嗽，胸胁疼痛，痰中带血，胃痛吞酸。外用治疗湿疹，烫伤。

【贮藏】　置干燥处。

珍 珠 母

【处方用名】　珍珠母　珠母　明珠母　煅珍珠母

【来源】　本品为蚌科动物三角帆蚌 *Hyriopsis cumingii*（Lea）、褶纹冠蚌 *Cristaria plicata*（Leach）或珍珠贝科动物马氏珍珠贝 *Pteria martensii*（Dunker）的贝壳。去肉，洗净，干燥。

【炮制方法】

1. **珍珠母**　取原药材，除去杂质及灰屑，碾碎。
2. **煅珍珠母**　取净珍珠母，置耐火容器内，用武火煅至酥脆，取出放凉，打碎或碾粉。

【炮制要求】　珍珠母为不规则碎块状，黄玉白色或银灰白色，有光彩，习称"珠光"。质硬而重，气微，味淡。

煅珍珠母呈不规则碎块或粉状，青灰色，"珠光"少见或消失。质松酥脆，易碎。

【炮制作用】　咸，寒。归肝、心经。

生珍珠母具有平肝潜阳、定惊安神、明目退翳的功能。用于头痛眩晕，惊悸失眠，目赤翳障，视物昏花。

煅珍珠母质地酥脆，长于收涩制酸，细研吞服，能治胃酸过多。

【贮藏】　置干燥处，防尘。

第3节　煅 淬 法

将药材按明煅法煅烧至红透后，立即投入规定的液体辅料中骤然冷却的方法称煅淬法。所用的液体辅料称为淬液。常用的淬液有醋、酒、药汁等。煅淬法适用于质地坚硬，经过高温仍不能疏松的矿物药，以及临床上因特殊需要而必须煅淬的药物。

一、主 要 目 的

1. **使药物质地酥脆，易于粉碎，利于有效成分煎出**　如自然铜、磁石等。

2. **改变药物的理化性质，减少副作用，增强疗效**　如赭石等。

3. **清除杂质及毒性成分，洁净药物**　如炉甘石等。

二、注 意 事 项

1. 药物需打碎，并大小分档。

2. 煅淬要反复进行几次，使液体辅料吸尽、药物全部酥脆为度。

3. 煅淬时所用的淬液种类和用量由各药物的性质和煅淬目的要求而定。

自 然 铜

【处方用名】　自然铜　煅自然铜

【来源】　本品为硫化物类矿物黄铁矿族黄铁矿的矿石，主含二硫化铁（FeS_2）。采挖后，除去杂质。

【炮制方法】

1. **自然铜**　取原药材，除去杂质，洗净，干燥。用时，砸碎。

2. **煅自然铜**　取净自然铜，置耐火容器内，用武火加热，煅至暗红色立即取出，投入醋液中淬制，待冷后取出，继续煅烧醋淬至表面呈黑褐色，光泽消失并酥松，取出，摊开放凉，干燥后碾碎。

每 100kg 自然铜，用醋 30kg。

【炮制要求】　自然铜多为立方块状体。大小不一，表面亮淡黄色，有金属光泽。有的黄棕色或棕褐色，无金属光泽。具条纹，条痕绿黑色或棕红色。体重，质坚硬或稍脆，易砸碎。

煅自然铜为不规则的碎粒，呈棕褐色至黑褐色或黑色，无金属光泽。质地酥脆，略有醋气，碾碎后呈无定形黑色粉末。

【炮制作用】　辛，平。归肝经。

自然铜具有散瘀止痛、续筋接骨的功能。本品多煅制用，煅自然铜经煅淬后，质地酥脆，便于粉碎和煎出有效成分，可增强散瘀止痛作用。多用于跌打损伤，瘀肿疼痛，筋骨折伤。

【贮藏】　置干燥处。

赭 石

【处方用名】　代赭石　赭石　生赭石　煅赭石

【来源】　本品为氧化物类矿物刚玉族赤铁矿的矿石，主含三氧化二铁（Fe_2O_3）。采挖后，除去杂石。

【炮制方法】

1. **代赭石**　取原药材，除去杂质，洗净晒干，打碎。

2. **煅赭石**　取净赭石小块，置耐火容器内用武火加热，煅至红透，立即倒入醋液淬制，反复煅淬至质地酥脆，淬液用尽为度。取出，干燥，碾成粗粉。

每 100kg 代赭石，用醋 30kg。

【炮制要求】　代赭石为不规则扁平块状，大小不一，暗棕红色或灰黑色。一面有圆形乳头状突起，习称"钉头"。另一面与突起相对应处有同样大小的凹窝。体重，质硬。味淡。

煅赭石为无定形粉末，暗褐色或紫褐色，光泽消失。质地酥脆，略带醋气。

【炮制作用】　苦，寒。归肝、心经。

生代赭石具有平肝潜阳、重镇降逆、凉血止血的功能。用于眩晕耳鸣，呕吐，噫气，呃逆，喘息，以及血热所致的吐血，衄血。

煅代赭石降低了苦寒之性，质地酥脆，便于粉碎和煎出有效成分，引药入肝经血分，具有养血益肝、收敛止血作用。用于吐血、衄血及崩漏下血等。

【贮藏】　置干燥处。

磁　石

【处方用名】　磁石　灵磁石　煅磁石

【来源】　本品为氧化物类矿物尖晶石族磁铁矿的矿石，主含四氧化三铁（Fe_3O_4）。采挖后，除去杂石。

【炮制方法】

1. **磁石**　取原药材，除去杂质，碾碎。

2. **煅磁石**　取净磁石小块，置耐火容器内，用武火煅至红透，趁热倒入醋液内淬制，冷却后取出，反复煅淬至酥脆，取出干燥，碾碎成粗粉。

每 100kg 磁石，用醋 30kg。

【炮制要求】　磁石为多棱角不规则块状，表面灰黑色或褐色。条痕黑色，具金属样光泽。体重，质坚硬，具磁性，有土腥气，味淡。

煅磁石为不规则的碎块或颗粒，表面黑色，质硬而酥，略有醋气。

【炮制作用】　咸，寒。入肝、心、肾经。

生磁石偏于平肝潜阳，镇惊安神。用于惊悸，失眠，头晕目眩。

煅磁石长于聪耳明目，纳气平喘，并且质地酥脆，易于粉碎及煎出有效成分。用于耳鸣耳聋，视物昏花，肾虚气喘等。

【贮藏】　置干燥处。

炉　甘　石

【处方用名】　炉甘石　煅炉甘石　制炉甘石

【来源】　本品为碳酸盐类方解石族菱锌矿，主含碳酸锌（$ZnCO_3$）。采挖后，洗净，晒干，除去杂石。

【炮制方法】

1. **炉甘石**　取原药材，除去杂质，打碎。

2. **煅炉甘石**　取净炉甘石，置耐火容器内，用武火加热，煅至红透，取出，立即倒入水中浸淬，搅拌，倾取上层混悬液，残渣继续水飞，至不能混悬为度，合并混悬液，静置，待澄清后倾去上层清水，干燥。

3. **制炉甘石**

（1）黄连汤制：取黄连加水煎煮 2～3 次，合并煎煮液浓缩，加入炉甘石细粉中拌匀，干燥。

每 100kg 炉甘石细粉，用黄连 12.5kg。

（2）三黄汤制：取黄连、黄芩、黄柏加水煎煮 2～3 次，合并煎煮液浓缩，加入炉甘石细粉中拌匀，干燥。

每100kg炉甘石细粉，用黄连、黄芩、黄柏各12.5kg。

【炮制要求】　炉甘石为不规则碎块状，表面灰白色或淡红色，不平坦，具孔似蜂窝状，显表面粉性，无光泽。体轻，易碎。气微，味微涩。

煅炉甘石呈白色、淡黄色或粉红色细粉，质轻，质松软而细腻光滑，气微，味微涩。

制炉甘石呈黄色或深黄色细粉，质轻松，味苦。

【炮制作用】　甘，平。归肝、脾经。

炉甘石一般不生用，多作外敷用。

煅炉甘石经煅淬水飞后，质地纯洁细腻，适宜于眼科及外敷用。具有解毒明目退翳、收湿止痒敛疮作用。用于目赤肿痛，睑弦赤烂，翳膜遮睛，溃疡不敛，脓水淋漓，湿疮瘙痒。

制炉甘石可增强清热明目、敛疮收湿功能。

【贮藏】　置干燥处。

第4节　扣锅煅法

药物在高温缺氧条件下煅烧成炭的方法称扣锅煅法，又称密闭煅、闷煅、暗煅。适用于煅制质地疏松、炒炭易灰化及某些中成药在制备过程中需要综合制炭的药物。

一、主要目的

1. 改变药物性能，产生新的疗效，增强止血作用　如血余炭、棕榈炭等。

2. 降低毒性或刺激性　如干漆等。

二、操作方法

将药物置于锅中，上盖一较小的锅，两锅结合处用盐泥封严，上压重物，扣锅底部贴一白纸条或放几粒大米，待盐泥稍干后，先用文火，待盐泥稍干后用武火加热，煅至白纸或大米呈深黄色，药物全部炭化为度，停火，待完全冷却后，取出药物。

> **链接**
>
> 扣锅煅法可在两锅盐泥封闭处留一小孔，用筷子塞住，在炉火上煅烧，时时观察小孔处的烟雾，当由白烟变黄烟并转成青烟，之后逐渐减少时，降低火力。煅至基本无烟时，离火，待完全冷却后，取出药物。

三、注意事项

1. 待盐泥半干时再煅烧。煅制时由于药物受热炭化，有大量气体及浓烟从锅缝中喷出，应随时用湿泥堵封，以防空气进入，使药物灰化。

2. 药材煅透后关火，放冷后再取出煅好的药物，以免药材遇空气后燃烧灰化。

3. 煅锅内药料不宜放得过多，一般为锅容量的2/3，也不宜过紧，以免煅制不透。

4. 判断药物是否煅透的方法，可采用"滴水即沸法"、"白纸变黄法"、"米变焦黄法"、"烟雾指示法"来判断。

5. 锅上面加一重物，防止锅内气体冲开锅盖。

血 余 炭

【处方用名】　血余炭

【来源】　本品为人发制成的炭化物。

【炮制方法】　取头发，除去杂质，用稀碱水洗去油垢，清水漂净，晒干，装于锅内，上扣一个口径较小的锅，两锅结合处用盐泥或黄泥封固，上压重物，扣锅底部贴一白纸条，或放几粒大米，用文武火加热，煅至白纸或大米呈深黄色为度，离火，待凉后取出，剁成小块。

【炮制要求】　血余炭为不规则的小块状，乌黑光亮，有多数呈蜂窝状细孔。质脆。用火烧之有焦发气，味苦。

【炮制作用】　苦、平。归肝、胃经。

本品不生用，入药必须煅炭，煅后具有收敛止血、化瘀、利尿作用。用于吐血，咯血，衄血，血淋，尿血，便血，崩漏下血，外伤出血，小便不利等。

【贮藏】　置干燥处。

棕　榈

【处方用名】　棕板　棕榈炭　陈棕炭　棕板炭

【来源】　本品为棕榈科植物棕榈 *Trachycarpus fortunei*（Hook. f.）H. Wendl.的干燥叶柄。采棕时割取旧叶柄下延部分及鞘片，除去纤维状的棕毛，晒干。

【炮制方法】

1. 棕榈　取原药材，除去杂质，洗净，切段，干燥，筛去灰屑。

2. 棕榈炭　取净棕榈段或棕板块置锅内，上扣一较小锅，两锅结合处用盐泥封固，上压重物，并贴一块白纸条或放大米数粒，用文武火加热，煅至白纸或大米呈深黄色时，停火，待锅凉后，取出。

【炮制要求】　棕榈为长条板状，一端较窄而厚，另一端较宽稍薄，大小不等。表面红棕色，粗糙，有纵直皱纹；一面有明显的凸出纤维，纤维的两侧着生棕色茸毛。质硬而韧，不易折断，断面纤维性。气微，味淡。

煅棕榈炭呈不规则块状，大小不一。表面为黑褐色至黑色，内部焦黄色，纤维性，有光泽。质酥脆略具焦香气，味苦涩。

【炮制作用】　苦、涩，平。归肺、肝、大肠经。

生棕榈不入药，经煅后具有收敛止血作用。用于吐血、衄血、尿血、便血、崩漏下血。

【贮藏】　置干燥处。

荷　叶

【处方用名】　荷叶　荷叶炭

【来源】　本品为睡莲科植物莲 *Nelumbo nucifera* Gaertn.的干燥叶。夏、秋二季采收，晒至七八成干时，除去叶柄，折成半圆形或扇形，干燥。

【炮制方法】

1. 荷叶　取原药材，除去杂质及叶柄，抢水洗净，稍润，切丝，干燥。

2. 荷叶炭　取净荷叶折叠后平放锅内，留有空隙，上扣一个口径较小的锅，两锅接合处用盐泥封固，上压重物，并贴一白纸条或放大米数粒，用文武火加热，煅至白纸条或大米呈深黄色时，停火，待锅凉后，取出。

【炮制要求】　荷叶为不规则丝状，上表面深绿色或黄绿色，下表面淡灰棕色，叶脉明显凸起。质脆，易破碎，具清香气，味微苦。

荷叶炭表面呈棕褐色或黑褐色，气焦香，味涩。

【炮制作用】　苦、平。归肝、脾、胃经。

生品长于清暑化湿，升发清阳，凉血止血。用于暑热烦渴，暑湿泄泻，脾虚泄泻，血热吐衄，便血崩漏。

荷叶炭收涩化瘀止血力强，用于多种出血症和产后血晕。

【贮藏】　置通风干燥处，防蛀。

自 测 题

一、填空题

1. 煅石膏采用_____法煅制,煅后具有_____、_____、敛疮、止血作用。

2. 头发可采用_____法煅制,煅后称_____。

二、选择题

A 型题

1. 下列药材炮制常采用煅淬法的为(　　)
   A. 石膏　　　　B. 自然铜　　　C. 血余炭
   D. 荷叶　　　　E. 百合

2. 代赭石煅制能(　　)
   A. 降低毒性　　　　　B. 降低咸寒之性
   C. 平肝止血　　　　　D. 凉血止血
   E. 散瘀

3. 白矾、石膏炮制时应采用(　　)
   A. 提净　　　　B. 煅淬　　　C. 暗煅
   D. 明煅　　　　E. 水飞

4. 煅炉甘石的主要成分为(　　)
   A. $ZnCO_3$　　　B. $ZnSO_4$　　　C. ZnO
   D. $MnCO_3$　　　E. $MnSO_4$

5. 下列哪组药物,均不宜用煅法炮制(　　)
   A. 自然铜、朱砂　　　　B. 芒硝、石膏
   C. 绿矾、炉甘石　　　　D. 朱砂、雄黄
   E. 龙骨、云母石

X 型题

6. 煅淬法适用的药物是(　　)
   A. 质地坚硬的矿物药
   B. 经过高温仍不能疏松的矿物药
   C. 炒炭易灰化的植物药
   D. 质地坚实的木质类药
   E. 化学合成类药

7. 煅制白矾的注意事项为(　　)
   A. 中间不得停火和搅拌
   B. 最佳温度为180~260℃
   C. 不得用铁器
   D. 宜采取扣锅煅
   E. 煅后需淬制

8. 暗煅的注意事项有(　　)
   A. 高温缺氧
   B. 煅透后需放冷后再启锅
   C. 必须存性
   D. 锅内药材不宜过多、过紧
   E. 可采用观察扣锅底部米和纸的颜色判断药材是否煅透

三、问答题

1. 写出煅法的分类并比较其操作的不同。

2. 为何煅淬能将坚硬的药材炮制到质地酥脆?

（胡志平）

蒸、煮、燀法既用水又用火，属于水火共制法。蒸法和煮法多用于一些具有滋补作用或有毒副作用药物的炮制，制后可使其滋补作用增强，毒副作用降低。燀法适用于须去皮的种子类药物，制后便于分离种皮和种仁。

第 1 节 蒸 法

一、蒸法的含义

将净选或切制后的药物加辅料或不加辅料装入蒸制容器内隔水加热至一定程度的方法，称为蒸法。其中将待炮制药物装入密闭容器内，隔水加热或用蒸汽加热者，称为间接蒸法，亦称炖法。蒸法依据药物在蒸制时是否加辅料，分为清蒸法和加辅料蒸法。

二、主 要 目 的

1. **改变药物性能，扩大用药范围** 如地黄生品性寒，具有清热凉血的作用，用于血热，蒸制后药性由寒转温，作用由清变补，主要用于肝肾阴虚血虚。

2. **降低毒性和副作用** 如大黄生品气味重浊，泻下作用峻猛，易伤胃气，酒蒸制后泻下作用缓和，能减轻腹痛等副作用。

3. **保存药效，利于贮存** 如桑螵蛸为螳螂的卵鞘，内有大量具有活性的卵，蒸制后可杀死虫卵，利于贮存。黄芩蒸制后可破坏能分解苷的水解酶，利于保存苷类成分。

4. **便于软化切片** 如木瓜、天麻等一些质地坚硬、或含糖类较多药物，用水浸润软化时水分不易渗入，久泡则易损失有效成分，采用蒸法能较好地将药物软化，易于饮片切制和干燥。

5. **增强疗效** 如肉苁蓉生品具有补肾止浊、润肠通便的功效，酒蒸制后补肾助阳之力增强，多用于阳痿、腰痛，不孕。

三、操 作 方 法

1. **清蒸法** 将待蒸药物净制并大小分档，置蒸制容器内直接蒸制至所需程度，取出，趁热切片或干燥。一般质地坚硬药物可先用水浸润 1~2 小时后再蒸制，可改善蒸制效果。

2. **加辅料蒸法** 将待蒸制药物净制并大小分档，与辅料拌匀或用辅料润透后，置蒸制容器内，隔水加热至一定程度，放凉后取出，干燥。

| 链 接

蒸制时间一般视药物性质不同而有所不同，有的要求反复蒸制。例如，醋蒸五味子时要求五味子蒸至紫黑色；酒蒸山茱萸、黄精、女贞子、熟地等药物时要求蒸至药物黑润；黑豆汁蒸何首乌时要求蒸至药物棕褐色。

四、注 意 事 项

1. 将药物洁净分档后再进行蒸制。

2. 需用液体辅料拌蒸的药物应注意药物与辅料的比例，润透后再蒸制。

3. 蒸制时一般先用武火，待"圆汽"后改为文火，保持锅内有足够的蒸汽即可。酒蒸要密闭，防止酒挥发。

4. 蒸制时要注意火候，不及则达不到蒸制目的；太过则有的药物可能"上水"，难于干燥，则影响药效。

5. 蒸制时间要根据药物的性质及炮制目的而定，少则 1～2 小时，多则数十小时，有的还要求反复蒸制。

6. 须长时间蒸制的药物宜不断添加沸水，以免蒸汽中断，尤其要注意不要将水蒸干。

7. 加辅料蒸制完毕后，若容器内有剩余的液体辅料，应将药物晾晒至四至六成干后，再拌入残余的液汁，使之吸尽后再进行干燥，否则影响药效。

人　参

【处方用名】　人参　生晒参　红参

【来源】　本品为五加科植物人参 *Panax ginseng* C. A. Mey. 的干燥根及根茎。多于秋季采挖，洗净经晒干或烘干。栽培的又称"园参"；播种在山林野生状态下自然生长的又称"林下山参"，习称"籽海"。

【炮制方法】

1. **生晒参**　取原药材，除去杂质，洗净，润透，切薄片，干燥。或用时粉碎、捣碎。

2. **红参**　取原药材，洗净，经蒸制干燥后即为红参。临用时去芦，用时蒸软或微火烘软后，切薄片，干燥。或直接捣碎、碾粉。

【炮制要求】　生晒参为圆形或类圆形薄片，表面灰白色，显菊花纹，具粉性，体轻质脆。香气特异，味微苦、甘。

红参片为类圆形或椭圆形薄片，表面红棕色，半透明。切面平坦，质地硬而脆，角质样，气微香，味甘，微苦。

【炮制作用】　生晒参甘、微苦，平。归脾、肺、心经；红参甘、微苦，温。归脾、肺、心、肾经。

生晒参长于大补元气，生津养血，复脉固脱，补脾益肺，安神益智。多用于体虚欲脱，脾虚食少，肺虚喘咳，津伤口渴，内热消渴，气血亏虚，久病虚羸，惊悸失眠，阳痿宫冷等证。

红参具有大补元气、复脉固脱、益气摄血的功效。多用于体虚欲脱，肢冷脉微，气不摄血，崩漏下血。

【贮藏】　置阴凉干燥处，密闭保存，防蛀。

地　黄

【处方用名】　鲜地黄　生地黄　熟地黄　生地炭　熟地炭

【来源】　本品为玄参科植物地黄 *Rehmannia glutinosa* Libosch. 的新鲜或干燥块根。秋季采挖，除去芦头、须根及泥沙，鲜用；或将地黄缓缓烘焙至约八成干。前者习称"鲜地黄"，后者习称"生地黄"。

【炮制方法】

1. **鲜地黄**　取鲜药材，洗净泥土，除去杂质，贮存于沙中。用时切厚片或捣烂绞汁。

2. **生地黄**　取干药材，除去杂质，用水稍泡，洗净，闷润，切厚片，干燥，筛去碎屑。

3. **熟地黄**

（1）酒炖：取净生地黄，大小分档，加黄酒拌匀，润透，置于罐等适宜容器内，密闭，隔水炖至酒被吸尽，饮片呈乌黑色，有光泽，取出，晒至外皮黏液稍干，切厚片或块，干燥。

每 100kg 生地黄，用黄酒 30～50kg。

（2）清蒸：取净生地黄，大小分档，置于笼屉等适宜的蒸制容器内，蒸至黑润，取出，晒至约八成干，切厚片或块，干燥。

4. 生地炭 取净生地片，置预热好的炒制容器内，用武火加热，炒至焦黑色，发泡，鼓起时，喷洒清水灭尽火星，取出，放凉。或用闷煅法煅炭。

5. 熟地炭 取净熟地片，置预热炒制容器内，用武火加热，炒至外表焦黑色，喷洒清水灭尽火星，取出，放凉。或用闷煅法煅炭。

【炮制要求】 鲜地黄呈纺锤形或条状，外皮薄，表面浅红黄色，具弯曲的皱纹、横长皮孔及不规则疤痕，肉质，切面淡黄白色，可见橘红色油点，中部有放射状纹理。气微，味微甜、微苦。

生地黄为不规则类圆形厚片，表面棕黑色或棕灰色，极皱缩，体重，质软而韧。断面棕黄色至黑色或乌黑色，有光泽，具黏性。气微，味微甜。

熟地黄表面乌黑色，有光泽，黏性大。质柔软而带韧性，不易折断。断面乌黑色，有光泽。气微，味甜。

生地炭表面焦黑色，质轻松膨胀，外皮焦脆，中心部呈棕黑色并有蜂窝状裂隙。有焦苦味。

熟地炭表面焦黑色，有光泽，较生地炭色深。

【炮制作用】 生地黄甘，寒，归心、肝、肺经；熟地黄甘，微温，归肝、肾经。

鲜地黄长于清热生津、凉血，止血。用于热病伤阴，舌绛烦渴，温毒发斑，吐血，衄血，咽喉肿痛等。

生地黄性寒，为清热凉血之品，长于清热凉血，养阴生津。用于热入营血，温毒发斑，吐血衄血，热病伤阴，舌绛烦渴，津伤便秘，阴虚发热，骨蒸劳热，内热消渴等。

熟地黄药味甘，性由寒转温，功能由清转补。长于补血滋阴，益精填髓。用于血虚萎黄，心悸怔忡，月经不调，崩漏下血，肝肾阴虚，目昏耳鸣，腰膝酸软，骨蒸潮热，内热消渴，盗汗遗精，眩晕，须发早白等。

生地炭入血分，长于凉血止血，用于吐血，衄血，尿血，崩漏。

熟地炭以补血止血为主，用于崩漏或虚损性出血。

【贮藏】 鲜地黄埋在沙土中，防冻；生地黄置通风干燥处，防霉，防蛀。熟地黄置通风干燥处。

何 首 乌

【处方用名】 何首乌 首乌 生首乌 制首乌

【来源】 本品为蓼科植物何首乌 *Polygonum multiforum* Thunb.的干燥块根。秋、冬二季枯萎时采挖，削去两端，洗净，大个的切成块，干燥。

【炮制方法】

1. 何首乌 取原药材，除去杂质，洗净，稍浸，润透，切厚片或块，干燥。

2. 制何首乌

（1）黑豆汁炖：取净何首乌片或块，用黑豆汁拌匀，润透，置于铜罐等非铁质蒸制容器内，密闭，炖至汁液被吸尽，何首乌内外均呈棕褐色时，取出，干燥。

每 100kg 净何首乌片或块，用黑豆 10kg。

（2）黑豆汁蒸：取净何首乌片或块，用黑豆汁拌匀，润至汁液被吸尽，置笼屉等适宜的蒸制容器内，蒸至内外均呈棕褐色时，取出，干燥。

每 100kg 净何首乌片或块，用黑豆 10kg。

（3）清蒸：取净何首乌片或块，置于笼屉等适宜的蒸制容器内，蒸至内外均呈棕褐色时，取出，晒至半干，切厚片，干燥。

每 100kg 何首乌片或块，用黑豆 10kg。

【炮制要求】 何首乌为不规则圆形厚片或小方块，表面红棕色或红褐色，切面浅黄棕色或浅红棕色，显粉性。横切面有的皮部有 4～11 个异型维管束（"云锦状花纹"），中央环列。中央木部较大，有的呈木心。体重质坚。气微，味微苦而甘涩。

制何首乌呈不规则皱缩状的块片，表面黑褐色或棕褐色，凹凸不平。质坚硬，断面角质样，棕褐色或黑色。气微，味微甘而苦涩。

【炮制作用】 苦、甘、涩，温。归肝、心、肾经。

何首乌具有解毒、消痈、截疟、润肠通便作用。生何首乌苦泄性平兼发散，长于解毒消肿，润肠通便。用于瘰疬，疮痈，风疹瘙痒，久疟体虚，肠燥便秘。

制何首乌补肝肾，益精血，乌须发，强筋骨，化浊降脂，消除了滑肠致泻的副作用。用于血虚萎黄，眩晕耳鸣，须发早白，腰膝酸软，崩漏带下，肢体麻木，高脂血症。

【贮藏】 置干燥处。防蛀。

黄 芩

【处方用名】 黄芩 酒黄芩 黄芩炭

【来源】 本品为唇形科植物黄芩 *Scutellaria baicalensis* Georgi 的干燥根。春、秋二季采挖，除去须根及泥沙，晒后撞去粗皮，晒干。

【炮制方法】

1. **黄芩片** 取原药材，除去杂质，大小分档，置蒸制容器内，蒸 30 分钟，取出，趁热切薄片。干燥（注意避免暴晒，以防饮片变红），筛去碎屑。或取净黄芩置沸水中煮 10 分钟，取出，闷透，切薄片，干燥；或蒸 30 分钟，取出，切薄片，干燥（注意避免暴晒），筛去碎屑。

2. **酒黄芩** 取净黄芩片，加定量黄酒拌匀，置预热炒制容器内，用文火炒干，取出，晾凉，筛去碎屑。

每 100kg 黄芩片，用黄酒 10kg。

3. **黄芩炭** 取净黄芩片，置预热炒制容器内，用武火炒至药物外面黑褐色，里面深黄色，喷淋少量清水，灭尽火星，取出，摊晾，筛去碎屑。

【炮制要求】 黄芩片呈类圆形。外表皮黄棕色或棕褐色。切面黄棕色或黄绿色，具放射状纹理（老根中心部分多枯朽状的棕色圆心）。质硬而脆，味苦。

酒黄芩形如黄芩片，略带焦斑，微有酒香气。

黄芩炭黑褐色，体轻质松，有焦炭气。

【炮制作用】 苦，寒。归肺、胆、脾、大肠、小肠经。

黄芩具有清热燥湿、泻火解毒、止血、安胎功能。生黄芩清热、泻火、解毒力强，用于湿温，暑湿，胸闷呕恶，湿热痞满，泻痢，黄疸，肺热咳嗽，高热烦渴，血热吐衄，痈肿疮毒，胎动不安。

酒黄芩缓和苦寒之性，入血分，并可借黄酒升腾之力，清上焦肺热及四肢肌表之湿热，还能杀酶保苷，用于肺热咳嗽、目赤肿痛。

黄芩炭以清热止血为主，用于崩漏下血，吐血，衄血。

【贮藏】 置通风干燥处，防潮。

五 味 子

【处方用名】 五味子 醋五味子 酒五味子 蜜五味子

【来源】 本品为木兰科植物五味子 *Schisandra chinensis*（Turcz.）Baill.的干燥成熟果实，习称"北五味子"。秋季果实成熟时采摘，晒干或蒸后晒干，除去果梗及杂质。

【炮制方法】

1. **五味子** 取原药材，除去杂质，用时捣碎。

2. **醋五味子** 取净五味子，加醋拌匀，闷透，蒸至醋被吸尽，表面乌黑色时，取出，干燥。

每 100kg 净五味子，用醋 20kg。

3. **酒五味子** 取净五味子，加黄酒拌匀，密闭，闷透，隔水蒸之，待酒吸尽，表面呈乌黑色时，取出，晒干。

每 100kg 净五味子，用黄酒 20kg。

4. 蜜五味子 取炼蜜用适量开水稀释后，加入净五味子，拌匀，闷透，置适宜的炒制容器内，用文火加热，炒至不粘手时，取出，放凉。

每 100kg 净五味子，用炼蜜 10kg。

【炮制要求】 五味子呈不规则的球形或扁球形。表面红色、紫红色或暗红色，皱缩，显油润；有的表面呈黑红色或出现"白霜"。果肉柔软，种子 1～2 粒，肾形，表面棕黄色，有光泽，种皮薄而脆。果肉气微，味酸；种子破碎后，有香气，味辛、微苦。

醋五味子表面乌黑色，油润，稍有光泽。果肉柔软，有黏性。种子表面棕红色，有光泽，微有醋气。

酒五味子形同醋五味子，微具酒气。

蜜五味子色泽加深，略显光泽，味酸，兼有甘味。

【炮制作用】 酸、甘，温；归肺、心、肾经。

五味子具有收敛固涩、益气生津、补肾宁心的作用。生品以敛肺止咳、生津敛汗为主。用于咳喘、自汗、盗汗、口干作渴。

醋五味子酸涩收敛之性增强，涩精止泻作用更强。用于遗精，泄泻。

酒五味子益肾固精作用增强，用于肾虚遗精。

蜜五味子补益肺肾作用增强，用于久咳虚喘。

【贮藏】 置通风干燥处，防霉。

天 麻

【处方用名】 天麻

【来源】 本品为兰科植物天麻 *Gastrodia elata* Bl. 的干燥块茎。立冬后至次年清明前采挖，立即洗净，蒸透，敞开低温干燥。

【炮制方法】 取原药材，除去杂质，大小分档，用水浸泡至三四成透，捞出，润透或蒸软，切薄片，干燥。筛去碎屑。

【炮制要求】 天麻为不规则的薄片。切面较平坦，表面黄白色至淡棕色，角质样，半透明，有光泽。质坚实，味甘。

【炮制作用】 甘，辛、平。归肝经。

生品能够息风止痉，平抑肝阳，祛风通络，善治一切风证。用于小儿惊风，癫痫抽搐，破伤风，肢体麻木，头痛眩晕，手足不遂，风湿痹痛。

天麻蒸制主要是为了便于软化切片，同时可破坏酶，保存苷类成分。

【贮藏】 置通风干燥处，防蛀。

山 茱 萸

【处方用名】 山茱萸 山萸肉 酒山萸肉 酒萸肉 蒸山萸肉

【来源】 本品为山茱萸科植物山茱萸 *Cornus officinalis* Sieb.et Zucc. 的干燥成熟果肉。秋末初冬果皮变红时采收果实，用文火烘或置于沸水中略烫后，及时除去果核，干燥。

【炮制方法】

1. 山萸肉 取原药材，除去杂质及残留果核，洗净，干燥。

2. 酒萸肉 取净山萸肉，用黄酒拌匀，润透，置于罐内密闭，隔水加热或蒸汽加热，炖至酒被吸尽；或闷润至酒被吸尽后，置于笼屉等适宜的蒸制容器内，蒸至山萸肉色变黑润时，取出，干燥。

每 100kg 山萸肉，用黄酒 20kg。

3. 蒸山萸肉 取净山萸肉，置于蒸制容器内，武火加热，"圆汽"后改用文火，蒸至外皮呈紫黑色，熄火，闷过夜，取出，干燥。

【炮制要求】 山茱萸呈不规则的片状或囊状，表面紫红色至紫黑色，皱缩，有光泽，顶端有的有圆形宿萼痕，基部有果梗痕，质柔软，气微，味酸涩、微苦。

酒山萸肉表面紫黑色或黑色，质滋润柔软，微有酒香气。

蒸山萸肉表面紫黑色，质滋润柔软。

【炮制作用】 酸、涩、微温。归肝、肾经。

山茱萸补益肝肾，收涩固脱，生品长于敛汗固脱。用于自汗或大汗不止，阴虚盗汗。

酒山萸肉借酒力温通，降低酸性，滋补肝肾作用增强，常用于眩晕耳鸣，阳痿遗精，遗尿尿频，崩漏带下，腰膝酸痛。

蒸山萸肉补肝肾作用增强，与酒山萸肉作用基本相同，酒蒸品比清蒸品作用更强。

【贮藏】 置干燥处，防蛀。

女 贞 子

【处方用名】 女贞子、酒女贞子。

【来源】 本品为木犀科植物女贞 *Ligustrum lucidum* Ait.的干燥成熟果实。果实成熟时采收，除去枝叶，稍蒸或置于沸水中略烫后，干燥；或直接干燥。

【炮制方法】

1. **女贞子** 取原药材，除去杂质，洗净，干燥。

2. **酒女贞子** 取净女贞子，用黄酒拌匀，润透，置于罐等适宜的蒸制容器内，密闭，蒸或炖至酒被吸尽，女贞子色变黑润时，取出，干燥。用时捣碎。

【炮制要求】 女贞子呈卵形、椭圆形或肾形，表面紫黑色或灰黑色，皱缩不平，体轻。外果皮薄，中果皮松软，易剥离，内果皮木质，黄棕色，具纵棱，剖开后种子通常为1粒，肾形，紫黑色，油性，气微，味甘、微苦涩。

酒女贞子表面灰黑色或黑褐色，常附有白色粉霜，微有酒香气。

【炮制作用】 甘、苦，凉。归肝、肾经。具有滋补肝肾、明目乌发的功能。

女贞子生品长于滋阴润燥，清肝明目。多用于肝热目赤，肠燥便秘。

酒女贞子寒滑之性减弱，补肝肾作用增强。用于肝肾阴虚，眩晕耳鸣，腰膝酸软，须发早白，目暗不明。

【贮藏】 置干燥处。

第2节 煮 法

一、煮法的含义

将净选后的药物加辅料或不加辅料放入锅内（固体辅料需先切制或捣碎），加适量清水同煮的方法称煮法。

二、主 要 目 的

1. **清除或降低药物的毒性** 如清水煮川乌、豆腐煮藤黄均可降低毒性。

2. **改变药性、增强疗效** 如甘草水煮远志可减轻其燥性，增强安神作用。

3. **清洁药物** 如豆腐煮珍珠可去除污垢。

三、操 作 方 法

将药物大小分档，淘洗干净，浸泡至内无干心，置适宜容器内，加水没过药物面，武火煮沸，用辅料者可同时加入（或稍后加入），一般要求在100℃的温度条件下较长时间加热，可以先用武火后用文火。一般煮至内无白心，刚透心为度。取出，切片。

四、注意事项

1. 药物需大小分档，分别炮制。

2. 适当掌握加水量。加水量多少根据要求而定。如煮的时间长用水宜多，时间短者可少加；若需煮熟、煮透或弃汁、留汁的加水宜多；要求煮干者，则加水要少。毒剧药清水煮时加水量宜大。

3. 若用辅料起协同作用，则辅料汁液应被药物吸尽。

4. 若用豆腐煮，则将药物置豆腐中，放置于适宜容器，加水没过豆腐，煮至规定程度，取出放凉，除去豆腐。

5. 控制好火力。一般先用武火后改为文火。

6. 药物煮好后出锅，及时晒干或烘干。

川 乌

【处方用名】 生川乌 制川乌

【来源】 本品为毛茛科植物乌头 *Aconitum carmichaelii* Debx.的干燥母根。6月下旬至8月上旬采挖。除去子根、须根及泥沙，晒干。

【炮制方法】

1. **生川乌** 取原药材，除去杂质，洗净灰屑，晒干。

2. **制川乌** 取净川乌，大小分档，用水浸泡至内无干心，取出，加水煮沸4~6小时，或蒸6~8小时，至取大个及实心者切开无白心，口尝微有麻舌感时，取出，晾至六成干，切厚片，干燥。筛去碎屑。

【炮制要求】 生川乌呈不规则圆锥形，稍弯曲，表面灰褐色，有细纵皱纹，散生有小瘤状侧根。质坚实，断面粉白色。气微，味辛辣、麻舌。口尝有强烈麻舌感。

制川乌为不规则或长三角形的片，表面黑褐色或黄褐色，有光泽，可见灰棕色形成层环纹。体轻质脆，微有麻舌感。

【炮制作用】 辛、苦，热；有大毒。归心、肝、脾、肾经。

生川乌有大毒，一般炮制后用，具有祛风除湿、温经止痛的功能。生品多外用，用于风冷牙痛，疥癣，痈肿。

制川乌毒性降低，可供内服，用于风寒湿痹，关节疼痛，麻木不仁，心腹冷痛，疝痛，跌扑剧痛及麻醉止痛。

【贮藏】 置通风干燥处，防蛀。按毒剧药品管理。

草 乌

【处方用名】 草乌 生草乌 制草乌

【来源】 本品为毛茛科植物北乌头 *Aconitum kusnezoffii* Reichb. 的干燥块根。秋季茎叶枯萎时采挖，除去须根及泥沙，干燥。

【炮制方法】

1. **生草乌** 取原药材，除去杂质，洗净，干燥。

2. **制草乌** 取净草乌，大小分档，用水浸泡至内无干心，取出，加水煮沸至取大个及实心者切开内无白心，口尝微有麻舌感时，取出，晾至六成干，切薄片，干燥。

【炮制要求】 生草乌呈不规则长圆锥形，稍弯曲。表面暗棕色或灰褐色或黑棕褐色，外皮皱缩，偶有突起的支根"钉角"。质硬，断面灰白色或暗灰色，有裂隙，形成层环纹多角形或类圆形，髓部较大或中空。味辛辣、麻舌。

制草乌呈不规则类圆形或近三角形片状，表面黑褐色，有灰白色多角形形成层环及点状维管束，并有空隙，周边皱缩或弯曲。质脆。无臭，味微辛辣，稍有麻舌感。

【炮制作用】 辛、苦，热；有大毒。归心、肝、脾、肾经。

生草乌有大毒，具有祛风除湿、温经止痛的功能。多外用于喉痹，痈疽，瘰疬。

制草乌毒性降低，可供内服。以祛风除湿、温经止痛力胜。用于风寒湿痹，关节疼痛，心腹冷痛，跌打疼痛。

【贮藏】　置通风干燥处，防蛀。按毒剧药品管理。

附　子

【处方用名】　附片　炮附片　淡附片

【来源】　本品为毛茛科植物乌头 *Aconitum carmichaelii* Debx.的子根加工制品。6月下旬至8月上旬采挖，除去母根、须根及泥沙，习称"泥附子"。加工成盐附子、黑顺片、白附片。

【炮制方法】

1. 盐附子　取大小均匀泥附子，洗净，浸入食用胆巴的水溶液中，过夜，再加食盐，继续浸泡，每日取出晾晒，并逐渐延长晾晒时间，直至附子表面出现大量结晶盐粒，体质变硬。

2. 附片

（1）黑顺片：取泥附子，大小分档，洗净，浸入食用胆巴的水溶液中数日，连同浸液煮至透心，捞出，水漂，纵切成约 5mm 的厚片，再用水浸漂，用调色液使附片染成浓茶色，取出，蒸至出现油面、光泽后，烘至半干，再晒干或继续烘干。

（2）白附片：取泥附子，大小分档，洗净，浸入食用胆巴的水溶液中数日，连同浸液煮至透心，捞出，剥去外皮，纵切成约3mm 的厚片，再用水浸漂，取出，蒸透，晒干。

3. 淡附片　取净盐附子，用清水浸漂，每日换水 2～3 次，至盐分漂尽，与甘草、黑豆加水共煮至透心，切开后尝无麻舌感时，取出，除去甘草、黑豆，切薄片，干燥。

每 100kg 盐附子，用甘草 5kg，黑豆 10kg。

4. 炮附片　取河砂置预热炒制容器内，用武火炒热，加入净附片，拌炒至鼓起并微变色，取出，筛去河砂，放凉。

【炮制要求】　盐附子呈圆锥形，表面灰黑色，被盐霜，顶端有凹陷的芽痕，周围有瘤状突起的支痕。体重，横切面灰褐色，可见充满盐霜的小空隙及多角形形成层环纹，环纹内侧导管束排列不整齐。气微，味咸而麻，刺舌。

黑顺片为不规则纵切厚片，上宽下窄，切面暗黄色，外皮黑褐色，油润具光泽，半透明状，并有纵向导管束。质硬而脆，断面角质样，气微，味淡。

白附片形如黑顺片，表面黄白色（无外皮），半透明。

淡附片外皮褐色，切面褐色，半透明，质硬，断面角质样，气微，味淡，口尝无麻舌感。

炮附片形如黑顺片，表面黄棕色，略鼓起，质松脆，气微，味淡。

【炮制作用】　辛、甘，大热；有毒。归心、肾、脾经。

生附子有毒，产地加工成盐附子的目的是防止药物腐烂，利于贮存。

加工成黑顺片、白附片后毒性降低，可直接入药。具有回阳救逆、补火助阳、散寒止痛的功能。用于亡阳虚脱，肢冷脉微，心阳不足，胸痹心痛，虚寒吐泻，脘腹冷痛，肾阳虚衰，阳痿宫冷，阴寒水肿，阳虚外感，寒湿痹痛。

淡附片毒性降低，长于回阳救逆，散寒止痛。用于亡阳虚脱，肢冷脉微，阴寒水肿，阳虚外感，寒湿痹痛。

炮附片毒性大减，长于温肾暖脾，补命门之火。用于心腹冷痛，虚寒吐泻。

【贮藏】　盐附子密闭，置阴凉干燥处。黑顺片及白附片置干燥处，防潮。按毒剧药品管理。

珍　珠

【处方用名】　珍珠　珍珠粉

【来源】　本品为珍珠贝科动物马氏珍珠贝 *Pteria martensii*（Dunker）、蚌科动物三角帆蚌 *Hyriopsis cumingii*（Lea）或褶纹冠蚌 *Cristaria plicata*（Leach）等双壳类动物受刺激形成的珍珠。自动物体内取出，洗净，干燥。

【炮制方法】

1. **珍珠** 取原药材，洗净污垢，用纱布包好，再用豆腐置砂锅或铜锅内，一般 300g 珍珠用两块 250g 重的豆腐，下垫一块，上盖一块，加饮用水淹没豆腐 3.3cm 左右，煮制 2 小时，至豆腐呈蜂窝状为止。取出，去除豆腐，用饮用水洗净，晾干。

2. **珍珠粉** 取净珍珠，置于乳钵内，飞至舌舔无渣感为度的最细粉。取出，晒干或烘干，再研细。

【炮制要求】 珍珠呈类球形、长圆形、卵圆形或棒形，直径 1.5～8mm，表面类白色、浅粉红色、浅黄绿色或浅蓝色，半透明，光滑或微有凹凸，具特有的彩色光泽，质坚硬，破碎面显层纹，气微，味淡。

珍珠粉为白色粉末，无光点，质重，气微腥，味微咸，尝之无渣。

【炮制作用】 甘、咸，寒。归心、肝经。

作为装饰品的珍珠，外有油腻、污垢，豆腐煮制后，令其洁净，便于服用，本品具有安神定惊、明目消翳、解毒生肌、润肤祛斑的作用。可用于惊悸失眠，惊风癫痫，目赤翳障，疮疡不敛，皮肤色斑。

珍珠粉作用同珍珠。珍珠不溶于水，水飞成极细粉后易被人体吸收。

【贮藏】 密闭。

第 3 节 燀 法

一、燀法的含义

将药物置沸水中浸煮短暂时间，取出，分离种皮的方法称为燀法。

二、主 要 目 的

1. **在保存有效成分的前提下，除去非药用部分** 如苦杏仁、桃仁通过燀制，去除非药用部位种皮，并可破坏所含的酶保存苷类成分。

2. **分离不同药用部位** 如白扁豆通过"燀"分离不同的药用部位扁豆仁和扁豆衣。

三、操 作 方 法

先将多量清水加热至沸，再把药物连同具孔盛器一起投入沸水中，稍微翻烫片刻，一般 5～10 分钟，至种皮由皱缩到膨胀，易于挤脱时，立即取出，浸漂于冷水中，捞起，搓开种皮、种仁，晒干，簸去或筛取种皮。

四、注 意 事 项

1. 水量要适量，一般为药量的 10 倍以上。

2. 一定要水沸后投药，加热时间以 5～10 分钟为宜。以免水烫时间过长，成分损失。

3. 及时干燥，燀去皮后，宜当天晒干或低温烘干。否则易泛油，色变黄，影响成品质量。

苦 杏 仁

【处方用名】 苦杏仁 杏仁 燀杏仁 炒杏仁

【来源】 本品为蔷薇科植物山杏 *Prunus armeniaca* L. var. *ansu* Maxim.、西伯利亚杏 *Prunus sibirica* L.、东北杏 *Prunus mandshuica*（Maxim.）Koehne 或杏 *Prunus armeniaca* L.的干燥成熟种子。夏季采收成熟果实，除去果肉及核壳，取出种子，晒干。

【炮制方法】

1. **苦杏仁** 取原药材，筛去皮屑、杂质，拣净残留的核壳及褐色种子。用时捣碎。

2. **燀苦杏仁**　取净苦杏仁置 10 倍量沸水中略煮,加热约 5 分钟,至种皮微膨起即捞起,用凉水浸泡,取出,搓开种皮与种仁,干燥,筛去种皮。用时捣碎。

3. **炒苦杏仁**　取燀苦杏仁,置预热炒制容器内,用文火加热,炒至微黄色,略带焦斑,有香气,取出放凉。用时捣碎。

【炮制要求】　苦杏仁为扁心形,表面黄棕色或深棕色,有微细纵皱,顶端略尖,底部钝圆肥厚,左右不对称,富油性。味苦。

燀杏仁无种皮或分离成单瓣,表面乳白色,有特殊的香气,味苦。

炒杏仁形如燀杏仁,表面黄色至棕黄色,偶带焦斑,有香气。

【炮制作用】　苦,微温;有小毒。归肺、大肠经。

生苦杏仁有小毒。长于降气平喘止咳,润肠通便。多用于咳嗽气喘,胸满痰多,肠燥便秘。

燀制后苦杏仁可降低毒性,杀酶保苷,有利于苷类成分的保存,并且去除种皮,便于有效成分煎出。作用与生苦杏仁相同。

炒苦杏仁性温,降低毒性,长于温肺散寒,多用于肺寒咳喘,久喘肺虚,肠燥便秘等。

【贮藏】　置阴凉干燥处,防蛀。

桃　仁

【处方用名】　桃仁　燀桃仁　炒桃仁

【来源】　本品为蔷薇科植物桃 *Prunus persica*(L.)Batsch 或山桃 *Prunus davidiana*(Carr.)Franch. 的干燥成熟种子。果实成熟后采收,除去果肉及核壳,取出种子,晒干。

【炮制方法】

1. **桃仁**　取原药材,筛去灰屑杂质,拣净残留的壳及泛油的黑褐色种子。用时捣碎。

2. **燀桃仁**　取净桃仁置 10 倍量的沸水中,加热约 5 分钟,至种皮膨胀舒展,能搓去种皮时捞出,在凉水中稍浸泡,取出,搓开种皮和种仁,干燥。用时捣碎。

3. **炒桃仁**　取燀桃仁,置预热炒制容器内,用文火加热,炒至黄色,略带焦斑,取出放凉。用时捣碎。

【炮制要求】　桃仁为扁长椭圆形或类卵圆形,表面黄棕色至红棕色,有纵皱,顶端尖,中间膨大,底部略小,钝圆而偏斜,边缘薄,富油性。气微,味微苦。

燀桃仁呈长卵形,无种皮,表面呈浅黄白色,富油性,气微香,味微苦。

炒桃仁形如燀桃仁,微黄色,略具焦斑,有香气。

【炮制作用】　苦、甘,平。归心、肝、大肠经。

桃仁具有活血祛瘀、润肠通便、止咳平喘的作用。生桃仁活血祛瘀力强。多用于经闭痛经,癥瘕痞块,肺痈肠痈,跌扑损伤,肠燥便秘,咳嗽气喘。

燀制后去除非药用部位,使有效成分易于煎出,提高药效。功效与生品一致。炒桃仁偏于润燥和血,多用于肠燥便秘,心腹胀满等。

【贮藏】　贮干燥容器内,置阴凉干燥处。防蛀。

白　扁　豆

【处方用名】　白扁豆　扁豆　炒扁豆　扁豆衣

【来源】　本品为豆科植物扁豆 *Dolichos lablab* L.的干燥成熟种子。秋、冬二季采收成熟果实,晒干,取出种子,再晒干。

【炮制方法】

1. **白扁豆**　取原药材,除去杂质,用时捣碎。

2. **扁豆衣**　取净扁豆置沸水中,稍煮至皮软能搓去种皮时,捞出,放凉水中稍泡,取出,搓开种皮与仁,干燥,筛取种皮(其仁亦药用)。

3. 炒扁豆　取净扁豆或扁豆仁，置预热炒制容器内，用文火加热，炒至表面微黄色，略有焦斑时，取出，放凉。

【炮制要求】　白扁豆为扁椭圆形或扁卵圆形，表面黄白色或淡黄色，平滑，略具光泽。质坚硬。种皮薄，种仁黄白色，嚼之有豆腥气。

扁豆衣呈不规则的卷缩状种皮，乳白色，质脆易碎。

炒扁豆表面微黄色，略具焦斑，有香气。

【炮制作用】　甘，微温。归脾、胃经。

生白扁豆长于健脾化湿，和中消暑。用于脾胃虚弱，食欲不振，大便溏泻，白带过多，暑湿吐泻，胸闷腹胀。

燁制是为了分离不同的药用部位，增加药用品种。扁豆衣长于祛暑化湿。可用于暑热所致的身热，头目眩晕。

炒白扁豆性微温，偏于健脾化湿。用于脾虚泄泻，白带过多。

【贮藏】　置干燥处，防蛀。

自 测 题

一、填空题

1. 药物燁制时，加热时间以＿＿＿＿分钟为宜。

2. 何首乌蒸制后＿＿＿＿含量增加，＿＿＿＿含量下降，故制首乌滋补作用增强，而无＿＿＿＿作用。

3. 肉苁蓉的炮制方法是＿＿＿＿。

4. 煮法是理想的降低毒性的炮制方法，故有"水煮三沸，＿＿＿＿"之说。

5. 白扁豆通过燁法处理，可分离不同的药用部位＿＿＿＿和＿＿＿＿。

二、选择题

A 型题

1. 制何首乌应选用的辅料是（　　）
   A. 米醋　　　B. 蜂蜜　　　C. 盐水
   D. 甘草水　　E. 黑豆汁

2. 六味地黄汤宜选用（　　）
   A. 鲜地黄　　B. 生地黄　　C. 熟地黄
   D. 生地炭　　E. 熟地炭

3. 指出下列哪一组药材通过炮制后主要起"杀酶保苷"作用（　　）
   A. 大黄、白芍、甘草、苦杏仁
   B. 秦皮、槐米、大黄、黄芩
   C. 桔梗、白芍、黄芩、白芥子
   D. 苦杏仁、白芥子、黄芩、槐米
   E. 人参、甘草、大黄、柴胡

4. 欲增强五味子的酸涩收敛作用，宜采用的炮制方法是（　　）
   A. 清蒸法　　B. 酒蒸法　　C. 酒炖法
   D. 醋蒸法　　E. 醋炙法

5. 苦杏仁燁制的作用是（　　）
   A. 使苦杏仁入汤剂有更多氢氰酸溶出

B. 促进酶解反应
C. 使苦杏仁煎后内服迅速释放氢氰酸
D. 使苦杏仁酶受热变性失活，防止苦杏仁苷水解
E. 利于润肠通便作用的发挥

B 型题

（6~8 题共用选项）
   A. 蒸法　　　B. 煮法　　　C. 水飞法
   D. 燁法　　　E. 煅法

6. 炮制黄芩应选用（　　）

7. 炮制苦杏仁应选用（　　）

8. 炮制附子应选用（　　）

（9~13 题共用选项）
   A. 清热生津，凉血止血　　B. 清热凉血，养阴生津
   C. 滋阴补血，益精填髓　　D. 凉血止血
   E. 补血止血

9. 地黄（　　）

10. 熟地黄（　　）

11. 鲜地黄（　　）

12. 生地炭（　　）

13. 熟地炭（　　）

X 型题

14. 药物蒸制的作用是（　　）
    A. 便于保存
    B. 利于切制
    C. 改变药物性能，扩大用药范围
    D. 增强疗效
    E. 矫臭矫味

15. 宜用清蒸法炮制的药物有（　　）
    A. 黄芩　　　B. 桑螵蛸　　C. 天麻
    D. 肉苁蓉　　E. 五味子

16. 苦杏仁炮制的目的是（　　　）
　　A. 除去非药用部位　　　　B. 便于煎出有效成分
　　C. 杀酶保苷　　　　　　　D. 促进苦杏仁苷水解
　　E. 提高氢氰酸含量
17. 煮制后可降低毒性的药物有（　　　）
　　A. 吴茱萸　　　B. 硫黄　　　C. 藤黄
　　D. 珍珠　　　　E. 朱砂
18. 宜用酒蒸法炮制的药物有（　　　）

　　A. 何首乌　　　B. 女贞子　　　C. 地黄
　　D. 黄精　　　　E. 山茱萸

三、问答题

1. 叙述简述何首乌的炮制工艺及炮制作用。阐明其炮制原理。
2. 简述地黄的炮制规格及其作用特点。
3. 简述黄芩加热软化的炮制原理。

（赵利新）

第12章
复 制 法

一、复制法的含义

复制法是将净选后的药物加入一种或数种辅料，按规定的操作程序，反复炮制的方法。

复制法历史悠久，唐代《千金翼方》所记载"造熟地黄、造干地黄"等即属复制法。复制法应用范围广泛，现代的复制法与传统复制法相比，辅料种类、用量及工艺程序均有所改变。现代的复制法主要用于半夏、天南星、附子、白附子等有毒中药的炮制。

二、主 要 目 的

1. **降低毒性**　如半夏、附子、天南星等炮制后均可降低药物毒性。

2. **改变药性**　如胆汁制天南星，可使天南星药性由辛温变为苦凉，功效由温化寒痰转为清热化痰，改变药性，扩大用药范围。

3. **增强疗效**　如白附子采用白矾与生姜片炮制后能增强其祛风痰作用，用于偏头痛，咳嗽痰多，痰湿头痛。

三、操 作 方 法

复制法在药物品种、辅料的种类和炮制工艺上均不尽相同，因此复制法没有统一的操作方法。一般是将净选后的药物置一定容器内，加入一种或数种辅料，按工艺程序，或浸、泡、漂，或蒸、煮，或数法共用，反复炮制达到规定的质量要求为度。具体方法和辅料的选择可视药物而定。复制法的特点是使用的辅料种类多，操作复杂，并且炮制时间较长。

四、注 意 事 项

1. 药物需净制，并根据大小分档，方便使复制法各操作步骤的时间一致。

2. 浸泡的时间长短可根据药物的质地、大小及季节来决定。可选择在春、秋季，避免出现"化缸"。浸泡地点应选择在阴凉处，避免暴晒，以免腐烂，还应定时换水，勤于检查，防止药材发霉变质。

3. 如要加热处理，火力要均匀，水量要多，以免糊汤。

4. 注意各种辅料的种类、用量及复制法的炮制顺序。

半　夏

【处方用名】　生半夏　清半夏　法半夏　姜半夏

【来源】　本品为天南星科植物半夏 *Pinellia ternata*（Thunb.）Breit.的干燥块茎。夏、秋季节采挖，洗净，除去外皮和须根，晒干。

【炮制方法】

1. **生半夏**　取生药材，除去泥沙等杂质，洗净，干燥。用时捣碎。

2. **清半夏**　取生半夏，大小分档，用8%白矾水溶液浸泡或煮至内无干心，口尝微有麻舌感时，取出，洗净，切厚片，干燥。

每100kg生半夏，煮法用白矾12.5kg，浸泡法用白矾20kg。

3. **姜半夏**　取生半夏，大小分档，用水浸泡至内无干心，取出；另将生姜切片煎汤，再加入白矾和半夏一起煮透，取出，晾干或晾至半干后干燥；或切成薄片，干燥。

每 100kg 生半夏，用白矾 12.5kg，生姜 25kg。

4. 法半夏　取生半夏，大小分档，用水浸泡至内无干心，取出；另将适量甘草加水煎煮 2 次，合并水煎液，倒入适量石灰水液中混匀，加入上述已浸透的半夏，继续浸泡，每天搅拌 1～2 次，并保持浸液 pH 12 以上，至剖面黄色均匀，口尝微有麻舌感时，取出，洗净，阴干或烘干。

每 100kg 生半夏，用甘草 15kg，生石灰 10kg。

【炮制要求】　生半夏呈球形，有的稍微偏斜，表面白色或浅黄色，顶端有凹陷的颈痕，周围密布麻点状根痕，质坚实，断面洁白，富粉性，气微，味辛辣、麻舌而刺喉。

清半夏切面淡灰色至灰白色或黄白色至黄棕色，质脆，易折断，断面略呈粉性或角质样，气微，味微涩，微有麻舌感。

姜半夏表面棕色至棕褐色，质硬脆，断面淡黄棕色，常具角质样光泽，气微香，味淡，微有麻舌感，嚼之略粘牙。

法半夏表面淡黄白色、黄色或棕黄色。质较松脆或硬脆，断面黄色或淡黄色，颗粒者质稍硬脆，气微，味淡略甘、微有麻舌感。

【炮制作用】　辛、温；有毒。归脾、胃、肺经。

生半夏有毒，具有燥湿化痰、消痞散结、降逆止呕的作用。用于湿痰寒痰，咳喘痰多，风痰眩晕，痰饮眩悸，梅核气等病证。生品不单味内服，多外用，外治痈肿痰核。

清半夏长于燥湿化痰。治疗湿痰咳嗽，痰涎凝聚，胃脘痞满，咯吐不出。

姜半夏毒性降低，增强了降逆止呕的作用，以温中化痰、降逆止呕为主，用于痰饮呕吐，胃脘痞满。

法半夏毒性降低，功偏燥湿化痰，主要用于痰多咳喘，风痰眩晕，痰饮眩悸，痰厥头痛。

【贮藏】　置通风干燥处，防蛀。

天 南 星

【处方用名】　生天南星　生南星　制天南星　胆南星

【来源】　本品为天南星科植物天南星 *Arisaema erubescens*（Wall.）Schott、异叶天南星 *Arisaema heterophyllum* Bl.或东北天南星 *Arisaema amurense* Maxim.的干燥块茎。待秋、冬季节茎叶枯萎后采挖，除去须根及外皮，干燥。

【炮制方法】

1. 生天南星　取原药材，除去杂质，洗净，干燥。

2. 制天南星　取生天南星，大小分档，加水浸泡，每天换水 2～3 次，待起白色泡沫时，换水并加白矾泡 1 日后，再换水漂至切开口尝微有麻舌感时取出。另将白矾、生姜片置于锅中加适量水至沸腾后，倒入天南星煮至无干心时取出。除去姜片，晾至半干，切薄片，干燥。

每 100kg 生天南星药材，用生姜、白矾各 12.5kg。

3. 胆南星　取制天南星细粉，加净胆汁（或胆膏粉及适量饮用水）拌匀，放置于温暖处，发酵 5～7 天，再连续蒸或隔水炖 9 天，每 2 小时搅拌一次，待腥臭气祛除，呈黑色浸膏，口尝无麻味时，取出，晾干。再蒸软，趁热制成小块，干燥。

每 100kg 制天南星细粉，用牛（或猪、羊）胆汁 400kg（或胆膏粉 40kg）。

【炮制要求】　生天南星扁球形，表面类白色或淡棕色，顶端有凹陷的茎痕，周围有麻点状根痕，有的周边有小扁球状侧芽，质坚硬，不易破碎，断面不平，白色，粉性。气微辛，味麻辣。

制天南星表面黄色或淡棕色，质脆易碎，断面角质状，气微，味涩，微麻。

胆南星呈方块状或圆柱状，棕黄色、灰棕色或棕黑色，质硬，气微腥，味苦。

【炮制作用】　苦、辛，温；有毒。归肺、肝、脾经。

生天南星有毒，生品长于散结消肿，多外用，治痈肿，蛇虫咬伤。

制天南星毒性降低，长于燥湿化痰，祛风止痉，散结消肿，多用于顽痰咳嗽，中风痰壅，风痰眩晕，口眼㖞斜，癫痫，半身不遂，惊风，破伤风等；外用治疗痈肿，蛇虫咬伤。

胆南星味苦，微辛，性凉。胆制后毒性降低，缓和了燥烈之性，药性由温转凉，具有清热化痰、息风定惊的作用。用于痰热咳喘，咯痰黄稠，中风痰迷及癫狂惊痫。

【贮藏】　置通风干燥处，防蛀。

白　附　子

【处方用名】　生白附子　制白附子　禹白附

【来源】　本品为天南星科植物独角莲 *Typhonium giganteum* Engl.的干燥块茎。秋季采挖，除去须根及外皮，晒干。

【炮制方法】

1. **生白附子**　取原药材，除去杂质，洗净，干燥。

2. **制白附子**　取生白附子，按大小分档，加饮用水浸泡，每天换水 2～3 次，数日后如起黏沫，换水后加白矾（每 100kg 白附子，用白矾 2kg），浸泡 1 日后再换水，至口尝微有麻舌感为度，取出。将生姜片、白矾粉置锅内加适量清水，煮沸后，加入白附子煮至内无白心，捞出，除去生姜片，晾至六七成干，切厚片，干燥。

每 100kg 白附子，用生姜、白矾各 12.5kg。

【炮制要求】　生白附子椭圆形或卵圆形，表面白色至黄白色，略粗糙，质地坚硬，断面呈白色，具粉性，气微，味淡、麻辣刺舌。

制白附子为类圆形或椭圆形厚片，外表皮呈淡棕色，切面黄色，角质，味淡，微有麻舌感。

【炮制作用】　辛，温；有毒。归胃、肝经。

生白附子有毒，具有祛风痰、定惊搐、解毒散结、止痛的作用。用于中风痰壅，口眼㖞斜，惊风癫痫，破伤风等。生品有毒，多外用。

制白附子经炮制后可降低毒性，消除麻辣味，增强祛风痰作用。多用于偏头痛，痰湿头痛，咳嗽痰多等。

【贮藏】　置通风干燥处，防蛀。

自 测 题

一、填空题

1. 法半夏炮制中，每 100kg 半夏，用甘草_____kg，生石灰_____kg。

2. 制天南星炮制中，每 100kg 净天南星，用生姜_____kg，白矾_____kg。

二、选择题

A 型题

1. 炮制清半夏所用的辅料是（　　）
   A. 白矾　　　B. 白矾、生姜　　　C. 白矾、甘草
   D. 白矾、生石灰　E. 白矾、甘草、生石灰

2. 姜半夏的主要功用是（　　）
   A. 长于化痰　　B. 降逆止呕　　C. 专供外用
   D. 调和脾胃　　E. 偏于祛寒痰

3. 生天南星临床用于（　　）
   A. 燥湿化痰　　B. 温化寒痰　　C. 祛风止痉
   D. 降逆止呕　　E. 散结消肿

4. 制天南星的成品性状为（　　）
   A. 白色透明的薄片
   B. 浅黄色类圆形，辛辣麻舌
   C. 黄色均匀颗粒，味甘淡，微麻
   D. 黄色或淡棕色，质脆易碎，味涩微麻
   E. 都不是

B 型题

（5～10 题共用选项）
   A. 燥湿化痰　　B. 温中化痰　　C. 祛寒痰
   D. 祛风痰　　　E. 清化热痰

5. 清半夏的临床作用是（　　）

6. 姜半夏的临床作用是（　　）

7. 法半夏的临床作用是（　　）

8. 制南星的临床作用是（　　）

9. 胆南星的临床作用是（　　）

10. 制白附子的临床作用是（　　）

X 型题

11. 天南星的炮制品有（　　）
　　A. 生天南星　　　B. 胆南星　　　C. 制天南星
　　D. 炒天南星　　　E. 天南星炭

12. 半夏的炮制品有（　　）
　　A. 生半夏　　　B. 胆半夏　　　C. 清半夏
　　D. 法半夏　　　E. 姜半夏

13. 下列哪些药物炮制时所用辅料为生姜、白矾（　　）
　　A. 清半夏　　　B. 姜半夏　　　C. 法半夏
　　D. 制南星　　　E. 制白附子

14. 复制法的炮制目的是（　　）
　　A. 降低或消除药物的毒性　　　B. 改变药性
　　C. 增强疗效　　　　　　　　　D. 易于保存
　　E. 矫臭矫味，便于服用

15. 下列哪些药物常用复制法进行炮制（　　）
　　A. 半夏　　　B. 天南星　　　C. 白附子
　　D. 白术　　　E. 千金子

三、简答题

1. 简述姜半夏的炮制工艺及炮制作用。
2. 简述胆南星的炮制工艺及炮制作用。

（商庆节）

第1节 发 酵 法

一、发酵法的含义

发酵法系指在一定的温度和湿度条件下，特定原料加工后经霉菌和酶的催化分解，使药物发泡、生衣的方法。

二、主 要 目 的

1. **改变药性，产生新药效，扩大用药品种**　如六神曲、淡豆豉等。
2. **增强药物原有性能**　如半夏曲等。

三、操 作 方 法

根据不同品种，采用不同的方法进行加工处理后，再置温度、湿度适宜的环境中进行发酵。常用的方法有药料与面粉混合发酵，如六神曲、建神曲、半夏曲、沉香曲等。另一类方法是直接用药料进行发酵，如淡豆豉等。

药料的发酵过程主要是微生物新陈代谢的过程，因此，此过程要保证其生长繁殖的条件。主要条件如下：

1. **菌种**　发酵菌种越纯，发酵品质量越好。实际操作中，多是利用空气中的天然微生物，通过控制适宜条件来把握。

2. **营养物质**　发酵过程需要充足的氮源、碳源、无机盐类和微量元素等营养物质，一般是由发酵原料中所含的蛋白质、淀粉、脂肪、无机盐等提供。例如，六神曲中面粉为菌种的生长繁殖提供了充足的碳源，赤小豆中所含的蛋白质为菌种提供了丰富的氮源。

3. **温度**　最佳发酵温度一般为 30～37℃。温度过高，菌种会老化，甚至死亡；温度过低，会延长发酵时间，甚至不能发酵。

4. **湿度**　一般发酵的相对湿度宜控制在 70%～80%，若湿度太大，药料发黏，易生虫霉烂；湿度太小，药料易散不能聚合，也会使发酵缓慢、不匀，甚至不能发酵。药料的湿度可凭经验判断，以"握之成团，指间可见水迹，放下轻击即碎"为宜。

5. **其他条件**　包括适宜的 pH 范围，一般为 4.0～7.6，以及充足的氧气或二氧化碳等。

四、注 意 事 项

1. 发酵前，原料需杀菌、杀虫，避免杂菌影响发酵质量。
2. 发酵过程不得中断，必须一次完成。
3. 发酵前期应控制好温度，保证发酵的连续；发酵后期应适当通风，保证充足的氧气。
4. 勤检查，防止发酵过度。

六 神 曲

【处方用名】　六神曲　神曲　六曲　炒神曲　焦神曲　麸炒神曲
【来源】　本品为鲜青蒿、苦杏仁、赤小豆、鲜辣蓼、鲜苍耳草等中药与面粉（或麦麸）经加工发酵而制成的曲剂。

【炮制方法】

1. 六神曲

（1）配方：面粉 100kg；赤小豆、苦杏仁各 4kg；鲜青蒿、鲜辣蓼、鲜苍耳草各 7kg。

（2）制备方法：将赤小豆、苦杏仁碾成细粉，或将苦杏仁碾成泥状，赤小豆煮烂，与面粉混匀；将鲜苍耳草、鲜青蒿、鲜辣蓼加入水煎煮，制备成原药量 25%～30% 的药汁。将上述混合物和药汁混合均匀，揉搓成"手握成团、掷之即散"的粗颗粒软材，置模具中压制成长 33cm、宽 20cm、厚 6.66cm 的扁平方块。用鲜苘麻叶或粗纸将料块包严，放入木箱内，按品字形堆放，上面加覆盖物保温。控制室温在 30～37℃，经 4～6 天发酵，待药料表面生出黄白色霉衣时，取出，除去覆盖物，切成小块，晾干或烘干。

2. 炒神曲　将预热后的炒制器具用中火加热，均匀撒入定量的麦麸，待烟起时，随即投入净六神曲，迅速拌炒至六神曲表面呈棕黄色或深黄色时取出，筛去麸皮，晾凉。或用清炒法炒至神曲表面棕黄色，取出晾凉。

每 100kg 净六神曲，用麦麸 10kg。

3. 焦神曲　将净六神曲块投入已预热的炒制器具内，文火加热，翻炒至六神曲表面呈焦褐色，内部微黄色，有焦香气时，出锅，晾凉后筛去碎屑。

【炮制要求】　六神曲呈立方形小块状，表面灰黄色，粗糙，质脆易断，微有香气。

炒六神曲表面黄色，偶有焦斑，质坚脆，有麸香气。

焦六神曲表面焦黄色，内部微黄色，有焦香气。

【炮制作用】　甘、辛，温。入脾、胃经。

生六神曲具有消食化积、健脾和胃的作用，兼有发散作用，常用于感冒食滞。

炒六神曲产生甘香之气，以醒脾和胃为主，用于食积不化，脘腹胀满，不思饮食，肠鸣泄泻等。

焦六神曲消食化积力强，以治食积泄泻为主。

【贮藏】　贮干燥容器内，置通风干燥处，防潮，防蛀。

半　夏　曲

【处方用名】　半夏曲　麸炒半夏曲

【来源】　本品为法半夏、赤小豆、苦杏仁和鲜苍耳草、鲜青蒿、鲜辣蓼等中药与面粉经加工发酵而制成的曲剂。

【炮制方法】

1. 半夏曲

（1）配方：面粉 400kg，法半夏 100kg，赤小豆、苦杏仁、鲜青蒿、鲜辣蓼、鲜苍耳草各 30kg。

（2）制备方法：将赤小豆、苦杏仁、法半夏一起碾成细粉，与面粉混匀；将鲜苍耳草、鲜青蒿、鲜辣蓼加入适量水煎煮制备药汁。将上述药汁与固体药料搅拌均匀，揉搓成"手握成团，掷之即散"的粗颗粒软材。将上述颗粒置模具中压制成扁平方块。用鲜苘麻叶（或粗纸）将料块包严，放入木箱内，按品字形堆放，上面用鲜青蒿及厚棉被等物覆盖保温。控制室温在 30～37℃，经 4～6 天发酵，待药料表面生出黄白色霉衣时，取出，除去覆盖物，切成小块，干燥。

2. 麸炒半夏曲　将预热后的炒锅，用中火加热，均匀撒入定量的麦麸，待起烟时，随即投入半夏曲，迅速拌炒至半夏曲表面呈深黄色时，出锅，筛去麸皮，晾凉。

每 100kg 神曲，用麸皮 10kg。

【炮制要求】　半夏曲为立方形小方块，表面淡黄色，粗糙，质脆易断，有细蜂窝眼，具香气，味甘微辛。

炒半夏曲表面深黄色，有焦香气。

【炮制作用】　甘、微辛，温。归脾、胃经。

半夏制曲后，长于化痰止咳，消食化积。用于咳嗽痰多，胸脘痞满，食积不化。

麸炒半夏曲后，产生焦香气，可增强消食化积、健脾和胃的作用。

【贮藏】　贮干燥容器内，置阴凉干燥处，防潮，防蛀。

淡 豆 豉

【处方用名】　淡豆豉　豆豉

【来源】　本品为豆科植物大豆 Glycine max（L.）Merr.的成熟种子（黑豆）的发酵加工品。

【炮制方法】　取桑叶、青蒿加水煎煮，滤过，将煎汁拌入净黑大豆中，待汤液被吸尽后，置蒸制容器内蒸透，取出，稍凉，再置容器内，用煎过汁的桑叶、青蒿药渣覆盖，在温度25～28℃，相对湿度70%～80%的条件下，闷润使发酵至黄衣上遍时，取出，去药渣，加适量水搅拌、捞出，置容器内，保持温度50～60℃，闷15～20天，充分发酵，有香气逸出时，取出，略蒸，干燥，即得淡豆豉。

每100kg黑大豆，用桑叶、青蒿各7～10kg。

【炮制要求】　淡豆豉呈椭圆形粒状，略扁，外表面黑色，皱缩不平，质柔软，断面棕黑色。气香，味微甘。

【炮制作用】　苦、辛，凉。归肺、胃经。

淡豆豉解表、除烦、宣发郁热。用于感冒，发热恶寒、头痛，烦躁胸闷，虚烦不眠。

【贮藏】　置通风干燥处，防蛀。

第2节　发 芽 法

一、发芽法的含义

发芽法系指将净选后的新鲜成熟果实或种子，在适宜的温度和湿度条件下，促使其萌发幼芽的技术。

二、主 要 目 的

通过发芽，使麦、大豆、稻等原料中所含的淀粉、蛋白质和脂肪等成分，分解为糊精、葡萄糖、果糖、氨基酸、甘油和脂肪酸等成分，并产生各种消化酶、维生素等，使其具有新的功效，扩大用药品种。

三、操 作 方 法

1. **选种**　选择新鲜、粒大、饱满、无病虫害、色泽鲜艳的果实和种子。

2. **浸泡**　将净选后的果实或种子，用适量清水浸泡适当时间（春、秋浸泡4～6小时，冬季8小时，夏季4小时）。

3. **发芽**　将浸泡好的果实或种子置于能透气漏水的容器中，或已垫好竹席的地面上，用湿物盖严，每日喷淋清水2～3次，保持湿润，控制温度18～25℃，经2～3天即可萌发幼芽，待幼芽长出0.2～1cm时，取出干燥。

四、注 意 事 项

1. 选取新鲜、饱满、粒大、无虫害的成熟果实或种子，发芽前检测发芽率，发芽率应达到85%以上。

2. 种子浸泡时间在春、秋季节宜4～6小时，夏季约4小时，冬季约8小时。

3. 发芽过程中，需将温度控制在18～25℃，并且每天喷淋水2～3次，上面用湿物盖严，注意通风，以保持适宜的温度、湿度和充足的氧气。勤检查发芽情况，及时除去霉烂的果实或种子。

4. 控制发芽的芽长，芽长以0.5～1cm为宜，过长则影响药效。

麦　芽

【处方用名】　麦芽　大麦芽　炒麦芽　焦麦芽

【来源】　本品为禾本科植物大麦 *Hordeum vulgare* L.的成熟果实经发芽干燥的炮制加工品。

【炮制方法】

1. **麦芽**　取新鲜成熟饱满的净大麦，用水浸泡至六、七成透，捞出，沥去水分，用湿物盖严，每日喷淋清水2~3次，保持适宜的温湿度，经5~7天，芽长约5mm时，取出，晒干或低温干燥。

2. **炒麦芽**　取大麦芽，置已预热的炒锅内，文火加热，翻炒至表面棕黄色、鼓起，有香气逸出时，出锅，晾凉后筛去灰屑。

3. **焦麦芽**　取大麦芽，倒入已预热的炒锅内，中火加热，翻炒至有爆裂声，表面焦褐色、鼓起，有焦香气逸出时，出锅，晾凉后筛去灰屑。

【炮制要求】　麦芽呈梭形，表面淡黄色，基部胚根处生出幼芽及数条须根，幼芽长披针状条形，长约0.5cm，质硬，断面白色。

炒麦芽，表面棕黄色，偶见焦斑，有香气。

焦麦芽，表面焦褐色，有焦斑，有焦香气。

【炮制作用】　甘，平。归脾、胃经。

生品长于健脾和胃，疏肝行气。用于脾虚食少，乳汁郁积。

炒麦芽性偏温而气香，具有行气、消食、回乳之功。用于食积不消，妇女断乳。

焦麦芽性偏温而味甘微涩，长于消食化滞。用于食积不消，脘腹胀痛。

【贮藏】　置于通风干燥处，防蛀。

谷　芽

【处方用名】　谷芽　炒谷芽　焦谷芽

【来源】　本品为禾本科植物粟 *Setaria italica*（L.）Beauv.的成熟果实经发芽干燥的炮制加工品。

【炮制方法】

1. **谷芽**　取成熟而饱满的谷，用清水浸泡至六、七成透，捞出，沥去水分，用湿物盖严，每日喷淋清水2~3次，保持湿润。等叶芽长至约0.6cm时，取出，晒干或低温干燥。

2. **炒谷芽**　取净谷芽，置预热后的锅内，用文火炒至表面深黄色，略有焦斑，取出，晾凉后筛去灰屑。

3. **焦谷芽**　取净谷芽，置预热后的锅内，用中火炒至表面焦褐色，有焦香气，取出，晾凉后筛去灰屑。

【炮制要求】　谷芽呈类圆球形，顶端钝圆，基部略尖，表面淡黄色，下端有初生的细须根，长0.3~0.6cm，气微，味微甘。

炒谷芽，表面呈深黄色，略具焦斑，具香气。

焦谷芽，表面焦褐色，有焦香气。

【炮制作用】　甘，温。归脾、胃经。

生品具有消食和中、健脾开胃的作用，可用于食积不消，腹胀口臭，脾胃虚弱，不饥食少。

炒谷芽具芳香之气，偏于消食，用于不饥食少。

焦谷芽善化积滞，用于积滞不消。

【贮藏】　置通风干燥处，防蛀。

稻　芽

【处方用名】　稻芽　炒稻芽　焦稻芽

【来源】　本品为禾本科植物稻 *Oryza sativa* L.的成熟果实经发芽干燥而成。

【炮制方法】

1. **稻芽**　取成熟饱满的净稻谷，清水浸泡至六、七成透，捞出，沥去水分，用湿物盖严，每日淋水 2～3 次，保持适宜的温度、湿度，至须根长至约 1cm 时，取出，干燥。

2. **炒稻芽**　取净稻芽，置预热后的锅内，文火加热，炒至表面深黄色，大部分爆裂，有香气逸出时，出锅，晾凉后筛去灰屑。

3. **焦稻芽**　取净稻芽，置预热后的锅内，中火加热，炒至表面焦黄色，大部分爆裂，有焦香气逸出时，出锅，晾凉后筛去灰屑。

【炮制要求】　稻芽呈扁长椭圆形，两端略尖，外稃黄色，有白色细茸毛，于一个浆片内侧伸出弯曲的须根。质硬，断面白色，粉性。气微，味淡。出芽率不得少于 85%。

炒稻芽表面深黄色，偶有焦斑，具香气。

焦稻芽表面焦黄色，有焦斑，具焦香气。

【炮制作用】　甘，温，归脾、胃经。

生品具有消食和中、健脾开胃的作用，用于食积不消，腹胀口臭，脾胃虚弱，不饥食少。

炒稻芽偏于消食，用于不饥食少。

焦稻芽善化积滞，用于积滞不消。

【贮藏】　置通风干燥处，防蛀。

大 豆 黄 卷

【处方用名】　大豆黄卷　大豆卷　豆黄卷　豆卷　炒大豆黄卷　制大豆黄卷

【来源】　本品为豆科植物大豆 *Glycine max*（L.）Merr.的成熟种子经发芽干燥的炮制加工品。

【炮制方法】

1. **大豆黄卷**　取新鲜成熟饱满的净大豆，水浸泡至膨胀，沥去水分，用湿布覆盖，每日喷淋水 2 次，待芽长至 0.5～1cm 时，取出，干燥。

2. **制大豆黄卷**　将净大豆黄卷置锅内，加入灯心草、淡竹叶煎制的汤液，用文火加热，煮至药汁被吸尽，取出，干燥。

每 100kg 大豆黄卷，用淡竹叶 2kg，灯心草 1kg。

3. **炒大豆黄卷**　取净大豆黄卷，置预热的炒锅内，文火加热，翻炒至颜色加深，出锅，晾凉后筛去灰屑。

【炮制要求】　大豆黄卷呈肾形，表面黄色或黄棕色，微皱缩，一侧有明显的脐点，一端有 1 弯曲胚根。外皮质脆，多破裂或脱落，子叶 2 枚，黄色。气微，味淡，嚼之有豆腥味。

制大豆黄卷质坚韧，豆腥气较轻，味清香。

炒大豆黄卷质地坚韧，较原药材颜色加深，偶见焦斑，略有香气。

【炮制作用】　甘，平。归脾、胃、肺经。

生品偏凉，长于解表祛暑，清热利湿。用于暑湿感冒，湿温初起，发热汗少，胸闷脘痞，肢体酸重，小便不利。

制大豆黄卷宣发作用减弱，清热利湿作用增强，用于暑湿，湿温。

炒大豆黄卷长于利湿舒筋、兼益脾胃，清解表邪的作用极弱，常用于湿痹筋挛疼痛，水肿胀满。

【贮藏】　置通风干燥处，防蛀。

自 测 题

一、填空题

1. 净制后的药物在一定的温度和湿度条件下，由于_____ 和_____的催化分解作用，使药物_____、_____的方法称为发酵法。

2. 六神曲是由_____、_____、_____、_____、
_____、_____等原料制成的。

3. 发酵法的最佳条件应控制在温度_____，相对湿度
_____为宜。

4. 将净选后的新鲜成熟的果实或种子，在一定的_____
和_____条件下，促使其萌发幼芽的方法称为发
芽法。

二、选择题

A 型题

1. 制作半夏曲所用的原料是（　　　）
   A. 清半夏　　　 B. 姜半夏　　　 C. 法半夏
   D. 生半夏　　　 E. 都可以

2. 麦芽的出芽率不得少于（　　　）
   　A. 100%　 B. 95%　 C. 90%　 D. 85%　 E. 80%

3. 麦芽发芽的适宜长度不得少于（　　　）
   A. 1cm　　　　 B. 0.8cm　　　 C. 0.5cm
   D. 0.3cm　　　 E. 0.25cm

4. 六神曲的制备方法属于（　　　）
   A. 炙法　　　　 B. 煮法　　　　 C. 发酵法
   D. 发芽法　　　 E. 制霜法

B 型题

（5~9 题共用选项）
   A. 健脾开胃　　　　 B. 醒脾和胃
   C. 消食化积　　　　 D. 化痰止咳，消食化积
   E. 解表除烦

5. 生六神曲的主要功能是（　　　）
6. 炒六神曲的主要功能是（　　　）
7. 焦神曲的主要功能是（　　　）
8. 半夏曲的主要功能是（　　　）
9. 淡豆豉的主要功能是（　　　）

X 型题

10. 采用发酵法炮制的有（　　　）
    A. 六神曲　　　 B. 半夏曲　　　 C. 麦芽
    D. 淡豆豉　　　 E. 大豆黄卷

11. 六神曲的炮制原料有（　　　）
    A. 鲜青蒿　　　 B. 赤小豆　　　 C. 苦杏仁
    D. 面粉　　　　 E. 鲜辣蓼

三、简答题

1. 简述制备六神曲的步骤。
2. 简述麦芽的工艺过程及质量控制要求。

（商庆节）

第14章
制 霜 法

药物经过去油制成松散粉末或析出细小结晶或升华、煎熬成粉渣的方法称为制霜法。制霜法根据操作方法不同分为去油制霜、渗析制霜、升华制霜、煎煮制霜等。

第1节 去油制霜法

一、去油制霜的含义

药物经过适当加热去油制成松散粉末的方法称去油制霜法。

二、主 要 目 的

1. **降低毒性，缓和药性** 如巴豆。

2. **降低副作用** 如柏子仁。

三、操 作 方 法

取原药材，除去外壳取仁，碾成细末或捣烂如泥，用多层吸油纸包裹，蒸热，或置炉边或烈日下暴晒后，压榨，如此反复换纸吸去油，至松散成粉，不再黏结为度。

四、注 意 事 项

1. 药物加热时所含油质易于渗出，故去油制霜时多加热或放置热处。

2. 有毒药物去油制霜时要注意劳动保护，实验用具应及时洗刷干净，用过的布或纸要及时烧毁，以免误用。

巴　豆

【处方用名】 生巴豆　巴豆霜

【来源】 本品为大戟科植物巴豆 *Croton tiglium* L.的干燥成熟果实。秋季果实成熟时采收，堆置2～3天，摊开，干燥。

【炮制方法】

1. **生巴豆** 取原药材，除去杂质，暴晒或烘干后去外壳，取仁。

2. **巴豆霜**

（1）压榨去油法：取净巴豆仁，碾如泥状，用多层吸油纸包裹，蒸热，压榨去油，如此反复数次，至药物松散成粉，不再黏结成饼为度。

（2）淀粉稀释法：取净巴豆仁研细，照《中国药典》【含量测定】项下的脂肪油测定法，先测定待炮制巴豆仁中脂肪油含量，加适量的淀粉，使脂肪油含量符合规定，混匀，即得。巴豆霜含脂肪油应为18.0%～20.0%。

【炮制要求】 生巴豆种子呈椭圆形，略扁。表面棕色或灰棕色，一端有小点状的种脐及种阜的疤痕，另端有微凹的合点，其间有隆起的种脊；外种皮薄而脆，内种皮呈白色薄膜；种仁黄白色，油质。无臭，味辛辣。

巴豆霜为粒度均匀、疏松的淡黄棕色粉末，显油性，味辛辣。

【炮制作用】　辛，热；有大毒。归胃、大肠经。

生巴豆毒性强烈，仅供外用蚀疮。用于恶疮疥癣，疣痣。

巴豆霜能降低毒性，缓和泻下作用，具有峻下冷积、逐水退肿、豁痰利咽的作用。用于寒积便秘，乳食停滞，腹水膨胀，二便不通，喉风，喉痹。外用蚀疮，治痈肿脓成不溃，疥癣恶疮，疣痣。

【贮藏】　置阴凉干燥处。

千 金 子

【处方用名】　千金子　续随子　千金子霜

【来源】　本品为大戟科植物续随子 *Euphorbia lathyris* L. 的干燥成熟种子。夏、秋季果实成熟时采收，除去杂质，干燥。

【炮制方法】

1. **千金子**　取原药材，除去杂质，筛去泥沙，洗净，捞出，干燥。用时打碎。

2. **千金子霜**　取净千金子，搓去种皮，碾成泥状，用布包严，蒸热，压榨去油，如此反复操作，至药物松散不再黏结成饼，碾细备用。量少者，研碎后用数层吸油纸包裹，加热，反复压榨换纸，至纸上不显油痕，研成松散粉末。千金子霜含脂肪油应为18.0%～20.0%。

【炮制要求】　千金子呈椭圆形或倒卵形，表面灰棕色或灰褐色，具不规则网状皱纹，网孔凹陷处灰黑色，形成细斑点。种皮薄而脆，内表面灰白色，有光泽，种仁白色或黄白色，富油性。气微，味辛。

千金子霜为均匀、疏松的淡黄色粉末，微显油性，味辛辣。

【炮制作用】　味辛，性温；有毒。归肝、肾、大肠经。

生千金子泻下逐水，破血消癥，外用疗癣蚀疣。毒性较大，作用峻烈。用于二便不通，水肿，痰饮，积滞胀满，血瘀经闭；外治顽癣，赘疣。

千金子霜能缓和泻下作用，降低毒性，多入丸、散剂。用于二便不通，水肿，痰饮，积滞胀满，血瘀经闭；外治顽癣，赘疣。

【贮藏】　置阴凉干燥处，防蛀。

柏 子 仁

【处方用名】　柏子仁　炒柏子仁　柏子仁霜

【来源】　本品为柏科植物侧柏 *Platycladus orientalis*（L.）Franco 的干燥成熟种仁。秋、冬二季采收成熟种子，晒干，除去种皮，收集种仁。

【炮制方法】

1. **柏子仁**　取原药材，除去杂质及残留的种皮，筛去灰屑。

2. **炒柏子仁**　取净柏子仁，置热锅中，用文火加热，炒至油黄色。有香气逸出为度，取出，放凉。

3. **柏子仁霜**　取净柏子仁，碾成泥状，用布（少量可用数层吸油纸）包严，蒸热，压榨去油，如此反复操作，至药物不再黏结成饼为度，再碾细。

【炮制要求】　柏子仁呈长卵形或长椭圆形。表面黄白色或淡黄棕色。质软，油润。断面黄白色，富油性。气微香，味淡。

炒柏子仁表面油黄色。偶见焦斑，具有焦香气。

柏子仁霜为散状粉末，淡黄色，气微香。

【炮制作用】　甘，平。归心、肾、大肠经。

生柏子仁长于润肠通便，养心安神。多用于阴血不足，虚烦失眠，心悸怔忡，肠燥便秘，阴虚盗汗。但生品有异味，易致呕致泻。

炒柏子仁缓和药性，减弱致呕、致泻副作用。用于心烦失眠，心悸怔忡，阴虚盗汗。

柏子仁霜可消除呕吐和致泻的副作用。用于心神不安、虚烦失眠的脾虚患者。

【贮藏】　置阴凉干燥处，防热、防蛀。

第 2 节　渗析制霜法

一、渗析制霜的含义

药物与物料经过加工析出细小结晶的方法，称为渗析制霜法。

二、主　要　目　的

渗析制霜的目的是制造新药，扩大用药品种，增强疗效。如西瓜霜。

西　瓜　霜

【处方用名】　西瓜霜

【来源】　本品为葫芦科植物西瓜 *Citrullus lanatus*（Thunb.）Matsumu. et Nakai 的成熟新鲜果实与皮硝经加工制成。

【炮制方法】　取新鲜西瓜，沿蒂头切一厚片作顶盖，挖出部分瓜瓤，将皮硝填入瓜内，盖上顶盖，用竹签扦牢，用碗或碟托住，盖好，悬挂于阴凉通风处，待西瓜表面析出白霜时，随时刮下，直至无白霜析出，晾干。或取新鲜西瓜切碎，放入不带釉的瓦罐内，一层西瓜一层皮硝，将口封严，悬挂于阴凉通风处，数日后即自瓦罐外面析出白色结晶物，随析随收集，至无结晶析出为止。

每 100kg 西瓜，用皮硝 15kg。

【炮制要求】　西瓜霜为类白色至黄白色的结晶性粉末。气微，味咸。

【炮制作用】　咸，寒。归肺、胃、大肠经。

西瓜能清热解暑，芒硝能清热泻火，制成西瓜霜后，两药起协同作用，增强清热泻火、消肿止痛的功能，并且使药物更纯洁。用于咽喉肿痛、喉痹、口舌生疮。

【贮藏】　密封，置干燥处。

第 3 节　升华制霜法

一、升华制霜的含义

药物经过高温加工处理，升华成结晶或细粉的方法，称为升华制霜法。

二、主　要　目　的

升华制霜的目的是纯净药物，如砒霜。

信　　石

【处方用名】　信石　砒霜

【来源】　本品为氧化物类矿物砷华 *Arsenolitum* 或由硫化物类矿物毒砂 *Arsenopyritum* 或雄黄 *Realgar* 经加工升华制成。

【炮制方法】

1. 信石　取原药材，除去杂质，碾细。

2. 砒霜　取信石细粉，置煅锅内，上置一口径较小的锅，两锅接合处用盐泥封固，上压重物，盖锅底上贴一白纸条或放几粒大米，用文武火加热煅至白纸或大米成老黄色，离火，冷后收集盖锅上的结晶。

【炮制要求】　信石呈不规则碎块状，断面具灰色、黄色、白色、红色交错彩晕，略透明或不透明，具玻璃样或绢丝样光泽，质脆，易砸碎。气无。

砒霜为白色结晶或粉末，无臭。

【炮制作用】　酸、辛，大热；有大毒。归脾、肺、胃、大肠经。

生信石具有祛痰、截疟、杀虫、蚀腐的功能。

制霜后药性更纯，毒性更大。内服可祛痰截疟平喘，外用有蚀疮、祛腐、杀虫之功。用于寒痰哮喘、久疟、久痢、痔漏、瘰疬。

【贮藏】　贮干燥容器内，密封，置干燥处。

第4节　煎煮制霜法

一、煎煮制霜的含义

药物经过多次长时间煎熬成粉渣而另作药用的方法，称煎煮制霜法，又称为副产物制霜法。

二、主要目的

煎煮制霜的目的是缓和药性，综合利用，扩大药源，如鹿角霜。

鹿　角　霜

【处方用名】　鹿角霜

【来源】　本品为鹿科动物梅花鹿 *Cervus nippon* Temminck 或马鹿 *Cervus elaphus* Linnaeus 的角熬制胶后的角块或粉渣。春、秋二季生产，将骨化角熬去胶质，取出角块，干燥。

【炮制方法】　取熬去胶的鹿角骨块，除去杂质，捣碎或研碎。

【炮制要求】　本品呈长圆柱形或不规则的块状，大小不一。表面灰白色，显粉性，常具纵棱，偶见灰色或灰棕色斑点。体轻，质酥，断面外层较致密，白色或灰白色，内层有蜂窝状小孔，灰褐色或灰黄色，有吸湿性。气微，味淡，嚼之有粘牙感。

【炮制作用】　咸，涩，温。归肝、肾经。

鹿角霜具有温肾助阳、收敛止血的功能。多用于脾肾阳虚，白带过多，尿频遗尿，崩漏下血，疮疡不敛。

【贮藏】　置干燥处。

柿　　霜

【处方用名】　柿霜

【来源】　本品为柿科植物柿 *Diospyros kaki* Thunb. 的果实（柿子）制柿饼时外表析出的白色粉霜。

【炮制方法】　秋季摘下成熟的柿子，削去外皮，日晒夜露，约经1个月后放置于席篓内，再经1个月左右，在柿饼表面渗出一层白色粉霜，刷下后，即为柿霜。

【炮制要求】　柿霜为白色粉末状。

【炮制作用】　味甘，性凉。归心、肺经。

柿霜具有清热生津、润肺化痰的功能。用于清上焦肺热，咽干喉痛，口舌生疮，吐血，咯血，干咳痰少，肺痨咳嗽，消渴。

【贮藏】　置干燥处，防潮。

自 测 题

一、填空题

1. 制霜法根据操作方法不同分为_____、_____、_____、_____等。

2. 巴豆制霜后，其脂肪油量规定控制在_____。

3. 柏子仁生用长于_____、养心安神。

4. 西瓜霜具有_____的功能，多用于咽喉肿痛。

5. 砒霜的毒性成分为_____的化合物。

二、选择题

A 型题

1. 信石的炮制方法为（　　）

A. 去油制霜　　　B. 渗析制霜　　　C. 升华制霜

D. 煎煮制霜　　　E. 都不是

2. 巴豆的毒性和峻泻作用成分是（　　　）

A. 生物碱　　　　B. 苷类　　　　　C. 脂肪油

D. 蛋白质　　　　E. 有机酸

3. 西瓜霜的成品颜色是（　　　）

A. 黄色　　　　　B. 灰白色　　　　C. 乳白色

D. 黄白色　　　　E. 淡黄色

4. 生柏子仁长于（　　　）

A. 润肠通便，养心安神　　　B. 心神不安，虚烦失眠

C. 逐水消肿　　　　　　　　D. 润肺止咳

E. 寒积便秘

B 型题

（5～9 题共用选项）

A. 降低药物毒性、缓和药物性能

B. 制造新药，增强药物的疗效

C. 纯净药物

D. 降低或消除药物的副作用

E. 缓和药物性能，扩大药源

5. 鹿角霜的主要炮制目的是（　　　）

6. 信石的主要炮制目的是（　　　）

7. 西瓜霜的主要炮制目的是（　　　）

8. 巴豆的主要炮制目的是（　　　）

9. 柏子仁的主要炮制目的是（　　　）

X 型题

10. 采用去油制霜法炮制得到的药物是（　　　）

A. 巴豆霜　　　　B. 千金子霜　　　C. 柏子仁霜

D. 大风子霜　　　E. 西瓜霜

11. 巴豆霜为（　　　）

A. 淡黄色粉末　　　　　　　B. 白色结晶性粉末

C. 味辛辣　　　　　　　　　D. 味苦

E. 微显油性

12. 西瓜霜的炮制作用是（　　　）

A. 降低毒性　　　　　　　　B. 增强消肿止痛作用

C. 增强清热泻火作用　　　　D. 增强清热化痰作用

E. 缓和泻下作用

三、简答题

1. 简述西瓜霜的炮制方法、炮制作用。

2. 简述巴豆制霜的步骤及炮制目的。

（赵利新）

第15章

其 他 制 法

除了前面各章叙述的炮制方法外，对某些药物采用的烘焙、煨、提净、水飞及干馏等加工炮制方法，统列为其他制法，单列为一章予以介绍。

本章介绍的烘焙、煨、提净、水飞及干馏等加工炮制方法的炮制目的主要是增强药物的疗效，改变或缓和原有的性能，降低或消除药物的毒性或副作用，使药物达到一定的纯净度，便于粉碎或贮藏等。

第1节 烘 焙 法

一、烘焙法的含义

将净选或切制后的药物用文火直接或间接加热，使之充分干燥的方法，称为烘焙法。烘焙法主要适合于某些昆虫、动物类药材或其他药物的干燥，以利于粉碎和贮藏。

二、主 要 目 的

烘焙法炮制的主要目的是使药物充分干燥，便于粉碎和贮藏。

三、操 作 方 法

1. **烘法** 就是将药物置于近火处或利用烘箱、干燥室等设备，使药物所含水分徐徐蒸发，从而使药物充分干燥。

2. **焙法** 是将净选后的药物置于金属容器或锅内，用文火经较短时间加热，并不断翻动，焙至药物颜色加深，质地酥脆为度。

烘焙法不同于炒法，一定要用文火，并要勤加翻动，以免药物焦化。

蜈 蚣

【处方用名】 蜈蚣 焙蜈蚣

【来源】 本品为蜈蚣科动物少棘巨蜈蚣 *Scolopendra subspinipes mutilans* L. Koch 的干燥体。春、夏二季捕捉，用竹片插入头尾，绷直，干燥。

【炮制方法】

1. **蜈蚣** 取原药材，除去竹片及头足，用时折断或剪成段。

2. **焙蜈蚣** 取净蜈蚣，用文火焙黄，取出，放凉。剪断或研成细粉。

【炮制要求】 蜈蚣为扁平长条形，背部棕绿色或墨绿色，有光泽，腹部棕黄色或淡黄色，质脆，断面有裂隙，具有特殊的刺鼻腥气，味辛，微咸。

焙蜈蚣呈棕褐色或灰褐色，有焦香气。

【炮制作用】 辛，温；有毒。归肝经。

蜈蚣具有息风镇痉、通络止痛、攻毒散结功能。生蜈蚣有毒，多外用于疮疡肿毒，瘰疬溃烂。

焙蜈蚣毒性降低，矫味矫臭，干燥，便于粉碎。多入丸散内服或外敷，用于肝风内动，痉挛抽搐，小儿惊风，中风口喎，半身不遂，破伤风，风湿顽痹，偏正头痛，蛇虫咬伤。

【贮藏】 置干燥处，防霉，防蛀。

第2节 煨 法

一、煨法的含义

将药物用湿面或湿纸包裹，埋在有余烬的热火灰或置于加热的滑石粉中，或将药物直接置于加热的麸皮中，或将药物摊铺在吸油纸上，层层隔纸加热，以除去部分油质的炮制方法统称为煨法。

二、主要目的

煨法的目的是除去药物中部分挥发性及刺激性成分，缓和药性，增强疗效，降低毒副作用。

三、操作方法

滑石粉煨、麦麸煨的操作方法与加滑石粉炒、麸炒不同。煨法所用辅料量大，受热程度较低，一般用文火，受热时间长，翻动频率较低。另外炮制作用及操作方法也有所不同，应加以区别。

肉 豆 蔻

【处方用名】 肉豆蔻 肉果 玉果 煨肉蔻 煨肉果

【来源】 本品为肉豆蔻科植物肉豆蔻 *Myristica fragrans* Houtt.的干燥种仁。

【炮制方法】

1. **肉豆蔻** 取原药材，除去杂质及灰屑，洗净，干燥。

2. **煨豆蔻** 取净肉豆蔻，加入麦麸皮，麸煨温度在 150～160℃，约 15 分钟，煨至麦麸呈焦黄色，肉豆蔻呈棕褐色，表面有裂隙时取出，筛去麦麸，放凉，用时捣碎。

每 100kg 肉豆蔻，用麦麸 40kg。

【炮制要求】 肉豆蔻为卵圆形或椭圆形，表面灰黄色或灰棕色，有的外被白粉。全体有纵行沟纹及不规则网状沟纹。质坚，断面显棕黄相杂的大理石样纹理，富油性，气芳香而强烈，味辛。

煨肉豆蔻表面棕褐色，有裂隙，气香，味辛。

【炮制作用】 辛，温。归脾、胃、大肠经。

肉豆蔻具有温中行气、涩肠止泻作用。生品辛温气香，长于暖胃消食，下气止呕，但生肉豆蔻含有大量油质，具刺激性及滑肠副作用，一般多制用。

煨肉豆蔻制后可除去部分油质，免于滑肠，减小刺激性，增强涩肠止泻的作用。用于脾胃虚寒，久泻不止，脘腹胀痛，食少呕吐。

【贮藏】 置阴凉干燥处，防蛀。

木 香

【处方用名】 木香 广木香 云木香 煨木香

【来源】 本品为菊科植物木香 *Aucklandia lappa* Decne.的干燥根。秋、冬二季采挖，除去泥砂及须根，切段，大的再纵剖成瓣，干燥后撞去粗皮。

【炮制方法】

1. **木香** 取原药材，除去杂质，大小分档，洗净，稍泡，闷透，切厚片，晾干。

2. **煨木香** 取未干燥的木香片，在铁丝匾中，用一层草纸，一层木香片间隔平铺数层，置炉火旁或烘干室内，烘煨至木香所含挥发油渗透到纸上，取出，放凉。

【炮制要求】 木香为圆形厚片，表面显灰褐色或棕黄色，中部有明显菊花心状的放射状纹理，形成层环棕色，褐色油点（油室）散在。气芳香浓烈而特异。

煨木香形同木香片，气微香，味微苦。

【炮制作用】 辛、苦，温。归脾、胃、大肠、三焦、胆经。

生木香行气止痛，健脾消食。多用于胸胁、脘腹胀痛，食积不消，不思饮食。

煨木香能除去部分油分，长于实肠止泻。多用于泄泻腹痛。

【贮藏】　置干燥处，防潮。

第3节　提　净　法

一、提净法的含义

提净法是指将某些矿物药，特别是一些可溶性无机盐类药物，经过溶解、过滤、除净杂质后，再进行重结晶的方法。

二、主　要　目　的

提净的主要目的是使药物纯净，提高疗效，缓和药性，降低毒性。

三、操　作　方　法

根据药物的不同性质，常用的提净法有两种。

1. **降温结晶**（冷结晶、低温结晶）　将药物与辅料加水共煮后，滤去杂质，将滤液置阴凉处，使之冷却重新结晶，如芒硝。

2. **蒸发结晶**（热结晶）　将药物先适当粉碎，加适量水加热溶化后，滤去杂质，将滤液置于搪瓷盆中，加入定量米醋，再将容器隔水加热，使液面析出结晶物，随析随捞取，至析尽为止；或将原药与醋共煮后，滤去杂质，将滤液加热蒸发至一定体积后再使之自然干燥，如硇砂。

芒　硝

【处方用名】　芒硝

【来源】　本品为硫酸盐类矿物芒硝族芒硝，经加工精制而成的结晶体。主含含水硫酸钠（$Na_2SO_4 \cdot 10H_2O$）。

【炮制方法】

1. **朴硝**　取天然芒硝，加热溶解，滤过，除去泥沙及其不溶性杂质，将滤液静置，析出结晶粗品。

2. **芒硝**　取适量鲜萝卜，洗净，切成片，置锅中，加适量水煮透。捞出萝卜，再投入适量天然芒硝（朴硝）共煮，至全部溶化，取出过滤，澄清以后取上清液，放冷。待结晶大部分析出，捞出晶体，置避风处适当干燥即得，其结晶母液经浓缩后可继续析出结晶，直至不再析出结晶为止。

每 100kg 朴硝，用萝卜 20kg。

【炮制要求】　朴硝为芒硝的粗制品。

芒硝为棱柱状、长方形或不规则的结晶，大小不一，无色透明，或类白色半透明。质脆易碎，断面常不整齐，显玻璃样光泽，气微，味咸。

【炮制作用】　咸、苦，寒。归胃、大肠经。

朴硝具有泻热通便、润燥软坚、清火消肿的作用。

芒硝具有泻下通便、润燥软坚、清火消肿作用。提净后，可提高纯净度，缓和其咸寒之性，增强润燥软坚、消导通便作用。内服用于实热积滞，腹满胀痛，大便燥结，肠痈肿痛。外用治乳痈，痔疮肿痛。

【贮藏】　密闭，30℃以下保存，防风化。

玄　明　粉

【处方用名】　玄明粉　风化硝

【来源】　本品为芒硝经风化干燥制得。主含 Na_2SO_4。

【炮制方法】　取重结晶之芒硝，打碎，用适宜材料包裹，悬挂于阴凉通风处，令其自然风化，水分消失，成为白色粉末，过筛，即得。

【炮制要求】　本品为白色粉末。气微，味咸，有引湿性。

【炮制作用】　咸、苦，寒。归胃、大肠经。

玄明粉具有泻下通便、润燥软坚、清火消肿的功效。内服用于实热积滞，大便燥结，腹满胀痛；外治咽喉肿痛、口舌生疮、牙龈肿痛，目赤，痈肿、丹毒。

【贮藏】　密封，防潮。

第4节　水　飞　法

一、水飞的含义

某些不溶于水的矿物药，利用粗细粉末在水中悬浮性不同，将不溶于水的矿物、贝壳类药物经反复研磨，而分离制备极细腻粉末的方法，称为水飞法。

二、主要目的

1. 去除杂质，洁净药物，如雄黄。

2. 使药物质地细腻，便于内服和外用，如朱砂。

3. 防止药物在研磨过程中粉尘飞扬，污染环境。

4. 除去药物中可溶于水的毒性物质，如砷盐、汞盐等。

三、操作方法

将药物适当破碎，置乳钵中或其他适宜容器内，加入适量清水，研磨成糊状，再加多量水搅拌，待粗粉下沉，立即倾出混悬液，下沉的粗粒再按上法反复操作多次，至研细为止。最后将不能混悬的杂质弃去。将前后倾出的混悬液合并静置，倾去上面的清水，取沉淀物晾干，研磨成极细粉末。

四、注意事项

1. 开始研磨时加水量宜少，以药物研磨时能成糊状为度。

2. 搅拌混悬时加水量宜大，以利于形成混悬液和除去溶解度小的有毒物质或杂质。

3. 干燥时温度不宜过高，以晾干为宜。

4. 朱砂和雄黄研磨忌铁器，并注意温度。

朱　砂

【处方用名】　朱砂　辰砂　丹砂　朱砂粉

【来源】　本品为硫化物类矿物辰砂族辰砂，主含硫化汞（HgS）。采挖后，选取纯净者，用磁铁吸净含铁的杂质，再用水淘去杂石和泥沙。

【炮制方法】

1. **朱砂**　取原药材，除去铁屑、泥沙等杂质。

2. **朱砂粉**　取朱砂粗粉，用磁铁吸尽铁屑，置乳钵内，加适量清水研磨成糊状，然后加多量清水搅拌，待粗粉下沉，倾取上层混悬液。下沉的粗粉再如上法反复操作多次，直至手捻细腻，无亮星为止，弃去杂质。合并混悬液，静置后倾去上层清液，取沉淀物，晾干或40℃以下干燥，再研细即可。

【炮制要求】　朱砂为粒装或块状集合体，呈颗粒状或块片状。鲜红色或暗红色，具光泽，体重，质脆，片状易破碎，粉末有闪烁光泽，气微，味淡。

朱砂粉为朱红色极细粉末，体轻，以手指撮之无粒状物，以磁铁吸之，无铁末。气微，味淡。

【炮制作用】　甘，微寒；有毒。归心经。

朱砂粉具有清心镇惊、安神、明目、解毒的作用。

经水飞后可使药物纯净、毒性降低，便于制剂及服用。用于心悸易惊，失眠多梦，癫痫发狂，小儿惊风，视物昏花，口疮，喉痹，疮疡肿毒等。

【贮藏】　置干燥处。

雄　黄

【处方用名】　雄黄　明雄黄　雄黄粉

【来源】　本品为硫化物类矿物雄黄族雄黄，主含二硫化二砷（As_2S_2）。采挖后，除去杂质。

【炮制方法】

1. **雄黄**　取原药材，除去杂质。

2. **雄黄粉**　取净雄黄加适量清水共研至细，加多量清水搅拌，倾取上层混悬液，下沉部分再如上法反复操作多次，除去杂质，合并混悬液，静置后分取沉淀，晾干，研细。

【炮制要求】　雄黄为粒状或块状集合体，呈不规则块状。深红色或橙红色，条痕淡橘红色，晶面具金刚石样光泽，断面树脂样光泽，质脆，易碎，微有特异的臭气，味淡。

雄黄粉为极细腻的粉末，橙红色或橙黄色，质重，气特异而刺鼻，味淡。

【炮制作用】　辛，温；有毒。归肝、大肠经。

雄黄具有解毒杀虫、燥湿祛痰、截疟的功能。

雄黄水飞后使药物纯净，毒性降低，便于制剂和服用。用于痈肿疔疮，蛇虫咬伤，虫积腹痛，惊痫，疟疾等。

【贮藏】　置干燥处，密闭。

滑　石

【处方用名】　滑石　滑石粉

【来源】　本品为硅酸盐类矿物滑石族滑石，主含含水硅酸镁〔$Mg_3（Si_4O_{10}）（OH）_2$〕。采挖后，除去泥沙及杂石。

【炮制方法】

1. **滑石**　取原药材，除去杂石，洗净，干燥，捣碎。

2. **滑石粉**　取净滑石，砸碎，碾成细粉。或取滑石粗粉，加水少量，碾磨至细，再加适量清水搅拌，倾出上层混悬液，下沉部分再按上法反复操作数次，合并混悬掖，静置沉淀，倾去上清液，将沉淀物晒干后再研细粉。大量生产时，可在球磨机中进行水飞。

【炮制要求】　滑石为不规则的块状集合体。白色、黄白色或淡蓝灰色，有蜡样光泽。质软，细腻，手摸有滑润感，无吸湿性，置水中不崩散。气微，味淡。

滑石粉为白色或类白色、微细、无砂性的粉末，手摸有滑腻感。气微，味淡。

【炮制作用】　甘，淡，寒。归膀胱、肺、胃经。

滑石利水通淋，清解暑热，外用有祛湿敛疮的功能，用于热淋、石淋、尿热涩痛、暑湿烦渴、湿热水泻。外治湿疹、湿疮、痱子等。

水飞后使药物极细和纯净，便于内服及外用。

【贮藏】　置干燥处。

第5节　干　馏　法

一、干馏的含义

将药物置于适宜的容器内，以火烤灼，使其产生汁液的方法称为干馏法。目的是制备有别于原药材的干馏物，以适合临床需要。

二、操　作　方　法

干馏法温度一般较高，多在120～450℃进行，但由于原料不同，各干馏物裂解温度也不一样，如蛋黄油在280℃左右，竹沥油在350～400℃，豆类的干馏物一般在400～450℃制成。干馏制备方法一般有三种。

1. 坛口向上法　净药物装入砂质药壶中，坛口向上，盖好，用黏土泥密封壶盖及壶口周围，在壶嘴上接一冷凝器及接收瓶，以砂浴或炉火加热，在干馏器上部收集冷凝的液状物，如黑豆馏油等。

2. 坛口向下法　净药物装入坛中，坛口向下，架起，在坛四周加热，在坛口下方收集液状物，如竹沥油等。

3. 炒熬法　用武火炒制备油状物，如蛋黄油等。

竹　沥

【处方用名】　竹沥　竹沥油　竹油

【来源】　本品为禾本科植物淡竹 *Phyllostachy nigra*（Lodd.）Munro var. *henonis*（Mitf.）Stapf ex Rendle 的嫩茎用火烤灼而流出的汁液。

【炮制方法】　取鲜嫩淡竹茎，从两节间锯断，劈成两半，截成 0.3～0.5m 的段，洗净，装入坛内，装满后坛口向下，架起，坛的底面及周围用锯末和劈柴围严，坛口下面置一罐，点燃锯末和劈柴，竹片受热后即有汁液流出，滴注罐内，至竹中汁液流尽为止。

【炮制要求】　竹沥为青黄色或黄棕色浓稠汁液，具烟熏气，味苦微甜。

【炮制作用】　甘、苦，寒。归心、肺、胃经。

竹沥具有清热化痰、定惊利窍的功能。用于肺热痰壅，咳逆胸闷，中风痰迷，惊痫癫狂等。

【贮藏】　装瓶，置阴凉处。

蛋　黄　油

【处方用名】　蛋黄油　卵黄油

【来源】　本品为雉科动物家鸡 *Gallus gallus domesticus* Brisson 的蛋，煮熟后剥取蛋黄，经熬炼制成的加工品。

【炮制方法】　鸡蛋煮熟后，单取蛋黄置锅内，以文火加热，除尽水分后用武火炒熬，至蛋黄油出尽为止，滤尽蛋黄油装瓶。

【炮制要求】　蛋黄油为油状液体，具青黄色荧光。

【炮制作用】　甘，平。归心、肾经。

蛋黄油具有清热解毒的功能，用于烧伤，湿疹，耳脓，疮疡已溃等。

【贮藏】　装瓶，置阴凉处。

第6节　特殊制法

某些药物用一些特殊工艺加工而成，目的在于制备新的药物，产生新的临床功用，丰富中药炮制品种。如铜绿是铜器锈蚀后的产物，铅加工后可得铅丹、铅粉和密陀僧等药物。

铜　绿

【处方用名】　铜绿　铜青

【来源】　本品为铜表面经二氧化碳或乙酸作用后生成的绿色锈衣制成。主含碱式碳酸铜 $[CuCO_3 \cdot Cu(OH)_2]$

【炮制方法】　将铜板放入高温、潮湿的环境中，喷醋液使之生成铜锈，刮取，干燥。用时除去杂质，研成细粉。

【炮制要求】　铜绿为绿色或深绿色粉末，光泽强，印在指纹间呈灰绿色或绿灰色。气微，味涩。

【炮制作用】　铜绿具有退翳、去腐、敛疮、杀虫的功能，用于目翳、鼻疳、顽癣、虫蛇咬伤、头风、痰涎壅盛等。

【贮藏】　贮干燥容器内，密闭，置干燥处。

自测题

一、填空题

1. 蜈蚣的炮制方法是＿＿＿＿，采用的火力是＿＿＿＿，其炮制作用是降低＿＿＿＿，＿＿＿＿，＿＿＿＿。

2. 煨肉豆蔻的方法有＿＿＿＿、＿＿＿＿、＿＿＿＿和＿＿＿＿。

3. 木香的炮制方法采用的是＿＿＿＿，炮制作用是除去部分＿＿＿＿，增强＿＿＿＿。

4. 提净法适宜于＿＿＿＿类药物，特别是一些＿＿＿＿药物。

5. 干馏法温度较高，一般裂解温度蛋黄油在＿＿＿＿左右，竹沥油在＿＿＿＿，豆类在＿＿＿＿。

二、选择题

A 型题

1. 常用烘焙法炮制的药物为（　　　）
   A. 木香　　　　B. 蜈蚣　　　　C. 红娘子
   D. 雄黄　　　　E. 斑蝥

2. 雄黄的炮制方法是（　　　）
   A. 水飞法　　　B. 明煅法　　　C. 煅淬法
   D. 煅后水飞法　E. 扣锅煅法

3. 芒硝的炮制方法是（　　　）
   A. 水飞法　　　B. 明煅法　　　C. 煅淬法
   D. 提净法　　　E. 扣锅煅法

B 型题

（4～6 题共用选项）
   A. 提净法　　　B. 水飞法　　　C. 煨法
   D. 干馏法　　　E. 烘焙法

4. 炮制木香宜选用（　　　）

5. 制备蛋黄油应选用（　　　）

6. 炮制朱砂宜选用（　　　）

（7～10 题共用选项）
   A. 玄明粉　　　B. 肉豆蔻　　　C. 蜈蚣
   D. 鸡蛋黄　　　E. 滑石

7. 焙后能降低毒性、利于粉碎的是（　　　）

8. 采用水飞能纯净药物的是（　　　）

9. 煨制能增强固肠止泻作用的是（　　　）

10. 干馏能制备新药的是（　　　）

X 型题

11. 适宜采用水飞法加工炮制的药物组（　　　）
    A. 朱砂　　　　B. 雄黄　　　　C. 滑石
    D. 铜绿　　　　E. 玄明粉

12. 煨肉豆蔻的炮制方法有（　　　）
    A. 麸煨　　　　B. 面裹煨　　　C. 纸裹煨
    D. 滑石粉煨　　E. 蛤粉煨

三、问答题

1. 煨制法应注意什么？

2. 简述煨木香的炮制方法和其炮制作用。

3. 水飞法炮制的目的有哪些？

（商庆节）

实验实训

实验实训 1 净选加工

净制是中药炮制的第一道工序，是影响中药饮片质量的首要环节。一般分为清除杂质、大小分档、分离不同的药用部位、除去非药用部位和其他加工等环节。药物经净制后可便于切制和进一步炮炙，能保证临床用药的准确性，减少副作用。

讨论：净制的目的。

【实训目的】

1. 了解中药净选与加工的目的和意义。

2. 熟悉中药净选与加工的技术和技能。

3. 能根据药物所含杂质的类型确定净选方法，学会使用常见的净选工具。

【实训准备】

1. 设备　天平、簸箕、切药刀、剁药刀、药剪、紧眼药筛、铜冲、搪瓷碗、称量纸、搪瓷盘、喷洒壶、竹匾、竹筛等。

2. 材料　白术、川芎、苏子、车前子、吴茱萸、枇杷叶、石韦、厚朴、杜仲、黄柏、肉桂、荆芥、麻黄、薄荷、地骨皮、五加皮、白鲜皮、乌梅、山茱萸、诃子、枳壳、青皮、乌梢蛇、艾叶、竹茹等。

【操作流程】

1. 分档　将白术、川芎按大小进行分档。

2. 风选　苏子、车前子、吴茱萸。利用药物与杂质的相对密度（轻重）不同，经过簸扬，借助风力清除杂质及非用药部位。

3. 去毛　枇杷叶、石韦。有的药物表面或内部密生大量绒毛，煎煮时易脱落，会刺激咽喉，引起呛咳或喉头水肿或其他有害作用，故须除去。用毛刷手工刷，为避免茸毛飞扬，可边刷边冲水。

4. 去粗皮（栓皮）　厚朴、杜仲、黄柏、肉桂。用刀刮去粗皮（栓皮）及附着的苔藓不洁物。

5. 去残根　荆芥、麻黄、薄荷。用茎或根茎的药物须除去非药用部位的残根，一般指除去主根、支根、须根等非药用部位。可采用挑选、切除等方法。

6. 去心　地骨皮、五加皮、白鲜皮。去除根的木质部分和枯朽部分。

7. 去核　乌梅、山茱萸、诃子。有些果实类药物，常用果肉而不用核（或种子）。其中有的核（或种子）属于非药用部分，有的果核与果肉作用不同，故须分别入药。用紧眼药筛（筛孔内径为 3mm）筛去脱落的果核。

8. 去瓤　枳壳、青皮。部分果实类药物，须去瓤用于临床。

9. 去头尾、皮骨，足、翅　乌梢蛇。部分动物类或昆虫类药物，在临床应用时需要去头尾或足翅。

10. 揉搓　艾叶、竹茹。某些纤维性强而呈丝条状或质地疏松易碎的药物，为了方便于调配和煎煮，常揉搓成团状，便于调剂和制剂。

【实训评价】

教师依据该项考核标准对学生实际操作进行评价考核。

【实训作业】

1. 如何净制枇杷叶?

2. 麻黄为什么要除去木质茎?麻黄根和麻黄茎为什么分别入药,如何制绒?

实验实训2　饮片切制

一、手工切制

将净选加工后的药材经过软化处理,切成一定规格的片、丝、块、段等炮制工艺,称为饮片切制。

讨论:手工切制的目的、饮片类型及注意事项。

【实训目的】

1. 了解饮片切制的目的和意义。

2. 掌握饮片切制的基本操作方法和饮片类型。

3. 掌握饮片干燥的方法。

【实训准备】

1. **设备**　片刀、切药刀、切药板、大号搪瓷盘、中号搪瓷盘(具盖)、小号搪瓷盘(具盖)、压板、铁夹等。

2. **材料**　当归、白芍、丹参、大黄、黄芪、白术、党参、麻黄、陈皮、瓜蒌皮、阿胶等。

【操作流程】

1. **准备**　检查实验用器具是否洁净,必要时进行清洗。将待切制的药物分档,除去杂质,筛去灰屑,备用。

2. **操作**

(1)当归:取原药材,除去杂质,洗净,稍润,切薄片,低温干燥。

(2)白芍:取原药材,除去杂质,大小分开,洗净,浸润软化,切薄片,干燥。

(3)丹参:取原药材,除去杂质及残茎,洗净,润透,切厚片,干燥。

(4)大黄:取原药材,除去杂质,大小分开,洗净,浸润软化,切厚片,晾干或低温干燥。

(5)黄芪:取原药材,除去杂质,洗净,润透,切斜片,干燥。

(6)白术:取原药材,除去杂质,洗净,润透,切直片,干燥。

(7)党参:取原药材,除去杂质,洗净,润透,切厚片或段,干燥。

(8)麻黄:取原药材,除去木质茎、残根及杂质,洗净,稍润,切段,干燥。

(9)陈皮:取原药材,除去杂质,喷淋清水,润透,切细丝,阴干。

(10)瓜蒌皮:取原药材,除去杂质,洗净,润软,切宽丝,干燥。

(11)阿胶:取阿胶块,烘软,切成小丁块。

【实训评价】

教师依据该项考核标准对学生实际操作进行评价考核。

【注意事项】

1. 为减少药材浸入水中的时间,应大小、粗细分档软化,以少泡多润、药透水尽为原则。

2. 软化过程较长,药材易发生质变,应勤检查,勤处理。

3. 软化太过或不及均影响药材质量或增加切制时的困难,应经常检查药材软化程度。

4. 手工切制应注意掌握压板向前移动的速度,放刀要平稳;注意操作安全。

5. 自然干燥应注意防止外来杂质;人工干燥应控制好干燥温度及时间。

【实训作业】

1. 药材为什么要切制成饮片?

2. 药材浸泡软化适当与否对药材质量和切制有何影响?

二、机 器 切 制

将净选加工后的药材经过软化处理，用切药机切成一定规格的片、丝、块、段等炮制工艺，称为饮片的机器切制。

讨论：机器切制的注意事项。

【实训目的】

1. 了解切药机的结构、原理。

2. 掌握机器饮片切制的操作方法。

【实训准备】

1. 设备　切药机、大号搪瓷盘等。

2. 材料　槟榔、川芎、甘草等。

【操作流程】

1. 准备　检查切药机零部件是否齐全，是否清洁，试运行是否正常。将待切制的药物分档，除去杂质，筛去灰屑，备用。

2. 操作

（1）槟榔：取原药材，除去杂质，浸润软化，切薄片，干燥。

（2）川芎：取原药材，除去杂质，大小分开，洗净，浸润软化，切薄片，干燥。

（3）甘草：取原药材，除去杂质，洗净，润透，切厚片，干燥。

【实训评价】

教师依据该项考核标准对学生实际操作进行评价考核。

【注意事项】

1. 为减少药材浸入水中的时间，应大小、粗细分档软化，以少泡多润、药透水尽为原则。

2. 软化过程较长，药材易发生质变，应勤检查，勤处理。

3. 软化太过或不及均影响药材质量或增加切制时的困难，应经常检查药材软化程度。

4. 接通切药机电源，按下启动钮，先空转，检查各传动部位是否传动灵活、运转正常，如发现异声，应及时停车排除，空车运转2分钟，确认设备正常后（无异常声音等），慢慢加入物料。

5. 要严格按照机器的操作规程规范操作，注意安全。

6. 切制完一种药物后要对机器清洁，才能更换下一种药物切制。

【实训作业】

1. 机器切制相对于手工切制的优点及缺点各有哪些?

2. 药材软化的注意事项有哪些?

实验实训3　清　炒　法

一、炒　黄

将净制或切制的药物，置预热好的炒制容器内，用文火或中火加热，并不断翻炒或转动，使药物表面呈黄色或颜色加深，或发泡鼓起，或爆裂，并溢出固有气味的方法，称为炒黄。

讨论：炒黄的目的及注意事项。

【实训目的】

1. 熟练掌握炒黄的炮制操作及注意事项。

2. 掌握炮制后成品性状、规格及质量标准。

3. 熟悉炮制品的炮制作用。

【实训准备】

1. **设备**　炉子、铁锅、铁铲、瓷盆、筛子、温度计、粗天平、竹匾等。

2. **材料**　花椒、王不留行、决明子等。

【操作流程】

1. **准备**　检查实验用器具是否洁净，必要时进行清洗。将待炮制品分档，除去杂质，筛去灰屑，备用。

2. **操作**

（1）王不留行：取净王不留行，称重，置预热炒制容器内，用中火加热，不断翻炒至大部分爆成白花，迅速出锅放凉，称重。

成品性状：炒王不留行大部分呈类球形白花状，质地松脆。

（2）花椒：取净花椒，称重，置预热炒制容器内，用文火炒至颜色加深，有香气逸出，呈油亮光泽时，取出，晾凉。

成品性状：本品炒后颜色加深，外表面焦黄色或棕褐色，具油亮光泽，香气更浓。

（3）决明子：取净决明子，置预热炒制容器内，用文火加热，炒至颜色加深，微鼓起，并逸出香气时，取出，放凉。用时捣碎。

成品性状：炒决明子形如决明子，微鼓起，表面绿褐色或暗棕色，偶有焦斑，微有香气。

【实训评价】

教师依据该项考核标准对学生实际操作进行评价考核。

【注意事项】

1. 药材炒制前要大小分档。

2. 炒制器具应预热到一定程度，方能投药，以防药物出现"僵粒"或"烫焦"。

3. 搅拌要均匀，出锅要迅速。避免出现生熟不匀或药物焦化。

4. 翻动时要"亮锅底"，即铲子紧贴锅底翻动，以免部分药物长时间受热。

【实训作业】

1. 炒药为什么要用热锅？

2. 什么是火力？什么是火候？

3. 王不留行如何炮制？

二、炒　焦

将净选或切制后的药物，置炒制容器内，用中火或武火加热，炒至药物表面呈焦黄色或焦褐色，内部颜色加深，并有焦香气味。

讨论：炒焦的目的及注意事项。

【实训目的】

1. 熟练掌握炒焦的炮制操作及注意事项。

2. 掌握炮制后成品性状、规格及质量标准。

3. 熟悉炮制品的炮制作用。

【实训准备】

1. **设备**　炉子、铁锅、铁铲、瓷盆、筛子、温度计、粗天平、竹匾等。

2. **材料**　山楂。

【操作流程】

1. **准备**　检查实验用器具是否洁净，必要时进行清洗。将待炮制品分档，除去杂质，筛去灰屑，备用。

2. **操作**　取净山楂，置预热炒制容器内，用中火加热，炒至颜色加深时，取出，放凉，筛去碎屑。

成品性状：焦山楂形如山楂片，表面焦褐色，内部黄褐色，有焦香气。

【实训评价】

教师依据该项考核标准对学生实际操作进行评价考核。

【注意事项】

1. 药材炒制前要大小分档。

2. 炒制器具应预热到一定程度，方能投药，以防药物出现"僵粒"或"烫焦"。

3. 搅拌要均匀，出锅要迅速。避免出现生熟不匀或药物炭化。

4. 翻动时要"亮锅底"，即铲子紧贴锅底翻动，以免部分药物长时间受热。

【实训作业】

1. 炒焦的注意事项有哪些？

2. 山楂如何炮制？

三、炒　　炭

炒炭是将净选或切制后的药物，置预热炒制容器内，用武火或中火加热，炒至药物表面呈焦黑色，内部呈焦黑色或焦褐色。炒炭要求存性，防止太过或不及。"存性"是指炒炭药物只能部分炭化，更不能灰化，未炭化部分仍应保存药物的固有气味；花、叶、草等炒炭后仍可清晰辨别药物原形，如槐花、菊花、侧柏叶、荆芥之类。操作时要适当掌握好火力，质地坚实的药物宜用武火，质地疏松的片、花、花粉、叶、全草类药物可用中火，视具体药物灵活掌握。

讨论：炒炭的目的及注意事项。

【实训目的】

1. 熟练掌握炒炭的炮制操作及注意事项。

2. 掌握炮制后成品性状、规格及质量标准。

3. 熟悉炮制品的炮制作用。

【实训准备】

1. **设备**　炉子、铁锅、铁铲、瓷盆、筛子、温度计、粗天平、竹匾等。

2. **材料**　蒲黄、荆芥等。

【操作流程】

1. **准备**　检查实验用器具是否洁净，必要时进行清洗。将待炮制品分档，除去杂质，筛去灰屑，备用。

2. **操作**

（1）蒲黄：取净蒲黄，置预热炒制容器内，用中火加热，炒至棕褐色，喷淋少许清水，灭尽火星，取出，放凉。炮制时注意火力与复燃。

成品性状：蒲黄炭形如蒲黄，表面棕褐色或黑褐色。具焦香气。

（2）荆芥：取净荆芥段，置预热炒制容器内，用武火加热，炒至表面黑褐色，内部焦褐色时，喷淋少量清水，灭尽火星。取出。晾干凉透。

成品性状：荆芥炭形如荆芥，表面棕褐色至棕黑色，内部焦黄色，味苦而稍辛香。

【实训评价】

教师依据该项考核标准对学生实际操作进行评价考核。

【注意事项】

1. 药材炒制前要大小分档。

2. 炒制器具应预热到一定程度，方能投药，以防药物出现"僵粒"或"烫焦"。

3. 在炒炭过程中，药物炒至一定程度时，因温度很高，易出现火星，特别是质地疏松的药物，须喷淋适量清水熄灭，以免引起燃烧。

4. 取出后必须摊开晾凉，经检查确无余热后再收贮，避免复燃。

【实训作业】

1. 炒炭为何要存性，如何防止灰化？

2. 蒲黄如何炮制？

实验实训 4　加辅料炒法

将某些固体辅料放入炒制容器内加热至一定程度，然后投入净制或切制后的药物共同拌炒的炮制方法，叫作加辅料炒。根据所加固体辅料的不同分为麸炒、米炒、土炒、砂炒（砂烫）、蛤粉炒和滑石粉炒等方法。

一、麸　炒

将净制或切制后的药物用麦麸熏炒的方法，称为麸炒法，又称"麦麸炒"或"麸皮炒"。

讨论：麸炒的目的及注意事项。

【实训目的】

1. 熟练掌握麸炒的炮制操作及注意事项。

2. 掌握炮制后成品性状、规格及质量标准。

3. 熟悉炮制品的炮制作用。

【实训准备】

1. 设备　炉子、铁锅、铁铲、瓷盆、筛子、温度计、粗天平、竹匾等。

2. 材料　苍术、枳壳、麦麸等。

【操作流程】

1. 准备　检查实验用器具是否洁净，必要时进行清洗。将待炮制品分档，除去杂质，筛去灰屑，备用。

2. 操作

（1）麸炒苍术：先将炒制容器烧热，撒入麦麸，用中火加热，待冒烟时投入净制苍术片，不断翻动，炒至深黄色时取出，筛去麦麸，放凉。

成品性状：麸炒苍术形如苍术片，表面深黄色或焦黄色，散有多数棕褐色油室。有焦香气。

净苍术片每 100kg，用麦麸 10kg。

（2）麸炒枳壳：先将炒制容器烧热，均匀撒入定量麦麸，用中火加热，待烟起投入净枳壳片，不断翻动，炒至颜色加深时取出，筛去麦麸，放凉。

成品性状：麸炒枳壳表面颜色加深，偶有焦斑，质脆，气香，酸味减弱。

净枳壳片每 100kg，用麦麸 10kg。

【实训评价】

教师依据该项考核标准对学生实际操作进行评价考核。

【注意事项】

1. 麸炒药物要求干燥并大小分档，以免药物黏附焦化的麦麸和生熟不匀。

2. 注意火力适当。麸炒一般用中火加热。要求麦麸均匀撒入锅中，待起浓烟后投药。锅温过低则不易起烟，可用少量麦麸投锅预试。

3. 辅料用量要适当。麸炒时借烟气将药物熏黄，过少烟气不足，达不到熏炒要求；过多发烟不均，翻炒不匀，并造成浪费。

4. 出锅应迅速并筛去残留的麦麸，以免造成炮制品发黑、火斑过重等现象。

【实训作业】

1. 苍术如何炮制？

2. 枳壳如何炮制？

二、米　炒

将净制或切制后的药物与适量的米共同拌炒的方法，称为米炒法。多用于炮制一些补益脾胃药和某些有毒性昆虫类药物。

讨论：米炒的目的及注意事项。

【实训目的】

1. 熟练掌握米炒的炮制操作及注意事项。

2. 掌握炮制后成品性状、规格及质量标准。

3. 熟悉炮制品的炮制作用。

【实训准备】

1. 设备　炉子、铁锅、铁铲、瓷盆、筛子、温度计、粗天平、竹匾等。

2. 材料　党参、大米等。

【操作流程】

1. 准备　检查实验用器具是否洁净，必要时进行清洗。将待炮制品分档，除去杂质，筛去灰屑，备用。

2. 操作

米炒党参：将米置预热容器内，用中火加热炒至冒烟时投入净党参拌炒，至党参呈深黄色（挂火色），筛去米，放凉。

成品性状：米炒党参形如党参片，表面深黄色，偶有焦斑。

净党参片每100kg，用米20kg。

【实训评价】

教师依据该项考核标准对学生实际操作进行评价考核。

【注意事项】

炮制党参时，观察药物色泽变化，一般炒至药物变黄色为度。

【实训作业】

1. 党参如何炮制？

2. 米炒时如何通过米的变化得知药材的炮制程度？

三、砂　炒

将净制或切制后的药物与热砂共同拌炒的方法称砂炒，亦称砂烫。适合炮制质地坚硬的药物。

讨论：砂炒的目的及注意事项。

【实训目的】

1. 熟练掌握砂炒的炮制操作及注意事项。

2. 掌握炮制后成品性状、规格及质量标准。

3. 熟悉炮制品的炮制作用。

【实训准备】

1. 设备　炉子、铁锅、铁铲、瓷盆、筛子、温度计、粗天平、竹匾等。

2. 材料　鸡内金、河砂等。

【操作流程】

1. 准备　检查实验用器具是否洁净，必要时进行清洗。将待炮制品分档，除去杂质，筛去灰屑，备用。

2. 操作

砂烫鸡内金:将砂置预热炒制容器内,用中火加热至滑利容易翻动时,投入大小一致的净鸡内金,不断翻动,炒至鼓起卷曲、酥脆,呈黄色或焦黄色时取出,筛去砂子,放凉。

成品性状:炒鸡内金发泡卷曲,表面黄色或焦黄色,质松脆,易碎,有香气。

【实训评价】

教师依据该项考核标准对学生实际操作进行评价考核。

【注意事项】

1. 河砂可以反复使用,但需将其中残留的杂质除去。

2. 砂温过高易使药物焦糊,应添加冷砂或调小火力以控制砂温。

3. 砂炒的温度高,需勤加翻动,及时出锅并立刻筛去热砂。

【实训作业】

1. 鸡内金如何炮制?

2. 砂炒的注意事项有哪些?

四、蛤 粉 炒

将净制或切制后的药物与适量蛤粉共同拌炒的方法称蛤粉炒,又称蛤粉烫。适用于烫制动物胶类药物。

讨论:蛤粉炒的目的及注意事项。

【实训目的】

1. 熟练掌握蛤粉炒的炮制操作及注意事项。

2. 掌握炮制后成品性状、规格及质量标准。

3. 熟悉炮制品的炮制作用。

【实训准备】

1. **设备** 炉子、铁锅、铁铲、瓷盆、筛子、温度计、粗天平、竹匾等。

2. **材料** 阿胶、蛤粉等。

【操作流程】

1. **准备** 检查实验用器具是否洁净,必要时进行清洗。将待炮制品分档,除去杂质,筛去灰屑,备用。

2. **操作** 将蛤粉置预热炒制容器内,用中火加热至灵活状态时,投入 1cm 左右的阿胶丁,不断翻埋,烫至阿胶鼓起呈圆球状,内无溏心时,取出,筛去蛤粉,放凉。

成品性状:阿胶珠类圆形,灰白色或灰褐色,质松脆。内呈蜂窝状,气微香,味微甘。

阿胶每 100kg,用蛤粉 30～50kg。

【实训评价】

教师依据该项考核标准对学生实际操作进行评价考核。

【注意事项】

1. 蛤粉炒时应适当控制火力,防止焦糊或烫焦,温度过高可加入适量冷蛤粉调节温度。

2. 胶丁下锅后应快速翻炒,防止粘连造成不圆整而影响外观质量。

3. 炒制同种药物,蛤粉可反复使用,颜色加深后应及时更换。

【实训作业】

1. 阿胶如何炮制?

2. 蛤粉炒的注意事项有哪些?

实验实训 5 炙 法

一、酒 炙 法

将净选或切制后的药物,加入一定量酒拌炒的方法称为酒炙法。酒味甘、辛,性大热,气味芳香,能升能散,宣行药势,具有活血通络、祛风散寒、矫味矫臭的作用。酒炙法多用于活血散瘀、祛风通络药物及动物类药物。

讨论:酒炙法的目的及注意事项。

【实训目的】

1. 熟练掌握酒炙的炮制操作及注意事项。

2. 掌握炮制后成品性状、规格及质量标准。

3. 熟悉炮制品的炮制作用。

【实训准备】

1. **设备** 煤气灶、炒锅、药铲、刷子、瓷盆、簸箕、药筛、天平、喷壶、量筒、烧杯等。

2. **材料** 大黄、当归、白芍、黄酒等。

【操作流程】

1. **准备** 检查实验用器具是否洁净,必要时进行清洗。将待炮制品分档,除去杂质,筛去灰屑,备用。

2. **操作**

(1)大黄:取净大黄片或块,用黄酒喷淋拌匀,稍闷润,待酒被吸尽后,置炒制容器内,用文火炒干,色泽加深,取出晾凉,筛去碎屑。

成品性状:表面深棕色或棕褐色,偶有焦斑,断面呈浅棕色,质坚实,略有酒香气。

每 100kg 大黄片或块,用黄酒 10kg。

(2)当归:取净当归片,用黄酒拌匀,闷润至酒被吸尽后,置热锅内,用文火加热,炒至深黄色,取出放凉。筛去碎屑。

成品性状:本品呈老黄色,略有焦斑。微有酒香气。

每 100kg 当归片,用黄酒 10kg。

(3)白芍:取白芍片,用黄酒拌匀,闷润至酒被吸尽后,置热锅内,用文火加热,炒干,取出放凉。筛去碎屑。

成品性状:本品呈微黄色,微有酒香气。

每 100kg 白芍片,用黄酒 10kg。

【实训评价】

教师依据该项考核标准对学生实际操作进行评价考核。

【注意事项】

1. 酒炙前药物要大小分档。

2. 注意药物与酒的比例,闷润过程中容器上面应加盖密闭,以防酒迅速挥发,并且润透后再加热。

3. 如酒的用量较少,不易与药物拌匀时,可先将酒加适量水稀释后,再与药物拌润。

4. 酒炙一般用文火加热,勤翻动,要亮锅底,使药物受热均匀。

【实训作业】

1. 大黄如何炮制?

2. 白芍炮制的程度怎样?

二、醋 炙 法

将净选或切制后的药物,加入定量的米醋拌炒至规定程度的方法称为醋炙法。醋味酸、苦,性温。

气味芳香，主入肝经血分，具有收敛、解毒、散瘀止痛、矫味的作用。醋炙法多用于疏肝解郁、化瘀止痛、攻下逐水的药物。

讨论：醋炙法的目的及注意事项。

【实训目的】

1. 熟练掌握醋炙的炮制操作及注意事项。

2. 掌握炮制后成品性状、规格及质量标准。

3. 熟悉炮制品的炮制作用。

【实训准备】

1. 设备　煤气灶、炒锅、药铲、刷子、瓷盆、簸箕、药筛、天平、喷壶、量筒、烧杯等。

2. 材料　柴胡、延胡索、三棱、乳香、米醋。

【操作流程】

1. 准备　检查实验用器具是否洁净，必要时进行清洗。将待炮制品分档，除去杂质，筛去灰屑，备用。

2. 操作

（1）柴胡：取净柴胡片，加入定量的米醋拌匀，闷润至醋被吸尽后，置炒制容器内，用文火加热，炒干，取出晾凉。

成品性状：醋柴胡色泽加深，具醋气。

每 100kg 柴胡，用米醋 20kg。

（2）延胡索：取净延胡索或延胡索片，加入定量的米醋拌匀，闷润至醋被吸尽后，置炒制容器内，用文火加热，炒干，取出晾凉。筛去碎屑。

成品性状：醋延胡索片表面深黄色或黄褐色，光泽不明显，味苦，略有醋气。

每 100kg 延胡索，用米醋 20kg。

（3）三棱：取净三棱片，加入定量的米醋拌匀，闷润至醋被吸尽后，置炒制容器内，用文火加热，炒干，取出晾凉。

每 100kg 三棱片，用米醋 20kg。

成品性状：醋三棱表面灰黄色或淡棕黄色，偶见焦斑，微有醋气。

（4）乳香：取净乳香，置炒制容器内，用文火加热，炒至冒烟，表面微熔，喷淋定量的米醋，边喷边炒至表面呈油亮光泽时，迅速取出，摊开放凉。

成品性状：表面深黄色，显油亮，略有醋气。

每 100kg 乳香，用米醋 10kg。

【实训评价】

教师依据该项考核标准对学生实际操作进行评价考核。

【注意事项】

1. 醋炙前药材应大小分档。

2. 若醋的用量较少，难与药材拌匀时，可加适量水稀释后，再与药材拌匀。

3. 树脂类及动物粪便类药物不能用醋拌润，以免黏结成团块。应采用先炒药后喷醋的方法；而且要出锅快，以防药物熔化粘锅，摊晾时也应勤翻动。

4. 一般用文火炒制，勤加翻动，要亮锅底，使之受热均匀。

【实训作业】

1. 三棱如何炮制？

2. 乳香炮制的注意事项有哪些？

三、盐 炙 法

将净选或切制后的药物，加入一定量食盐水溶液拌炒的方法称为盐炙法。食盐味咸性寒。有清热凉血、软坚散结、润燥的作用。盐炙法多用于补肾固精、泻相火、利尿和疗疝止痛的药物。

讨论：盐炙法的目的及注意事项。

【实训目的】

1. 熟练掌握盐炙的炮制操作及注意事项。

2. 掌握炮制后成品性状、规格及质量标准。

3. 熟悉炮制品的炮制作用。

【实训准备】

1. 设备　煤气灶、炒锅、药铲、刷子、瓷盆、簸箕、药筛、天平、喷壶、量筒、烧杯等。

2. 材料　杜仲、黄柏、食盐等。

【操作流程】

1. 准备　检查实验用器具是否洁净，必要时进行清洗。将待炮制品分档，除去杂质，筛去灰屑，备用。

2. 操作

（1）杜仲：取净杜仲丝或块，加盐水拌匀，润透，置热锅内，用中火加热，炒至焦黑色，丝易断时，取出放凉。筛去碎屑。

成品性状：本品呈焦黑色。银白色橡胶丝减少，弹性减弱，折断后丝易断，并略具咸味。

每 100kg 杜仲丝或块，用食盐 2kg。

（2）黄柏：取净黄柏丝或块，用盐水拌匀，稍闷，待盐水被吸尽后，置炒制容器内，用文火加热，炒干，取出晾凉，筛去碎屑。

成品性状：本品呈深黄色，有少量焦斑，味苦微咸。

每 100kg 黄柏丝或块，用食盐 2kg。

【实训评价】

教师依据该项考核标准对学生实际操作进行评价考核。

【注意事项】

1. 药物盐炙前要大小分档。

2. 溶解食盐时，一定要控制水量。水的用量应视药物的吸水情况而定，一般以食盐的 4～5 倍量为宜。

3. 含黏液质多的车前子、知母等药物，宜先炒药后加盐水。因这类药物遇水容易发黏，盐水不易渗入，炒时又容易粘锅，故需先将药物加热炒去部分水分，并使药物质地变疏松，再喷洒盐水，以利于盐水渗入。

4. 盐炙法火力宜用文火，采用先炒药后加盐水炮制药物时更应控制火力。若火力过大，加入盐水后，水分迅速蒸发，食盐即黏附在锅上，达不到盐炙的目的。

【实训作业】

1. 杜仲如何炮制及注意事项有哪些？

2. 哪些药材先炒后喷洒盐水？

四、蜜 炙 法

将净选或切制后的药物，加入一定量炼蜜拌炒的方法称为蜜炙法。蜂蜜味甘性平，有甘缓益脾、润肺止咳、矫味等作用。蜜炙法多用于止咳平喘、补脾益气的药物。

讨论：蜜炙法的目的及注意事项。

【实训目的】

1. 熟练掌握蜜炙的炮制操作及注意事项。

2. 掌握炮制后成品性状、规格及质量标准。

3. 熟悉炮制品的炮制作用。

【实训准备】

1. **设备** 煤气灶、炒锅、药铲、刷子、瓷盆、簸箕、药筛、天平、喷壶、量筒、烧杯等。

2. **材料** 甘草、黄芪、蜂蜜。

【操作流程】

1. **准备** 检查实验用器具是否洁净，必要时进行清洗。将待炮制品分档，除去杂质，筛去灰屑，备用。

2. **操作**

（1）甘草：取一定量的炼蜜，加适量开水稀释，淋入净甘草片中拌匀，闷润至蜜汁被吸尽，置炒制器具内，文火加热炒至黄色至深黄色、不粘手时，取出晾凉，筛去碎屑。

成品性状：表面老黄色，略有光泽，微有黏性，气焦香，味甜。

每 100kg 净甘草片，用炼蜜 25kg。

（2）黄芪：取一定量的炼蜜，加适量开水稀释，淋入净黄芪片中拌匀，闷润至蜜汁被吸尽，置适宜温度的炒制器具内，文火炒至深黄色、不粘手时，取出晾凉。筛去碎屑。

成品性状：表面深黄色，质较脆，略带黏性，有蜜香气，味甜。

每 100kg 净黄芪片，用炼蜜 25kg。

【实训评价】

教师依据该项考核标准对学生实际操作进行评价考核。

【注意事项】

1. 蜜炙药物所用的炼蜜不宜过老，即用手拈之甚粘手，能拉出白丝的老蜜不能用，否则黏性太强，不易与药物拌匀。

2. 蜜的用量应视药物的性质而定。一般质地疏松、纤维多的药物用蜜量宜大；而质地坚实，黏性较强，油分较多的药物用蜜量宜小。

3. 若蜂蜜过于浓稠，可加适量开水稀释，并要严格控制水量（炼蜜量的 1/3～1/2），以蜜汁能与药物拌匀而又无剩余的蜜液为宜。若加水量过多，则药物过湿，不易炒干，成品容易发霉。

4. 炼蜜时，火力不宜过大，以免溢出锅外或焦化。

5. 蜜炙时，火力一定要小，以免焦化。炙的时间可稍长，要尽量将水分除去，避免发霉。

6. 蜜炙药物须凉后密闭贮存于阴凉通风干燥处，以免吸潮发黏或发酵变质。

【实训作业】

1. 甘草如何炮制，注意事项有哪些？

2. 黄芪如何炮制？

实验实训 6 煅 法

一、明 煅 法

药物直接放于无烟炉火上或适宜的耐火容器内不隔绝空气进行煅烧的方法称明煅法，又称直火煅法。

讨论：明煅法的目的及注意事项。

【实训目的】

1. 熟练掌握明煅法的炮制操作及注意事项。

2. 掌握炮制后成品性状、规格及质量标准。

3. 熟悉炮制品的炮制作用。

【实训准备】

1. 设备　坩埚、火钳、电炉、搪瓷盘、台秤、铁铲、马弗炉等。

2. 材料　明矾、石膏等。

【操作流程】

1. 准备　检查实验用器具是否洁净，必要时进行清洗。实验所需是否准备妥当。将药材按大小分档，除去杂质，备用。

2. 操作

（1）明矾：取明矾，除去杂质，打碎，称重，置于适宜的容器内，用武火加热，切勿搅拌，煅至水分完全蒸发，无气体放出，呈白色蜂窝状固体时取出放凉，称重。

成品性状：本品呈洁白色，无光泽，蜂窝状块，体轻松，手捻易碎。

（2）石膏：取净石膏块，称重，置适宜容器内或直接置火源上，用武火加热，煅至红透，取出放凉。碾细，称重。

成品性状：本品煅后呈酥松粉条状或块状，表面松脆，易剥落，光泽消失，手捻易碎。

【实训评价】

教师依据该项考核标准对学生实际操作进行评价考核。

【注意事项】

1. 药材煅制前要按大小分档。

2. 中途不得停火，并切忌搅拌。

3. 煅锅内药物不宜放得过多、过紧，以容器的 2/3 为宜。

4. 出锅迅速，并研细。

【实训作业】

1. 明煅法的注意事项有哪些？

2. 石膏的寒性是否与含结晶水有关？

二、煅　淬　法

将药材按明煅法煅烧至红透后，立即投入规定的液体辅料中骤然冷却的方法称煅淬法。所用的液体辅料称为淬液。常用的淬液有醋、酒、药汁等。煅淬法适用于质地坚硬，经过高温仍不能疏松的矿物药，以及临床上因特殊需要而必须煅淬的药物。

讨论：煅淬法的目的及注意事项。

【实训目的】

1. 熟练掌握煅淬法的炮制操作及注意事项。

2. 掌握炮制后成品性状、规格及质量标准。

3. 熟悉炮制品的炮制作用。

【实训准备】

1. 设备　炉子、铁铲、坩埚、火钳、电炉、搪瓷盘、台秤、马弗炉、清水、米醋、烧杯、量筒等。

2. 材料　自然铜、炉甘石、代赭石等。

【操作流程】

1. 准备　检查实验用器具是否洁净，必要时进行清洗。实验所需淬液是否准备妥当。将药材按大小分档，除去杂质，备用。

2. 操作

（1）自然铜：取净自然铜小块，置适宜容器内，用武火加热，煅至红透，取出后立即放入醋内浸淬，如此反复煅淬数次，至呈黑褐色，表面光泽消失并酥松，取出，摊晾。

成品性状：本品为不规则碎粒，灰黑色或黑褐色，质酥脆，无金属光泽。带醋气。

每100kg自然铜，用米醋30kg。

（2）炉甘石：取净炉甘石，置适宜容器内，用武火加热，煅至红透，取出后立即倒入水中浸淬，搅拌，倾取混悬液，未透者沥干后再煅烧，反复浸淬2~3次。合并混悬液，静置，倾去上层清水，干燥研细。

成品性状：本品为白色或灰白色的极细粉末。

（3）代赭石：取净代赭石碎块，置适宜容器内或直接置火源上，用武火加热，煅至红透，取出后立即放入醋内浸淬，如此反复煅淬数次，直至酥脆，取出干燥，碾成细粉。

成品性状：本品为暗褐色或紫褐色，光泽消失。略带醋气。

每100kg代赭石，用米醋30kg。

【实训评价】

教师依据该项考核标准对学生实际操作进行评价考核。

【注意事项】

1. 煅淬要反复进行几次，以液体辅料吸尽、药物全部酥脆为度。

2. 煅淬时所用的淬液种类和用量由各药物的性质和煅淬目的而定。

【实训作业】

1. 煅淬法的注意事项有哪些？

2. 自然铜在煅制过程中发生了什么变化？

3. 煅淬中为什么选用醋液？其他药材熬的药液是否能作为淬液？

三、扣锅煅法

药物在高温缺氧条件下煅烧成炭的方法称扣锅煅法，又称密闭煅、闷煅或暗煅法。适用于煅制质地疏松、炒炭易灰化及某些中成药在制备过程中需要综合制炭的药物。

讨论：扣锅煅法的目的及注意事项。

【实训目的】

1. 熟练掌握扣锅煅法的炮制操作及注意事项。

2. 掌握炮制后成品性状规格及质量标准。

3. 熟悉炮制品的炮制作用。

【实训准备】

1. **设备**　炉子、铁铲、坩埚、火钳、电炉、搪瓷盘、台秤、马弗炉、盐泥、米粒等。

2. **材料**　棕榈、血余炭、灯心草等。

【操作流程】

1. **准备**　检查实验用器具是否洁净，必要时进行清洗。实验所需是否准备妥当。将药材按大小分档，除去杂质，备用。

2. **操作**

（1）棕榈：取净棕毛段或棕板块，置适宜容器内，上扣一较小容器，两容器结合处用盐泥封固，上压重物，并贴一白纸条或放大米数粒，先用文火加热，后用武火煅至白纸或大米呈深黄色时，停火，待凉后，取出。

成品性状：本品为黑褐色或黑色的块状或毛状物，有光泽。

（2）血余炭：取头发除去杂质，反复用稀碱水洗去油垢，清水漂净，晒干，以下操作与棕榈煅炭同。

成品性状：本品为不规则的小块状，乌黑光亮，呈蜂窝状，研之清脆有声。质轻易碎，有令人不快的臭气。

（3）灯心草：取净灯心草，扎成小把，以下操作与棕榈煅炭同。

成品性状：呈炭黑色，有光泽，质轻松，易碎。

【实训评价】

教师依据该项考核标准对学生实际操作进行评价考核。

【注意事项】

1. 待盐泥半干时再煅烧。煅制时由于药物受热炭化，有大量气体及浓烟从锅缝中喷出，应随时用湿泥堵封，以防空气进入，使药物灰化。

2. 药材煅透后关火，放冷后再取出煅好的药物，以免药材遇空气后燃烧灰化。

3. 煅锅内药料不宜放得过多，一般为锅容量的 2/3，也不宜过紧，以免煅制不透。

4. 判断药物是否煅透的方法，可采用"滴水即沸法"、"白纸变黄法"、"米变焦黄法"或"烟雾指示法"来判断。

【实训作业】

1. 扣锅煅法的注意事项有哪些？

2. 灯心草如何煅炭？

实验实训 7　蒸法、煮法、燀法

一、蒸　　法

将净制或切制后的药物加辅料或不加辅料装入蒸制容器内隔水加热至一定程度的方法，称为蒸法。

讨论：蒸法的目的及注意事项。

【实训目的】

1. 熟练掌握蒸法的炮制操作及注意事项。

2. 掌握炮制后成品性状、规格及质量标准。

3. 熟悉炮制品的炮制作用。

【实训准备】

1. 设备　铁锅（或小铜锅）、笼屉、蒸罐、搪瓷盘、筛子、纱布、烧杯、量筒、漏斗等。

2. 材料　黄芩、地黄、女贞子、肉苁蓉、五味子、何首乌、黄酒、米醋、黑豆、清水等。

【操作流程】

1. 准备　检查实验用器具是否洁净，必要时进行清洗。将待炮制品分档，除去杂质，筛去灰屑，备用。

2. 操作

（1）清蒸黄芩：取净黄芩，除去杂质，置于蒸制容器内蒸半小时，取出，趁热切薄片，干燥，筛去碎屑。

成品性状：清蒸黄芩外表皮黄棕色至棕褐色，切面黄棕色或黄绿色，气微，味苦。

（2）酒蒸地黄、女贞子、肉苁蓉：取净药物，加黄酒拌匀，置罐内或适宜容器内，密闭，隔水加热或用蒸汽加热，先用武火加热至"圆汽"后再用文火，至酒被吸尽，药物内外均呈黑色（或黑润）时，取出，干燥。

成品性状：熟地黄为不规则的块片或碎块，表面乌黑色，有光泽，黏性大，质柔软而带韧性，不易折断，断面乌黑色，有光泽，气微，味甜。

酒女贞子表面紫黑色或黑褐色，附有白色粉霜，味甘而微苦涩，微有酒气。

酒肉苁蓉表面黑棕色，质柔润，略有酒香气，味甜微苦。

每 100kg 净药物，地黄用黄酒 30～50kg；女贞子、肉苁蓉用黄酒 20kg。

（3）醋蒸五味子：取净五味子，加醋拌匀，闷透，蒸至醋被吸尽，表面显黑色时，取出，干燥。

成品性状：醋五味子表面乌黑色（北五味子）或棕黑色（南五味子），油润，稍有光泽，有醋香气。

每 100kg 净五味子，用米醋 20kg。

（4）黑豆汁蒸何首乌：取生首乌片或块，用黑豆汁拌匀，润湿，置于非铁质蒸制容器内，密闭，炖至汁液被吸尽；或用黑豆汁拌匀后蒸至内外均呈棕褐色时，取出，干燥。

成品性状：制首乌为不规则皱缩的块片，表面黑褐色或棕褐色，凹凸不平，质坚硬，断面角质样，棕褐色或黑色，气微，味微甘而苦涩。

每 100kg 净何首乌片或块，用黑豆 10kg。

黑豆汁的制备：取黑豆 10kg，加水适量，煮约 4 小时，熬汁 15kg，豆渣再加水煮约 3 小时，熬汁约 10kg，合并得黑豆汁约 25kg。

【实训评价】

教师依据该项考核标准对学生实际操作进行评价考核。

【注意事项】

1. 将药物洁净分档后再进行蒸制。

2. 需用液体辅料拌蒸的药物应注意药物与辅料的比例，润透后再蒸制。

3. 蒸制时一般先用武火，待"圆汽"后改为文火，保持锅内有足够的蒸汽即可。酒蒸要密闭，防止酒挥发。

4. 蒸制时要注意火候，不及达不到蒸制目的；太过则有的药物可能"上水"，难于干燥，则影响药效。

5. 蒸制时间要根据药物的性质及炮制目的而定，少则 1～2 小时，多则数十小时，有的还要求反复蒸制。

6. 须长时间蒸制的药物宜不断添加沸水，以免蒸汽中断，尤其要注意不要将水蒸干。

7. 加辅料蒸制完毕后，若容器内有剩余的液体辅料，应将药物晾晒至四至六成干后，再拌入残余的液汁，使之吸尽后再进行干燥，否则影响药效。

【实训作业】

1. 叙述何首乌的炮制工艺及炮制作用。

2. 黄芩为什么要加热软化？

二、煮　法

将净选后的药物加辅料或不加辅料放入锅内（固体辅料需先切制或捣碎），加适量清水同煮的方法称煮法。

讨论：煮法的目的及注意事项。

【实训目的】

1. 熟练掌握煮法的炮制操作及注意事项。

2. 掌握炮制后成品性状、规格及质量标准。

3. 熟悉炮制品的炮制作用。

【实训准备】

1. **设备**　铁锅（或小铜锅）、筛子、纱布、烧杯、量筒、漏斗等。

2. **材料**　川乌、远志、甘草、清水等。

【操作流程】

1. **准备**　检查实验用器具是否洁净，必要时进行清洗。将待炮制品分档，除去杂质，筛去灰屑，备用。

2. 操作

（1）清水煮川乌：取净川乌，大小分档，用水浸泡至内无干心，取出，加水煮沸4～6小时，煮至取大个及实心者切开内无白心，口尝微有麻舌感时，取出，晾至六成干，切厚片，干燥，筛去碎屑。

成品性状：制川乌为不规则或长三角形的片，表面黑褐色或黄褐色，有灰棕色形成层环纹，体轻，质脆，断面有光泽，气微，微有麻舌感。

（2）甘草汁煮远志：取净药物，加入适量的甘草汁，用文火加热，煮至汤液被吸尽，取出，干燥。

成品性状：制远志表面黄棕色，味微甜。

每100kg净药物，用甘草6kg。

甘草汁的制备：取净甘草片，加适量清水煎煮两次，第一次约30分钟，第二次约20分钟，滤过，合并两次煎液，浓缩至甘草量的10倍，即得。

【实训评价】

教师依据该项考核标准对学生实际操作进行评价考核。

【注意事项】

1. 药物需按大小分档，分别炮制。

2. 适当掌握加水量。加水量多少根据要求而定。如煮的时间长用水宜多，时间短者可少加；若需煮熟、煮透或弃汁、留汁的加水宜多，要求煮干者，则加水要少。毒剧药清水煮时加水量宜大。

3. 若用辅料起协同作用，则辅料汁液应被药物吸尽。

4. 控制好火力。一般先用武火后改为文火。

5. 药物煮好后出锅，及时晒干或烘干。

【实训作业】

1. 制川乌的目的是什么？

2. 远志如何炮制？

三、婵　法

将药物置沸水中浸煮短暂时间，取出，分离种皮的方法称为婵法。

讨论：婵法的目的及注意事项。

【实训目的】

1. 熟练掌握婵法的炮制操作及注意事项。

2. 掌握炮制后成品性状、规格及质量标准。

3. 熟悉炮制品的炮制作用。

【实训准备】

1. 设备　铁锅（或小铜锅）、筛子、纱布、烧杯、量筒、漏斗等。

2. 材料　苦杏仁、桃仁。

【操作流程】

1. 准备　检查实验用器具是否洁净，必要时进行清洗。将待炮制品分档，除去杂质，筛去灰屑，备用。

2. 操作

婵苦杏仁、桃仁：取净药材，置10倍量的沸水中略煮，加热约5分钟，至外皮微膨胀时捞出，用凉水浸泡，取出，搓开种皮与种仁，干燥，筛或簸去种皮。

成品性状：婵苦杏仁无种皮，表面乳白色，气微，味苦；婵桃仁无种皮，乳白色。

【实训评价】

教师依据该项考核标准对学生实际操作进行评价考核。

【注意事项】

1. 水量要适量，一般为药量的 10 倍以上。

2. 一定要水沸后投药，加热时间以 5～10 分钟为宜，以免水烫时间过长，成分损失。

3. 及时干燥燀去皮后，宜当天晒干或低温烘干。否则易泛油，色变黄，影响成品质量。

【实训作业】

1. 燀苦杏仁的注意事项有哪些？

2. 燀法的炮制目的是什么？

实验实训 8　发酵法、发芽法

一、发　酵　法

发酵法系指在一定的温度和湿度条件下，特定原料加工后经霉菌和酶的催化分解，使药物发泡、生衣的方法。

讨论：发酵法的目的及发酵法的条件。

【实训目的】

1. 熟练掌握六神曲发酵法的炮制操作及注意事项。

2. 掌握六神曲炮制后成品性状、规格及质量标准。

3. 熟悉六神曲炮制品的炮制作用。

【实训准备】

1. **设备**　炉灶、铁锅、铁铲、筛子、模具、瓷盆、瓷盘等。

2. **材料**　面粉、赤小豆、苦杏仁、鲜青蒿、鲜辣蓼、鲜苍耳草。

【操作流程】

1. **准备**　工作服装及工作鞋帽穿戴整齐；器具洁净齐全、摆放合理；药材称取规范、称量准确。按面粉 100kg；赤小豆、苦杏仁各 4kg；鲜青蒿、鲜辣蓼、鲜苍耳草各 7kg 的比例进行物料准备。

2. **操作**

（1）净选：净制操作规范，饮片净度符合《中国药典》及《中药饮片质量标准通则（试行）》的规定。

（2）称量：药材称取规范、称量准确。按各 7kg 的比例进行物料准备。

（3）药料前处理：将赤小豆、苦杏仁碾成细粉（或将赤小豆煮烂，苦杏仁碾成泥状）与面粉混匀；将鲜苍耳草、鲜青蒿、鲜辣蓼加入适量水煎煮制备药汁（药汁占原药量的 25%～30%）。

（4）制软材：将上述药汁与固体药料搅拌均匀，揉搓成以"手握成团，掷之即散"的粗颗粒软材。

（5）成型：将软材置模具中压制成扁平方块（长 33cm，宽 20cm，厚 6.66cm）。

（6）发酵：用鲜苘麻叶（或粗纸）将料块包严，放入木箱内，按品字形堆放，上面覆盖鲜青蒿及厚棉被等物保温。将室温控制在 30～37℃，经 4～6 天发酵，待药料表面生出黄白色霉衣时，取出，除去覆盖物。

（7）切制：切成 2.5cm 见方的小块。

（8）干燥：晾干或烘干。

成品性状：六神曲呈立方形小块，表面灰黄色，内部有斑点，粗糙，质脆易断，微有香气。

【实训评价】

教师依据考核标准对学生实际操作进行评价考核。

【注意事项】

1. 药材净制除去发霉变质品，防止引入杂菌导致发酵失败。

2. 药汁与固体药料搅拌均匀，揉搓成以"手握成团，掷之即散"的粗颗粒软材。

3. 发酵时将室温控制在 30～37℃。

【实训作业】

1. 发酵为什么要净制药材除去霉变品?

2. 六神曲的发酵条件是什么?

二、发 芽 法

发芽法系指将净选后的新鲜成熟果实或种子,在适宜的温度和湿度条件下,促使其萌发幼芽的技术。

讨论:发芽法的目的及注意事项。

【实训目的】

1. 熟练掌握发芽法的炮制操作及注意事项。

2. 掌握发芽法炮制后成品性状、规格及质量标准。

3. 熟悉发芽法炮制品的炮制作用。

【实训准备】

1. 设备　筛子、竹匾、瓷盆、瓷盘等。

2. 材料　大麦。

【操作流程】

1. 准备　检查实验用器具是否洁净,必要时进行清洗。将待炮制品分档,除去杂质,筛去灰屑,备用。

2. 操作

(1)选种:选取新鲜、粒大、饱满、色泽鲜艳的果实或种子,除去其中的杂质及发霉、虫蛀品。

(2)浸泡:净选后的果实或种子用适量饮用水浸泡至膨胀鼓起。

(3)发芽:将浸泡好的果实或种子平摊于能透气漏水的容器中,上面用湿物盖严,保持 18～25℃,每天喷淋清水 2～3 次,并适时翻动,及时除去发霉、腐烂的果实或种子,5～7 天进行发芽。

(4)干燥:芽长至 0.5cm 左右时,取出,晒干或低温干燥。

成品性状:麦芽呈梭形,表面淡黄色,基部胚根处生出幼芽和数条须根,幼芽呈披针状条形,长约 5mm。须根数条,纤细而弯曲。质硬,断面白色,粉性。气微,味微甘。

【实训评价】

教师依据考核标准对学生实际操作进行评价考核。

【注意事项】

1. 药材先净制,除去杂质及发霉、虫蛀品。

2. 采用能透气漏水的容器进行发芽。

3. 发芽过程保持 18～25℃,每天喷淋清水 2～3 次。

4. 控制发芽芽长至 0.5cm 左右时,取出,晒干或低温干燥。

5. 发芽率应控制在 85% 以上。

【实训作业】

1. 麦芽为什么控制芽长控制在 0.5cm 左右?

2. 麦芽如何炮制?

实验实训 9　制 霜 法

一、去油制霜法

药物经过适当加热去油制成松散粉末的方法称去油制霜法。

讨论:去油制霜的目的及注意事项。

【实训目的】

1. 熟练掌握去油制霜的炮制操作及注意事项。

2. 掌握炮制后成品性状、规格及质量标准。

3. 熟悉炮制品的炮制作用。

【实训准备】

1. **设备**　乳钵、布、草纸、铜筛、压榨器、蒸锅、电炉等。

2. **材料**　柏子仁。

【操作流程】

1. **准备**　检查实验用器具是否洁净，必要时进行清洗。将待炮制品分档，除去杂质，筛去灰屑，备用。

2. **操作**　取净柏子仁，碾成泥状，用布（少量可用数层吸油纸）包严，蒸热，压榨去油，如此反复操作，至药物不再黏结成饼为度，再碾细。

成品性状：柏子仁霜为散状粉末，淡黄色，气微香。

【实训评价】

教师依据该项考核标准对学生实际操作进行评价考核。

【注意事项】

药物加热时所含油质易于渗出，故去油制霜时多加热或放置热处。

【实训作业】

柏子仁制霜的步骤及炮制目的是什么？

二、渗析制霜法

药物与物料经过加工析出细小结晶的方法，称为渗析制霜法。

讨论：渗析制霜的目的。

【实训目的】

1. 熟练掌握渗析制霜的炮制操作及注意事项。

2. 掌握炮制后成品性状、规格及质量标准。

3. 熟悉炮制品的炮制作用。

【实训准备】

1. **设备**　竹签、碗、碟、瓦罐、毛刷等。

2. **材料**　西瓜、皮硝等。

【操作流程】

1. **准备**　检查实验用器具是否洁净，必要时进行清洗。挑新鲜西瓜，备用。皮硝，除去杂质，筛去灰屑，备用。

2. **操作**　取新鲜西瓜，沿蒂头切一厚片作顶盖，挖出部分瓜瓤，将皮硝填入瓜内，盖上顶盖，用竹签扦牢，用碗或碟托住，悬挂于阴凉通风处，待西瓜表面析出白霜时，随时刮下，直至无白霜析出，晾干。或取新鲜西瓜切碎，放入不带釉的瓦罐内，一层西瓜一层皮硝，至罐容积的 4/5，将口封严，悬挂于阴凉通风处，数日后瓦罐外面析出白色结晶物，随析随收集，至无结晶析出为止。

每 100kg 西瓜，用皮硝 15kg。

成品性状：西瓜霜为类白色至黄白色的结晶性粉末。气微，味咸。

【实训评价】

教师依据该项考核标准对学生实际操作进行评价考核。

【注意事项】

制备西瓜霜应选在秋季凉爽有风时进行，霜应随析出随收集。

【实训作业】

如何炮制西瓜霜？炮制辅料及用量如何？

实验实训 10　其他制法

一、煨　法

将药物用湿面或湿纸包裹，埋在有余烬的热火灰或置于加热的滑石粉中，或将药物直接置于加热的麸皮中，或将药物摊铺在吸油纸上，层层隔纸加热，以除去部分油质的炮制方法统称为煨法。

讨论：煨法的炮制目的。

【实训目的】

1. 熟练掌握煨法的炮制操作及注意事项。

2. 掌握煨法炮制后成品性状、规格及质量标准。

3. 熟悉煨法炮制品的炮制作用。

【实训准备】

1. 设备　炉灶、铁锅、铁铲、筛子、瓷盆、瓷盘、切刀、吸油纸等。

2. 材料　肉豆蔻、麦麸、面粉、滑石粉等。

【操作流程】

1. 准备　检查实验用器具是否洁净，必要时进行清洗。将待炮制品分档，除去杂质，筛去灰屑，备用。

2. 操作

（1）麸煨肉豆蔻：将麦麸和肉豆蔻同置锅内，用文火加热并适当翻动，至麦麸呈焦黄色，肉豆蔻呈深棕色时取出，筛去麦麸，放凉，用时捣碎。

每 100kg 肉豆蔻，用麦麸 40kg。

（2）滑石粉煨肉豆蔻：将滑石粉置锅内，加热炒至灵活状态，投入肉豆蔻，翻埋至肉豆蔻呈深棕色并有香气飘逸时取出，筛去滑石粉，放凉，用时捣碎。

每 100kg 肉豆蔻，用滑石粉 50kg。

成品性状：煨肉豆蔻表面棕黄色或淡棕色，稍显油性，香气更浓烈，味辛辣。

【实训评价】

教师依据考核标准对学生实际操作进行评价考核。

【注意事项】

1. 药材净制按大小分档。

2. 煨肉豆蔻要注意火力，采用文火。

【实训作业】

1. 煨肉豆蔻的炮制作用是什么？

2. 麸煨肉豆蔻的操作方法是什么？

二、提　净　法

提净法是指将某些矿物药，特别是一些可溶性无机盐类药物，经过溶解，过滤，除净杂质后，再进行重结晶的方法。

讨论：提净法的目的及注意事项。

【实训目的】

1. 熟练掌握提净法的炮制操作及注意事项。

2. 掌握提净法炮制后成品性状、规格及质量标准。

3. 熟悉提净法炮制品的炮制作用。

【实训准备】

1. **设备**　瓷盆、瓷盘、砂锅、纱布等。

2. **材料**　朴硝、萝卜。

【操作流程】

1. **准备**　检查实验用器具是否洁净，必要时进行清洗。将待炮制品分档，除去杂质，筛去灰屑，备用。

2. **操作**　取适量萝卜，切片，加水煮透，捞出萝卜，投入适量朴硝共煮，至全部熔化，取出，用纱布过滤或澄清后取上清液，放冷，待结晶大部分析出后，取出，母液继续浓缩后可继续析出结晶，直至不再析出结晶为止。收集结晶置于避风处适当干燥，即得。

成品性状：芒硝为棱柱状、长方形或不规则的结晶，大小不一，无色透明，或类白色半透明，质脆易碎，断面常不整齐，显玻璃样光泽，无臭，味咸。

【实训评价】

教师依据考核标准对学生实际操作进行评价考核。

【注意事项】

1. 大部分结晶析出后，母液可继续浓缩析晶。

2. 避风处干燥。

【实训作业】

芒硝提净炮制的目的是什么？

三、水　飞　法

某些不溶于水的矿物药，利用粗细粉末在水中悬浮性不同，将不溶于水的矿物、贝壳类药物经反复研磨，而分离制备极细腻粉末的方法，称为水飞法。

讨论：水飞法的目的及注意事项。

【实训目的】

1. 熟练掌握水飞法的炮制操作及注意事项。

2. 掌握水飞法炮制后成品性状、规格及质量标准。

3. 熟悉水飞法炮制品的炮制作用。

【实训准备】

1. **设备**　瓷盆、瓷盘、研钵、捣筒等。

2. **材料**　滑石块。

【操作流程】

1. **准备**　检查实验用器具是否洁净，必要时进行清洗。将待炮制品分档，除去杂质，备用。

2. **操作**　取适量滑石块，在捣筒中捣碎，滑石碎块转移至研钵中，加适量清水，研磨成糊状，至手捻细腻，加多量清水，使之成白色混悬液，稍停，倾出上层混悬液，下沉的粗粉，继续加水研磨，反复多次，直至研磨成细粉。合并混悬液，静置后分取沉淀，晾干，即得。

成品性状：滑石粉为白色或类白色、微细、无砂性的粉末，手摸有滑腻感。气微，无味。

【实训评价】

教师依据考核标准对学生实际操作进行评价考核。

【注意事项】

1. 研磨时加水量宜少，水量太大不宜磨细。

2. 混悬时水量要大。

【实训作业】

1. 滑石水飞法炮制的目的是什么？

2. 滑石水飞过程中各步骤加水量的要求是什么？

参考文献

蔡宝昌，罗兴洪，2005. 中药制剂前处理新技术与新设备. 北京：中国医药科技出版社

蔡翠芳，2008. 中药炮制技术. 北京：中国医药科技出版社

丁安伟，孙秀梅，2010. 中药炮制学. 2 版. 北京：科学出版社

龚千峰，2016. 中药炮制学. 4 版. 北京：中国中医药出版社

国家药典委员会. 中华人民共和国药典（一部）. 2020 年版. 北京：中国医药科技出版社

李光甫，任玉珍，2007. 中药炮制工程学. 北京：化学工业出版社

刘波，2005. 中药炮制学. 北京：人民卫生出版社

陆兔林，胡昌江，2014. 中药炮制学. 北京：中国医药科技出版社

邵芸，2009. 中药炮制学，2 版. 北京：科学出版社

王琦，王龙虎，2005. 现代中药炮制与质量控制技术. 北京：化学工业出版社

卫生部药政管理局，1988. 全国中药炮制规范. 北京：人民卫生出版社

徐楚江，1985. 中药炮制学. 上海：上海科学技术出版社

教学基本要求

一、课程性质和课程任务

中药炮制技术是中药专业的一门专业课，是研究中药炮制理论、炮制工艺、炮制品标准、历史沿革及其发展方向的学科。本课程教学目的和任务是讲授理论总论七个章节、各论八个章节；实验实训十个部分的内容，使学生掌握炮制基础理论、炮制方法以及炮制质量鉴定的基本技能，能够独立从事中药炮制生产、品质评价工作，并为中药炮制研究、教学以及研究、开发应用奠定基础。

二、课程教学目标

通过本课程的学习，要求学生掌握中药炮制的基础理论和方法；熟悉中药炮制机械的性能、工作原理，炮制在临床中的应用，炮制品的性状、特征；了解中药炮制的起源、现状及历代医药书籍中有关炮制的论述，具备从事中药炮制生产、初步研究及开发应用的能力。

三、教学内容和要求

教学内容	了解	熟悉	掌握	教学活动参考	教学内容	了解	熟悉	掌握	教学活动参考
第1章 绪论					第1节 中药炮制的目的				
第1节 概述					一、降低或消除药物的毒性或副作用			√	
一、中药炮制技术		√			二、增强药物疗效			√	
二、中药炮制技术和其他学科的关系			√		三、改变或缓和药物的性能			√	
第2节 中药炮制的起源与发展				理论讲授多媒体实验实训	四、改变或增强药物作用的趋向			√	
一、中药炮制的起源			√		五、改变药物作用的部位或增强对某部位的作用			√	
二、中药炮制的发展			√		六、制备新药，扩大临床用药范围			√	
第3节 有关中药炮制的法规					七、改变药物性状、便于调剂和制剂			√	
一、国家级药物炮制质量标准			√		八、洁净药物，利于贮藏保管			√	
二、省、部（局）级药物炮制质量标准			√		九、矫味矫臭、便于服用			√	理论讲授多媒体实验实训
第2章 中药炮制与临床疗效					第2节 炮制对药物化学成分的影响				
第1节 炮制对中医临床用药的影响		√			一、炮制对含生物碱类药物的影响			√	
第2节 中药炮制与临床的关系					二、炮制对含苷类药物的影响			√	
一、中药炮制与临床疗效的关系			√		三、炮制对含挥发油类药物的影响			√	
二、中药炮制与临床用药的关系	√			理论讲授多媒体实验实训	四、炮制对含鞣质类药物的影响			√	
第3节 传统的中药炮制					五、炮制对含有机酸类药物的影响		√		
第4节 炮制对药性的影响					六、炮制对含油脂类药物的影响		√		
一、炮制对四气五味的影响			√		七、炮制对含树脂类药物的影响		√		
二、炮制对升降浮沉的影响			√		八、炮制对含蛋白质、氨基酸类药物的影响		√		
三、炮制对归经的影响			√		九、炮制对含糖类药物的影响		√		
四、炮制对药物毒性的影响			√		十、炮制对含无机化合物类药物的影响		√		
第3章 中药炮制的目的及对药物的影响					第4章 中药炮制的分类及辅料				理论讲授多媒体实验实训
					第1节 炮制的分类方法				
					一、雷公炮炙十七法	√			

续表

教学内容	了解	熟悉	掌握	教学活动参考	教学内容	了解	熟悉	掌握	教学活动参考
二、三类分类法		√		理论讲授 多媒体 实验实训	九、去头尾、皮骨、足、翅		√		理论讲授 多媒体 实验实训
三、五类分类法		√			十、去残肉		√		
四、药用部位分类法		√			第4节　其他加工				
五、工艺与辅料相结合分类法			√		一、碾捣			√	
第2节　中药炮制常用辅料					二、制绒		√		
一、辅料的概念		√			三、拌衣		√		
二、液体辅料			√		四、揉搓		√		
三、固体辅料			√		第7章　饮片切制				理论讲授 多媒体 实验实训
第5章　炮制品的质量要求及贮藏保管				理论讲授 多媒体 实验实训	第1节　概述		√		
第1节　炮制品的质量要求					第2节　切制前的水处理				
一、净度			√		一、常用的水处理方法			√	
二、片型			√		二、药材软化程度的检查方法			√	
三、色泽			√		第3节　饮片类型及切制方法				
四、气味			√		一、饮片类型			√	
五、水分			√		二、饮片的切制方法			√	
六、灰分			√		第4节　饮片的干燥				
七、浸出物		√			一、自然干燥			√	
八、有效成分		√			二、人工干燥			√	
九、有害成分		√			第5节　影响中药饮片质量的因素		√		
十、卫生学检查		√			第8章　炒法				理论讲授 多媒体 实验实训
十一、包装检查		√			第1节　概述				
第2节　中药炮制品的贮藏保管					一、炒法的含义			√	
一、中药炮制品贮藏中的变异现象		√			二、炒法的分类			√	
					三、主要目的		√		
二、中药炮制品贮藏中变异的原因		√			四、操作方法			√	
					第2节　清炒法				
三、常用的中药贮藏与养护方法			√		一、炒黄（炒爆）			√	
第6章　净选加工				理论讲授 多媒体 实验实训	二、炒焦			√	
第1节　概述					三、炒炭			√	
一、净选加工的目的		√			第3节　加辅料炒法				
二、净选加工的分类		√			一、麸炒			√	
第2节　清除杂质					二、米炒			√	
一、挑选			√		三、土炒			√	
二、筛选			√		四、砂炒			√	
三、风选			√		五、蛤粉炒		√		
四、水选			√		六、滑石粉炒		√		
第3节　分离和清除非药用部位					第9章　炙法				理论讲授 多媒体 实验实训
一、去芦			√		第1节　概述				
二、去根或去茎			√		一、炙法的含义			√	
三、去枝梗			√		二、炙法的分类			√	
四、去皮壳			√		三、主要目的		√		
五、去毛			√		四、操作方法			√	
六、去心			√		第2节　酒炙法				
七、去核			√		一、主要目的			√	
八、去瓤		√			二、操作方法			√	

教学内容	了解	熟悉	掌握	教学活动参考	教学内容	了解	熟悉	掌握	教学活动参考
三、注意事项			√		第2节　煮法				
第3节　醋炙法					一、煮法的含义			√	
一、主要目的		√			二、主要目的		√		
二、操作方法			√		三、操作方法			√	理论讲授
三、注意事项			√		四、注意事项			√	多媒体
第4节　盐炙法					第3节　焯法				实验实训
一、主要目的		√			一、焯法的含义			√	
二、操作方法			√		二、主要目的		√		
三、注意事项			√		三、操作方法			√	
第5节　姜炙法					四、注意事项			√	
一、主要目的		√			第12章　复制法				
二、操作方法			√	理论讲授	一、复制法的含义			√	理论讲授
三、姜汁的制备方法			√	多媒体	二、主要目的		√		多媒体
四、注意事项		√		实验实训	三、操作方法			√	实验实训
第6节　蜜炙法					四、注意事项			√	
一、主要目的		√			第13章　发酵、发芽法				
二、操作方法			√		第1节　发酵法				
三、注意事项			√		一、发酵法的含义			√	
第7节　油炙法					二、主要目的		√		
一、主要目的		√			三、操作方法			√	
二、操作方法			√		四、注意事项			√	理论讲授
三、注意事项			√		第2节　发芽法				多媒体
第10章　煅法					一、发芽法的含义			√	实验实训
第1节　概述					二、主要目的		√		
一、煅法的含义		√			三、操作方法			√	
二、煅法的分类		√			四、注意事项			√	
第2节　明煅法					第14章　制霜法				
一、主要目的		√			第1节　去油制霜法				
二、操作方法			√	理论讲授	一、去油制霜的含义			√	
三、注意事项			√	多媒体	二、主要目的		√		
第3节　煅淬法				实验实训	三、操作方法			√	
一、主要目的		√			四、注意事项			√	
二、注意事项			√		第2节　渗析制霜法				
第4节　扣锅煅法					一、渗析制霜的含义			√	理论讲授
一、主要目的		√			二、主要目的		√		多媒体
二、操作方法			√		第3节　升华制霜法				实验实训
三、注意事项			√		一、升华制霜的含义			√	
第11章　蒸、煮、焯法					二、主要目的		√		
第1节　蒸法				理论讲授	第4节　煎煮制霜法				
一、蒸法的含义			√	多媒体	一、煎煮制霜的含义			√	
二、主要目的		√		实验实训	二、主要目的		√		
三、操作方法			√		第15章　其他制法				
四、注意事项			√		第1节　烘焙法				

续表

教学内容	教学要求			教学活动参考	教学内容	教学要求			教学活动参考
	了解	熟悉	掌握			了解	熟悉	掌握	
一、烘焙法的含义			√	理论讲授 多媒体 实验实训	三、操作方法			√	理论讲授 多媒体 实验实训
二、主要目的		√			第4节　水飞法				
三、操作方法			√		一、水飞的含义			√	
第2节　煅法					二、主要目的		√		
一、煅法的含义			√		三、操作方法			√	
二、主要目的		√			四、注意事项			√	
三、操作方法			√		第5节　干馏法				
第3节　提净法					一、干馏的含义			√	
一、提净法的含义			√		二、操作方法			√	
二、主要目的		√			第6节　特殊制法			√	

四、学时分配建议（72学时）

教学内容	学时数		
	理论	实验实训	小计
一、绪论	3	0	3
二、中药炮制与临床疗效	3	0	3
三、中药炮制的目的及对药物的影响	4	0	4
四、中药炮制的分类及辅料	2	0	2
五、炮制品的质量要求及贮藏保管	2	0	2
六、净选加工	3	2	5
七、饮片切制	3	2	5
八、炒法	6	8	14
九、炙法	6	8	14
十、煅法	3	2	5
十一、蒸、煮、燀法	2	2	4
十二、复制法	1	0	1
十三、发酵、发芽法	1	2	3
十四、制霜法	2	2	4
十五、其他制法	1	2	3
合计	42	30	72

五、教学基本要求的说明

（一）适用对象与参考学时

本教学基本要求可供高职高专院校药学类、药品制造类、卫生管理类等专业使用，总学时为72学时。其中理论教学42学时，实验实训教学30学时。

（二）本课程对理论教学部分要求有了解、熟悉、掌握三个层次。了解是指对中药炮制技术中所学的基本知识、基本理论能够简单理解、记忆；熟悉是指能够解释、领会概念的基本含义并会应用所学知识；掌握是指具有深刻的认识和记忆，并能灵活地应用所学知识。

自测题（选择题）参考答案

第1章

1. D 2. B 3. A 4. C 5. C 6. A 7. D 8. B 9. C 10. B 11. A 12. D 13. E 14. D 15. D
16. C 17. A 18. CDE

第2章

1. B 2. D 3. A 4. B 5. D 6. C 7. ABCD 8. ABC 9. ABCDE

第3章

1. D 2. B 3. A 4. E 5. C 6. C 7. E 8. D 9. A 10. C 11. E 12. A 13. C 14. A 15. B
16. D 17. ABCDE 18. AB 19. ABD 20. ABDCE 21. ABCD

第4章

1. A 2. D 3. C 4. B 5. E 6. D 7. B 8. E 9. A 10. C

第5章

1. C 2. C 3. A 4. C 5. E 6. D 7. ABDE 8. ABCD

第6章

1. D 2. C 3. C 4. A 5. D 6. E 7. A 8. D 9. B 10. C 11. D 12. C 13. E 14. A 15. B
16. ABCDE 17. ABCDE 18. BCDE 19. ABDE 20. ABCDE

第7章

1. E 2. C 3. D 4. D 5. B 6. B 7. D 8. B 9. D 10. D 11. B 12. E 13. C 14. A 15. D
16. C 17. A 18. B 19. E 20. B 21. A 22. D 23. C 24. ACE 25. ABCDE 26. ABCDE
27. ABCDE 28. BD 29. ABC

第8章

1. C 2. E 3. C 4. D 5. A 6. C 7. D 8. C 9. A 10. D 11. C 12. D 13. C 14. D 15. B
16. C 17. B 18. B 19. D 20. C 21. A 22. E 23. B 24. D 25. E 26. A 27. B 28. C 29. C
30. A 31. E 32. A 33. D 34. A 35. D 36. B 37. C 38. BE 39. ABCDE 40. ABCDE
41. ACDE 42. BD 43. ABDE 44. ABCE 45. ABD 46. BCDE 47. BCE

第9章

1. C 2. A 3. A 4. C 5. A 6. C 7. C 8. B 9. D 10. A 11. D 12. B 13. C 14. B 15. B
16. A 17. E 18. D 19. A 20. B 21. C 22. E 23. A 24. B 25. D 26. A 27. D 28. E 29. C

30. A 31. B 32. C 33. E 34. A 35. B 36. ABCDE 37. ACD 38. ACDE 49. ABCD 40. AC
41. ABCDE

第10章

1. B 2. C 3. D 4. C 5. D 6. AB 7. ABC 8. ABCDE

第11章

1. E 2. C 3. D 4. D 5. D 6. A 7. D 8. B 9. B 10. C 11. A 12. D 13. E 14. ABCD
15. ABC 16. AC 17. ABC 18. BCDE

第12章

1. A 2. B 3. E 4. D 5. A 6. B 7. A 8. A 9. E 10. D 11. ABC 12. ACDE 13. BDE
14. ABC 15. ABC

第13章

1. C 2. D 3. C 4. C 5. A 6. B 7. C 8. D 9. E 10. ABD 11. ABCDE

第14章

1. C 2. C 3. D 4. A 5. E 6. C 7. B 8. A 9. D 10. ABCD 11. ACE 12. BC

第15章

1. B 2. A 3. D 4. C 5. D 6. B 7. C 8. E 9. B 10. D 11. ABC 12. ABCD

(SCPC-BZBEZB20-0048)

高职高专医药院校创新教材

大学生心理健康教育	天然药物化学
大学生职业发展与就业创业指导	天然药物学
高等数学	临床药物治疗学
信息技术基础	药理学
医药工作应用文	药剂学
药事管理与法规	药物化学
有机化学	药物分析
无机化学	中药药剂技术
分析化学	中药方剂学
生物化学	● 中药炮制技术
微生物学与免疫学	中药鉴定技术
人体解剖生理学	医药数理统计
临床医学概要	医药市场营销
中医学基础	

www.sciencep.com

ISBN 978-7-03-066643-7

科学出版社互联网入口
卫生职业教育分社：(010)64078005 64000405
E-mail：med-edu@mail.sciencep.com

9 787030 666437 >

定 价：49.80 元